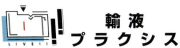

輸液プラクシス

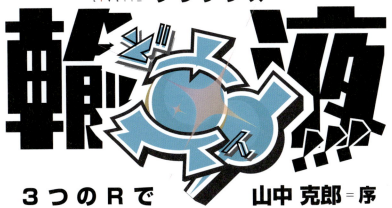

3つのRで
現場に実装

山中 克郎 = 序
柴﨑 俊一 = 著

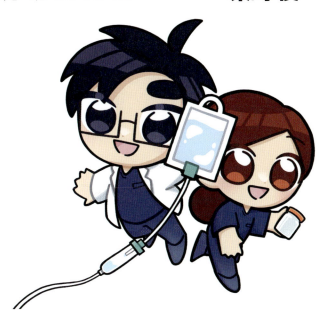

シチズンシップ

輸液プラクシス
３つのＲで現場に実装
輸液ど真ん中!!!

序

　　柴﨑俊一先生とは 3 年間，諏訪中央病院で一緒に働いたことがあります．八ヶ岳のふもとにある諏訪中央病院にはユニークかつ優秀な指導医がたくさんいます．柴﨑先生は腎臓領域のみならず内科全般の医学知識が豊富で，診断にかける情熱が素晴らしい医師です．原因不明の症状で入院した患者に銅欠乏症を見つけたと聞いたときは驚きました．

　　本書は卒後 2 ～ 3 年目の医師や診療看護師（NP）のための実践的な輸液の解説書です．これでいいのだろうかと自問しながら目の前で苦しんでいる患者に輸液をオーダーするときは勇気が要ります．救急室の緊迫した場面では，忙しい指導医に細かいことまで相談するのは憚られます．基本を理解し，病態生理に従い自信をもって輸液プランを組み立てる必要があります．しかし，それらを明確にわかりやすく教えてくれる医学書はありませんでした．

　　この本を読みながら，診断の神様と言われるカリフォルニア大学サンフランシスコ校（UCSF）内科学教授の Lawrence M. Tierney 先生にこう言われたことを思い出しました．「講義で自分の知っていることを全て教えようとする指導医が多いが，それは間違っている．相手のレベルや興味に合わせて，知りたいところを簡潔に教えるのが教育のコツだ」

　　basic lecture では輸液の適応 〝3R〟 が提案されています．① Resuscitation（蘇生），② Redistribution（補正），③ Routine maintenance（維持）です．これらの状況に適応しない場合，輸液は必要ないのです．とりあえず行う輸液は過剰輸液の原因となり有害だと述べられています．

　　この本は肺炎や糖尿病，下痢，心不全などの疾患ごとにどのような輸液の組み立てが必要かを学ぶ case study となっています．実際の

foreword

序

診療を意識した，擬似 OJT（on the job training）でのトレーニングは医学知識の習得に最も効果的です．輸液成分や静注用薬剤の注意点などの基本的医学知識を再確認しながら，生理学や代謝内分泌の知識を復習できます．基礎的な知識が身につくと応用が可能です．

　さらに深く学びたい人のために，本書の後半では，胆管炎による敗血症性ショックや糖尿病性ケトアシドーシス，低カリウム血症，低ナトリウム血症に対する治療が様々な文献を引用しながらわかりやすく解説されています．従来の内科書とは異なるユニークな視点もあり，アドバンスドな知識を獲得したいモチベーションの高い研修医やNPは知的好奇心をくすぐられるに違いありません．解説に出てくる図表はシンプルで秀逸です．視覚からの直感的なインプットで知識が整理されます．病態生理からの深い考察や超音波を補助診断に活用する戦略はなるほどと感銘を受けます．高齢化社会に必須の終末期医療における輸液についても最後に解説されています．

　ところどころの解説に出てくる四字熟語はどういう意味だろうと思いながら辞書を引きました．例えば，鞭辟近裏です．このような言葉があるのかと楽しみながら教養を深めることができます．救急室や病棟における輸液の基本理論はこの本1冊に凝集されています．本書を何度も読み返して学習すれば，かなり医学知識がつきます．さあ実戦あるのみです．患者管理に遭遇するたびに本書を何度も読み直し，知識をさらに強固なものにしていくのがよいでしょう．

諏訪中央病院総合診療科

山中 克郎

目次
table of contents

序 ——————————————————— 山中克郎　**iii**

略語一覧 ————————————————————— **x**

本書のターゲット ————————————————— **xiv**

Basic 1　こっそり読んでいる医大生・卒後1年目研修医向け
　　　　　輸液の準備から滴下まで ————— **002**

Case 1　当直デビュー!!
当　直　肺炎っぽい人、まず見といてー。 —— **014**

コラム　市中肺炎のエンピリックセラピーに
　　　　アジスロマイシンを足すか？ ————— **030**

Basic 2　輸液の適応 "3R" ———————————— **032**

Case 2　病棟管理デビュー!!
病　棟　とりあえず、点滴出しといて。 ——— **040**

コラム　急性アルコール中毒患者への輸液で
　　　　アルコールを wash outという迷信 —— **056**

Basic 3　リアルワールドの輸液オーダーに必要な
　　　　　知識・技術を俯瞰する ————— **058**

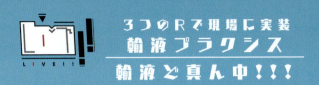

Case 3	肺炎患者さんを任された!!	
病棟	この患者さんの担当は今日から先生に。	064

コラム	薬の配合変化 他の頻出パターンも知っておこう	080

Case 4	糖尿病患者さんを任された!!	
病棟	輸液とインスリンの管理はどうする?	082

コラム	患者さんを早くに退院にもっていくコツ	094

Case 5	一般成人とフレイル高齢者はどうやら違う?!	
病棟	フレイルの高齢者は落とし所が大事。	098

コラム	静脈栄養製剤と血流感染症	112

Case 6	ひどい嘔吐下痢による脱水の初期対応を任された!!	
当直	血液データ、こじれてそうだなぁ。	114

コラム	心不全・肝硬変で代謝性アルカローシス、生食入れられないよね?!	126

Case 7	心不全疑いの対応を任された!!	
当直	たぶん、心不全だ。	128

コラム	循環動態の概要を把握するエコーにチャレンジ!!	146

Case 8 ショックの対応を任された!!
当直 どんな準備をして待っておく? —————— 150

コラム 身体所見から〝静脈瘤出血らしさ〟を見積もる — 176

Case 9 胆管炎での敗血症性ショックの入院担当に!!
病棟 今日の輸液戦略を一緒に考えよう!! — 178

コラム VExUSって何? ———————————— 202

コラム 〝輸液反応性あり〟≠〝有効循環血漿量低下〟— 206

Case 10 胆管炎での敗血症性ショックの入院担当、その後……
病棟 少し利尿かけてみたら? —————————— 210

コラム ラシックス®は〝last six hours〟
利尿薬の大事なエッセンスを深堀り ————— 222

Case 11 初期治療を任された!!
病棟 糖尿病性ケトアシドーシス(DKA)だ。 224

コラム 〝エコーでのIVC径評価〟の誤解あれこれ ——— 250

Case 12 低カリウム血症の対応を任された!!
当直 重度の低カリウム血症だ。 —————————— 258

viii

Case 13 低ナトリウム血症の対応を任された!!

当直　**重度の低ナトリウム血症だ。** ——— **274**

コラム　抗利尿ホルモン（ADH）と低ナトリウム血症の関係　**292**

Case 14 入院後の低ナトリウム血症の対応!!

病棟　**低ナトリウム血症、過剰補正になりそうだ。** **296**

コラム　尿比重と尿浸透圧の関係 ——— **306**

Case 15 終末期の輸液を任された!!

病棟　**終末期の輸液、どうやってケアしよう。** **308**

TroubleShooting 1

ルート刺入部付近が赤く腫れています。 ——— **320**

TroubleShooting 2

血液ガスで乳酸が下がり止まっていますが、何かします？ ——— **328**

さいごに
輸液もどんどんエビデンスがアップデートされている — **338**

索引 ——— **342**

著者略歴 ——— **380**

ix

略語一覧

略語	フルスペル	日本語
ACP	advance care planning	アドバンス・ケア・プランニング
ACS	acute coronary syndrome	急性冠症候群
ActCO₂	arterial total carbon dioxide content	動脈血中の二酸化炭素含量
ACTH	adrenocorticotropic hormone	副腎皮質刺激ホルモン
ADEPT	Advanced Dementia Prognostic Tool	－
ADH	antidiuretic hormone	抗利尿ホルモン
ADHERE	Acute Decompensated Heart Failure National Registry	－
ADL	activities of daily living	日常生活動作
AG	anion gap	アニオンギャップ
AKI	acute kidney injury	急性腎傷害
Alb	albumin	アルブミン
APCO	arterial pressure-based cardiac output	－
ARDS	acute respiratory distress syndrome	急性呼吸促迫症候群
ASE	American Society of Echocardiography	アメリカ心エコー図学会
ATP	adenosine triphosphate	アデノシン三リン酸
ATS	American Thoracic Society	アメリカ胸部疾患学会
BUN	blood urea nitrogen	血清尿素窒素
BNP	brain natriuretic peptide	脳性ナトリウム利尿ペプチド
BW	body weight	体重
Ca	calcium	カルシウム
CART	Classification and Regression Tree	－
cIVC	collapsibility index of inferior vena cava	－
CK	creatine kinase	クレアチンキナーゼ
CK-MB	creatine kinase MB	クレアチンキナーゼ MB 分画
Cl	chlorine	クロール（塩素）
CN	certified nurse	認定看護師
CO	cardiac output	心拍出量
CO₂	carbon dioxide	二酸化炭素
Cre	creatinine	クレアチニン
CRP	C-reactive protein	C 反応性蛋白
CRT	capillary refill time	末梢血管再灌流時間
CT	computed tomography	コンピュータ断層撮影
CVC	central venous catheter	中心静脈カテーテル
CVP	central venous pressure	中心静脈圧
CW	continuous wave	連続波ドプラ
dIVC	distensibility index of inferior vena cava	－

略語	フルスペル	日本語
DKA	diabetic ketoacidosis	糖尿病性ケトアシドーシス
DO₂	oxygen delivery	酸素供給量
DVT	deep venous thrombosis	深部静脈血栓症
E/A	ratio of early to late diastolic filling velocities	左室流入血流比
ECG	electrocardiogram	心電図
ECMO	extracorporeal membrane oxygenation	体外式膜型人工肺
EDKA	euglycemic diabetic ketoacidosis	正常血糖ケトアシドーシス
EF	ejection fraction	駆出率
EGDT	early goal-directed therapy	－
eGFR	estimated glomerular filtration rate	推算糸球体濾過量
EMA	European Medicines Agency	ヨーロッパ医薬品庁
ENDO	Endocrine Society	アメリカ内分泌学会
ER	emergency room	－
ERCP	endoscopic retrograde cholangiopancreatography	内視鏡的逆行性胆道膵管造影
ESPEN	European Society for Clinical Nutrition and Metabolism	ヨーロッパ臨床栄養代謝学会
FAST	Functional Assessment Staging	－
FFP	fresh frozen plasma	新鮮凍結血漿
GCS	Glasgow Coma Scale	－
GFR	glomerular filtration rate	糸球体濾過量
Glu	glucose	グルコース（ブドウ糖）
H⁺	hydron	水素イオン
Hb	hemoglobin	ヘモグロビン
HbA1c	hemoglobin A1c	ヘモグロビン A1c
HCl	hydrogen chloride	塩酸（胃酸）
HCO₃⁻	hydrogencarbonate	重炭酸イオン
HCU	high care unit	高度治療室
HHS	hyperosmolar hyperglycemic state	高血糖高浸透圧状態
HR	heart rate	脈拍
IABP	intra-aortic balloon pumping	大動脈バルーンパンピング
IADL	instrumental activities of daily living	手段的日常生活動作
ICU	intensive care unit	集中治療室
IV	intravenous injection	静脈注射
IVC	inferior vena cava	下大静脈
IVIG	intravenous immunoglobulin	静注用免疫グロブリン製剤
JBDS	Joint British Diabetes Societies	イギリス糖尿病学会
JCS	Japan Coma Scale	－
K	kalium	カリウム
KCl	potassium chloride	塩化カリウム
KVO	keep vein open	キープ・ベイン・オープン
LABA	long-acting beta-adrenoceptor agonist	長時間作用型 β_2 刺激薬

▽ 略語一覧

略語	フルスペル	日本語
Lac	lactate	ラクテート（乳酸）
LDH	lactate dehydrogenase	乳酸脱水素酵素
LVOT-VTI	left ventricular outflow tract velocity time integral	左室流出路速度時間積分値
MAP	mean arterial pressure	平均動脈圧
Mg	magnesium	マグネシウム
Na	natrium	ナトリウム
NaCl	sodium chloride	塩化ナトリウム
NEJM	The New England Journal of Medicine	－
NICE	National Institute for Health and Care Excellence	イギリス国立医療技術評価機構
NNT	number needed to treat	治療必要数
NOMI	non-occulusive mesenteric ischemia	非閉塞性腸管虚血
NP	nurse practitioner	診療看護師
NPPV	non-invasive positive pressure ventilation	非侵襲的陽圧換気
O₂	oxygen	酸素
ODS	osmotic demyelination syndrome	浸透圧脱髄症候群
PaCO₂	partial pressure of arterial carbon dioxide	動脈血二酸化炭素分圧
PaO₂	partial pressure of arterial oxygen	動脈血酸素分圧
PAP	pulmonary artery pressure	肺動脈収縮期圧
PaP	Palliative Prognostic Score	－
PAWP	pulmonary artery wedge pressure	肺動脈楔入圧
PC	platelet concentrate	濃厚血小板
pCO₂ gap	partial carbon dioxide pressure gap	動脈血二酸化炭素分圧ギャップ
PICC	peripherally inserted central venous catheter	末梢挿入型中心静脈カテーテル
PIPC	piperacillin	ピペラシリン
PLR	passive leg raising	受動的下肢挙上試験
POCUS	point of care ultrasound	ポイント・オブ・ケア超音波
PPI	Palliative Prognostic Index	－
PPI	proton pump inhibitor	プロトンポンプ阻害薬
PPN	peripheral parenteral nutrition	末梢静脈栄養
PVCO₂	mixed venous carbon dioxide	混合静脈血炭酸ガス分圧
PW	pulse wave	パルスドプラ
QOL	quality of Life	生活の質
QT	QT interval	実測 QT 時間
QTc	QT correction	補正 QT 時間
RAP	right atrial pressure	右房圧
RBC	red cell concentrate	赤血球濃厚液
RCT	randomized controlled trial	ランダム化比較試験
RVP	right ventricular pressure	右室圧

略語	フルスペル	日本語
SABA	short-acting beta-Agonists	短時間作用型β_2刺激薬
SaO₂	arterial oxygen saturation	動脈血酸素飽和度
SBP	systolic blood pressure	収縮期血圧
ScvO₂	central venous oxygen saturation	中心静脈血酸素飽和度
SGLT2	sodium–glucose co-transporter 2	ナトリウム・グルコース共輸送体2
SHFM	Seattle Heart Failure Model	－
SIADH	syndrome of inappropriate secretion of antidiuretic hormone	抗利尿ホルモン不適合分泌症候群
SO₂	oxygen saturation	酸素飽和度
SpO₂	saturation of percutaneous oxygen	経皮的動脈血酸素飽和度
SSCG	Surviving sepsis campaign : international guidelines for management of sepsis and septic shock	－
ST	speech–language–hearing therapist	言語聴覚士
SU	sulfonylurea	スルホニル尿素
SV	stroke volume	1回拍出量
SVC	superior vena cava	上大静脈
SVV	stroke volume variation	1回拍出量変動率
TAZ	tazobactam	タゾバクタム
TBW	total body water	体内総水分量
TCA cycle	tricarboxylic acid cycle	TCAサイクル
TdP	torsades de pointes	トルサード・ド・ポワント
TMF	transmitral flow	左室流入血流速度
tPA	tissue plasminogen activator	組織型プラスミノゲンアクチベータ
TR	tricuspid regurgitation	三尖弁閉鎖不全症
Trop-I	troponin I	トロポニンI
TRPG	tricuspid regurgitation pressure gradient	三尖弁逆流圧較差
TRV	tricuspid regurgitant velocity	三尖弁逆流最大血流速度
TSH	thyroid stimulating hormone	甲状腺刺激ホルモン
VA-ECMO	Veno–Arterial extracorporeal membrane oxygenation	静脈脱血 – 静脈送血体外式膜型人工肺
VCO₂	carbon dioxide output	二酸化炭素排泄量
VctCO₂	venous total carbon dioxide content	静脈血中の二酸化炭素含量
VExUS	venous excess ultrasound	静脈過剰超音波
VO₂	oxygen consumption	酸素消費量
WBC	white blood cell	白血球

「ありそうで，なかった！」「このあたりの難易度がちょうどよい！」そんな反響を期待しているこの本．敢えて読んでいただきたいターゲットをここに宣言します！──これから根拠をもって診療しようとしている伸び盛りの卒後2〜3年目の医師，あるいは，意識が高い認定看護師（CN）や診療看護師（NP）の方々に読んでいただきたいと．これは市中病院で働く臨床教育家としてのひょんな思いに端を発します．

　筆者は腎臓専門医の資格をもちながら，現在はホスピタリストとして働く総合内科医です．腎臓畑でトレーニングした時期があるためか，輸液や電解質管理は比較的好きな部類です．初期研修医や総合内科の専攻医，時にCNの卵たちを相手に輸液について教えることもしばしばです．

　そんな指導の機会が多い私ですが，よく訊かれる質問があります．「先生の輸液の知識はすごいし，とてもわかりやすいです．先生は，どの本で勉強したのですか？」と．訊いてみると「初級者向けのちょうどよい本がない」と言うのです．確かに私が初期研修医だった頃も同じような悩みがあり，苦労しました．難しい体液分画の話から始まる輸液入門書がほとんどで，またその内容も難解でした．初期研修医が欲する具体的なオーダー例はなく，抽象的な話が多いものばかり．結果として，輸液の本の真似ではなく，先輩医師の真似から始まりました．その後，慣れてきた時期にミスを犯したり，ピットフォールに嵌ったりすることが少なからずありました．この時期になって，輸液の小難しい本，いわゆる成書に立ち戻って試行錯誤するようになりました．そこからさらにステップアップしたここ数年は，輸液関連の論文をPubMedで検索して読んだり，腎臓内科向けの雑誌（*Clinical Journal of the American Society of Nephrology* など）や集中治療医向けの雑誌（*Critical Care* や *Chest* など）で時折出て来る輸液関連の総説を読んだりして，知識をアップデートしています．最近はFluid Academy[※1]もよく使っています．webページで

purpose of this book

本書のターゲット

勉強になるトピックを深堀りできますし，同団体のX（旧Twitter）アカウントからは最近のトピックが流れてくるので，アップデートの補助になっています．

ご縁あって，「民間医局コネクト」さんとコラボレーションして，輸液についてのweb連載を1年間かけて執筆しました[※2]．そんな〝俯瞰して輸液の世界を眺められるようになった〟今の筆者だからこそ，昔も今も変わらない初期研修医・専攻医たちの悩み〝ちょうどよい輸液の本が見つからない〟について考え直してみようと思いました．

実際に，今の研修医向けの輸液の本を買って読んでみたところ――びっくり！ 実に様々な本が出ています．どの本も，とてもよく作られており，指導医になった私も「へー，そうなんだ」と学ぶこともチラホラ．いくつになっても日々勉強だなと痛感させられました．ただ，そんな素晴らしい本を複数読み通したからこそ，あることに気がつきました――ぽっかり〝穴〟が空いているのです [図1]．

日本で「研修医向け」と称して販売されている輸液解説本の多くは，腎臓内科の大家や腎臓領域で有名な病院の先生方が書かれています．まさに名著とされる本が多く，辞書的な使い方ができる網羅された内容です．大変勉強になる……のですが，体液組成や電解質にかなりの重点が置かれ，またその難易度は，実質的には〝中級者〟（腎臓内科医の専攻医から専門医を取る手前）向けである本が多いように感じます．

最近では，集中治療医の先生が書いている輸液の本も出てきています．筆者とは畑が違い，刺激的でとても勉強になります．ただ，内容は循環や集中治療に比較的特化した内容で，同じく中級者向けの内容です．他にも，徹底的に入門者・初心者のことを考えたという本も出てい

※1 International Fluid Academy の HP　https://www.fluidacademy.org ……①
　　同団体の X（旧 Twitter）　https://x.com/fluid_academy ……②
※2 柴﨑俊一：3Rで整理する 輸液の基本の「き」（全10回）．
　　https://connect.doctor-agent.com/article/column413/ ……③

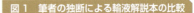

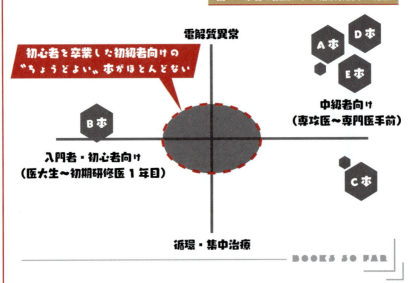

図1 筆者の独断による輸液解説本の比較

ました．具体的な数字を敢えてしっかり書き，基本を徹底して解説した本で，まさに医大生や卒後1年目の研修医に最初に読んでほしい本です．だからこそ，この種の本は初心者向けに振り切って書かれています．

　　入門者・初心者は卒業し，輸液の基本中の基本は何となくわかったつもり，でも根拠を求められると答えられなくて，ちょっと自信がない――そんな〝初級者〟にあたる卒後2～3年目向けの本が，どうやら，あまりないようです．難しい輸液解説本にステップアップする手前の本が，やはり，あまりないようです．だからこそ，本書は，その隙間〝輸液のど真ん中〟を埋めることをミッションに書きました [図2]．

　　改めて，この本はこれから根拠をもって診療しようとしている伸び盛りの卒後2～3年目の医師，あるいは，意識が高いCN/NPの方々を主なターゲットとして，筆者が以前に書いた民間医局コネクトさんでの輸液についてのweb連載記事を再構成して書かれています．だからこそ，医大生や卒後1年目でまだ臨床の仕事をほとんど経験していない人にとっては，聞いたことのない用語がまだ多いかもしれません．

purpose of this book

本書のターゲット

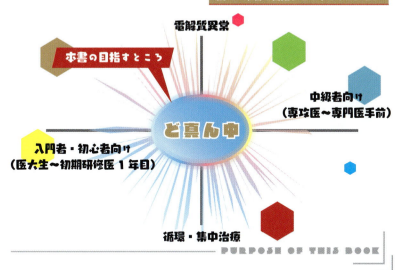

図2　筆者の目指すこの本のポジション

　逆に，卒後4年目以後の，専攻医で各専門医を取る手前の皆さんには，「へー」と思ってもらえるコツやエビデンスはあるでしょうが，全体としては「やや簡単すぎる」という内容でしょう．

　そんなコンセプトの本書だからこそ，次の点にこだわっています．

> ・リアルな輸液オーダーは〝輸液の知識だけ〟ではできない！
>   　－周辺事項の知識も一緒に！
> ・Case を中心に！
>   　－明日から使えるよう輸液のオーダー内容も具体的に！
> ・市中病院で出会う頻度の多い病態を中心に！
> ・とっつきやすいようにレクチャー風に！
>   　－辞書的な記載を敢えて避ける！

　本書が，悩める人たちのステップアップになれば幸いです．それでは，一緒に輸液を勉強していきましょう．

人物紹介

指導医 せんせい

田舎の医療を墨守する。

ある地方病院にて
総合内科と救急科を兼務し
多忙を極めながらも
教育指導に力を注ぐ実践家。
好きなお酒はベルギービール。
ひっそりと仕事帰りに飲んで帰るのが、
隠れた楽しみ。

研修医 あなた

賢良の士を目指し、日夜奮闘。

バイタリティ溢れる指導医の下で
研修を続ける若き医師見習い。
現場ではまだまだ右往左往……。
好きな医師はアグノディケー。
本書では読者である〈あなた〉の
代わりとなって輸液の仕組みを学んでいく。

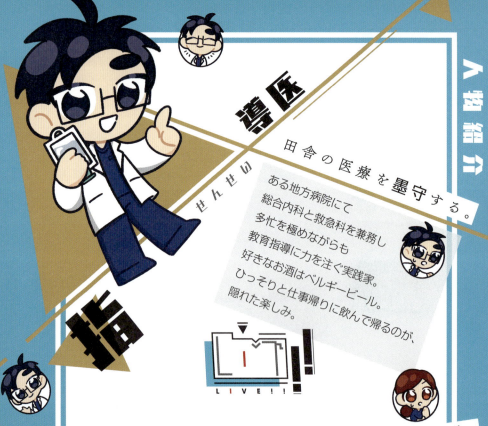

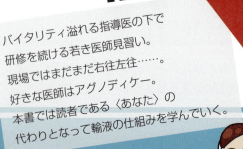

Basic

1 輸液の準備から滴下まで
2 輸液の適応 "3R"
3 リアルワールドの輸液オーダーに必要な知識・技術を俯瞰する

Case

1 肺炎っぽい人、まず見といてー。
2 とりあえず、点滴出しといて。
3 この患者さんの担当は今日から先生に。
4 輸液とインスリンの管理はどうする？
5 フレイルの高齢者は落とし所が大事。
6 血液データ、こじれてそうだなぁ。
7 たぶん、心不全だ。
8 どんな準備をして待っておく？
9 今日の輸液戦略を一緒に考えよう‼
10 少し利尿かけてみたら？
11 糖尿病性ケトアシドーシス（DKA）だ。
12 重度の低カリウム血症だ。
13 重度の低ナトリウム血症だ。
14 低ナトリウム血症、過剰補正になりそうだ。
15 終末期の輸液、どうやってケアしよう。

Trouble Shooting

1 ルート刺入部が赤く腫れています。
2 血液ガスで乳酸が下がり止まっていますが、何かします？

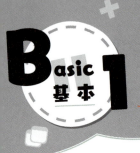

本書は卒後2〜3年目の医師や意識の高い認定看護師（CN）/診療看護師（NP）を主なターゲットとしています．そのため，〝輸液の開始にどんな物品が必要か〟〝どこに穿刺するか〟などの超基本は，釈迦に説法でしょう．

ただ，もしかしたら，背伸びして本書を読んでくれている医大生や卒後1年目の研修医の先生もいるかもしれません．そんな背伸びをしてくれている読者のために，輸液の超基本である準備から滴下までの流れを共有したいと思います．

実際に輸液するまでの流れ

輸液開始までの流れは，基本的には以下の3つのステップに分かれます．

> ステップ1　輸液回路・穿刺の準備
> ステップ2　ルート確保
> ステップ3　速度調節

それでは，それぞれのステップごとに詳しく見ていきましょう．

ステップ1　輸液回路・穿刺の準備

▶ 必要物品

輸液を行うには，輸液セットをはじめ，次頁に示すような物品が必要になります．

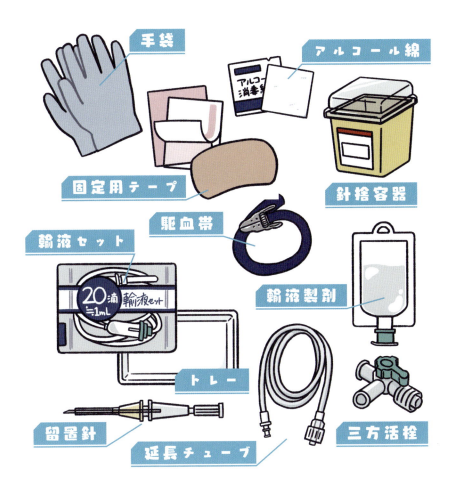

なお、これらの物品のうち、輸液セットにはさらに成人用のものと小児用のものがあります（使い分けについては後述します [p.014]）。

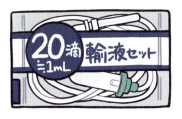
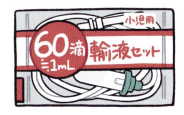

▶ 輸液セットの中身と仕組み

続いて，輸液セットを開けて，その内容を確認してみましょう．輸液セットはこのようなものでできています．

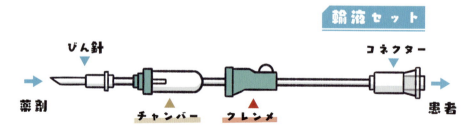

このクレンメ，チャンバー（点滴筒）は初めてだと，「何だ，これ？」と戸惑いがちですよね．これらは手動で点滴の速度調整をする際に，調整がやりやすいように作られた〝先人の知恵〟の装置です．次はクレンメとチャンバーを中心に，輸液の回路について，もう少し詳しく見てみましょう．

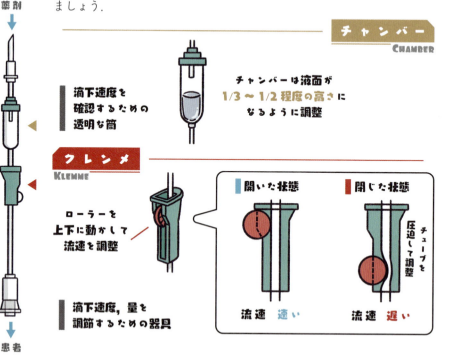

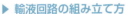
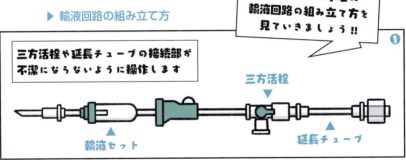
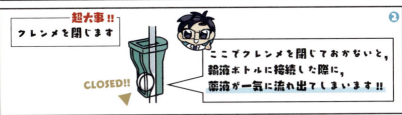
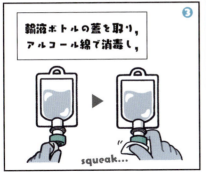
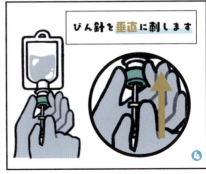
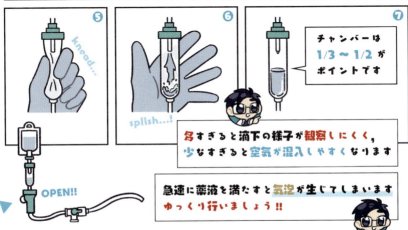

▶ 針の選び方

　まだルート確保がなされていない場合は，針の選択・準備も大事です．一般的には〝留置針〟と呼ばれる針を選びます．留置針は以下のような構造です．

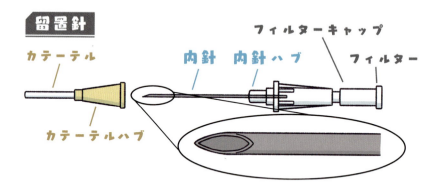

　カテーテルの部位は柔らかい素材でできており，血管を傷めにくいようにできています．最終的にカテーテルの部位のみを血管内に留置します．

▶ ゲージ数の選び方

　また，留置針の太さ，いわゆるゲージ数選びも大事なポイントです．ゲージ数が上がるほど，針の太さが細くなります．なぜゲージ数が大事なのかは別項で扱います〔p.150〕ので，ここでは，理屈を抜きに超基本だけお伝えします．

　一般的に成人では20〜22Gの留置針を選びます．特に状態の悪い患者さん，造影CTや輸血の予定がある場合は20Gを積極的に選びましょう．また，小児は24Gが基本です．成人でも血管が細い場合には24Gを使用することがあります．

ステップ2 ルート確保 −

▶ 血管の選び方

　留置針は文字通り，〝針（正確にはカテーテル）を留め置く〟もの
です．ですので，血管ならどこでもよいわけではなく，留置針が安定し
やすい場所を選んで穿刺する必要があります．安定して輸液しやすい血
管（表在静脈）はだいたい決まっています．まずは，表在静脈の解剖の
基本を押さえましょう．

■ 前腕の皮静脈

橈側皮静脈
尺側皮静脈
尺側正中皮静脈
尺側皮静脈
正中皮静脈
橈側皮静脈

■ 手背の皮静脈

橈側皮静脈
背静脈弓
尺側皮静脈
背側中手静脈

　よく穿刺するのは〝前腕の橈側皮静脈〟です．ここで穿刺が難し
い場合には，前腕の尺側皮静脈，上腕の橈側皮静脈によい血管が残って
いることが多いので，そちらで穿刺を試みます．それでもどうしても難
しい場合は，手背や肘付近の尺側正中皮静脈での穿刺を試みることが多
いでしょう．

007

▶留置針穿刺の禁忌の部位

さて,逆に,避けなければいけない血管も同時に覚えておきましょう.

留置針の穿刺で避けるべき/禁忌の部位

- 神経損傷のハイリスク部位
- 屈曲部位
- 皮膚の異常部位
- 乳房切除側(腋窩リンパ節郭清後)
- 麻痺側
- シャント側
- 同日の穿刺部位

特にこれらの部位のなかでも,〝神経損傷のハイリスク部位〟の知識は最も大事な知識です.

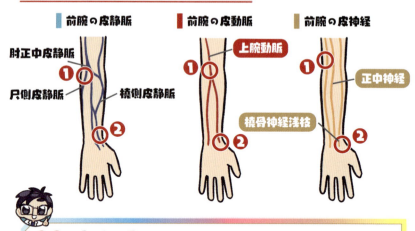

❶❷の部位は動脈や神経が近いので穿刺を避ける!!

▶ 穿刺の手順

留置するのによい血管が見つかったところで次は〝穿刺〟です．

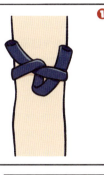

穿刺部位の5〜10cm上方に駆血帯を装着します

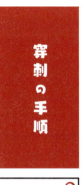

穿刺の手順

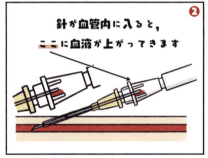

針が血管内に入ると，ここに血液が上がってきます

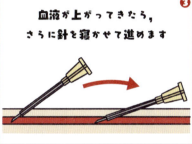

血液が上がってきたら，さらに針を寝かせて進めます

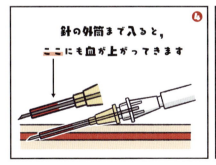

針の外筒まで入ると，ここにも血が上がってきます

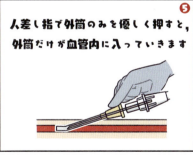

人差し指で外筒のみを優しく押すと，外筒だけが血管内に入っていきます

▶ 接続から固定まで

　無事に留置針を血管内に留置できたら，輸液回路を接続し，針が抜けないように固定します．

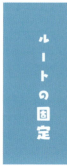
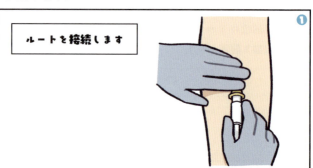
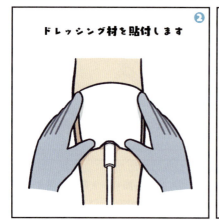
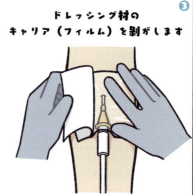
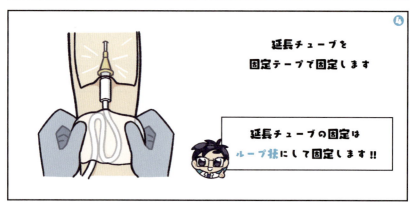

▶ ルート確保時の採血

　ルート確保時に同時に採血することも多いでしょう．そのような場合は，留置針を留置した時点で，輸液回路に接続する前にシリンジを接続して採血します．シリンジで採血後，輸液回路を繋ぐ前に，出血で周囲を汚してしまいがちです．以下のような一工夫ができるとよいです．

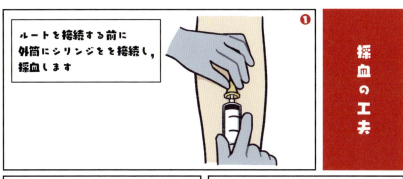

❶ ルートを接続する前に外筒にシリンジを接続し，採血します

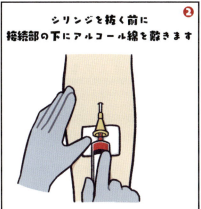

❷ シリンジを抜く前に接続部の下にアルコール綿を敷きます

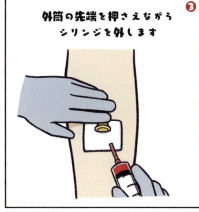

❸ 外筒の先端を押さえながらシリンジを外します

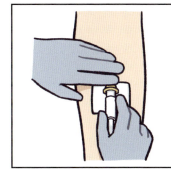

❹ その後，ルートを接続します

脱脂綿を敷いておくと出血で周囲を汚さずに採血ができます！！

ステップ3 速度調節

▶ クレンメの調節

輸液回路が繋がったら，速度調節を行います．最も頻度の多い方法はクレンメを使った手動での速度調節です．

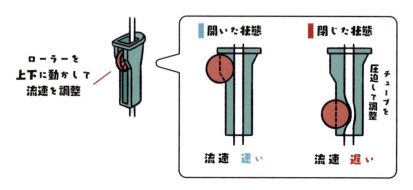

チャンバーを見ながら，滴下数から輸液速度を概算します．
なお，滴下数と輸液速度の関係，その詳細は以下の表の通りです．

原則，成人用を使う →

滴下速度（mL/時）	20	40	60	80	90	120	150	180
滴下数（概算） 成人用	9秒に1滴	9秒に2滴	3秒に1滴	2秒に1滴	3秒に2滴	3秒に2滴	4秒に3滴	1秒に1滴
滴下数（概算） 小児用	3秒に1滴	3秒に2滴	1秒に1滴	3秒に4滴	2秒に3滴	1秒に2滴	2秒に5滴	1秒に3滴

← 原則，小児用を使う　　"○秒に1滴"のところがサッと合わせやすい！

現場ではこの表を見ながら調整することはあまり一般的ではなく，代表的な数字を覚えて，そこから暗算しているケースが多いでしょう．例えば，成人用輸液セットの場合，"3秒1滴，時間60 mL"を覚えておくと便利です．ここから120 mL/時にしたい場合は，2倍して3秒に2滴と計算するといった具合です．

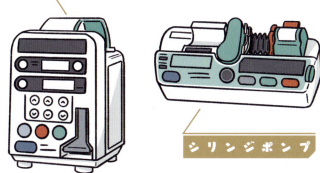

おまけ 輸液ポンプとシリンジポンプ

輸液速度をとっさに大まかに調整するという意味では，クレンメでの調節が最も一般的です．一方で，クレンメの速度調整はある程度の誤差が生じやすいのが欠点です．そのため，投与速度をより厳密に管理したい場合，〝輸液ポンプ〟や〝シリンジポンプ〟を使います．

▶輸液ポンプの使い所

輸液セットを使って，2桁以上の流速（例：20 mL/時など）を厳密に調節したいとき〔例：重症患者，塩化カリウム（KCl）入り点滴，化学療法〕には，主に輸液ポンプを使います．

▶シリンジポンプの使い所

輸液速度を1桁単位で厳密に調整したい薬（例：ノルアドレナリンなどの循環作動薬，デクスメデトミジンなどの鎮静薬）では，薬をシリンジに移し替えて，シリンジポンプを使用することが一般的です．

Case 当直 1

\\当直デビュー!!／
肺炎っぽい人、まず見といてー。

ON CALL
PNEUMONIA
PAROSMIA
((•))

> 理由のある〈慣習〉は大事にせよ！
>
> [柴]

——START!!——

　初期研修医の先生たちが最初に輸液を使う場面となると，ほぼ〝当直勤務〟か〝病棟管理〟かのいずれかの状況になるのではないでしょうか．特に初期研修医の先生たちの憧れは今も昔も「早く，かっこよく当直をこなせるようになりたい」でしょう．何より私もそうでした．

　しかし，今ではかっこよくバリバリ何でも診られる指導医も昔は研修医．当直デビューの日があったはず．読者の皆さんも，当直デビューしたあの頃を思い出し，これから始まる，或る研修医のデビュー当日を追体験しながら，Case に応じた輸液について考えてみてください．

Case1
Ch1

今夜は当直デビュー

　68歳，男性．IADL も完全に自立している方．2日前までは元気だったが，来院前日の朝から咳嗽が目立ち，夕方から熱が出るようになった．来院当日の昼から倦怠感がいよいよ強くなって，夜の時間帯に救急外来へウォークインで受診した．既存症は高血圧で，現在，アムロジピン 5 mg を1日1回内服している．

　救急外来の看護師がトリアージをしてくれ，バイタルサイン

を測ってくれた．

意識レベル：JCS I-1　　　血　圧：154/68 mmHg
心拍数：110回/分，整　　呼吸数：22回/分
SpO$_2$：90%（室内気）　　体　温：38.6℃

あなたは今日が当直デビュー．デビュー日なのに，悲しいかな——当直はすでに忙しい……．指導医は他の患者さんの対応をしている．救急外来の看護師が患者の割り振りを指導医に相談したところ，「あぁ，肺炎っぽい患者さんだね．入院の可能性もそこそこありそうだ．ただ幸い重くはないね．研修医の先生にお願いしよう」

そして，指導医はあなたに次のように告げる．「○○先生，この患者さん，肺炎っぽいんだけど，初期対応お願いできる？ 入院の可能性もあるから，もう輸液もオーダーしておいてね」

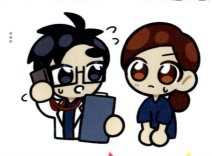

▶ORDER!!

▶CHOICE!!

- メイン輸液として，ラクテック® 500 mL，速度60 mL/時でオーダー！
- ルート確保の際，採血として血算・生化学を一緒にオーダー！

▷REASON!!

- 病態がまだ読み切れない症例は，細胞外液が無難！
- 大外ししない輸液速度は60 mL/時！

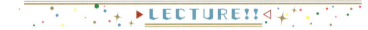

救急外来の輸液は〝軽症non critical〟か〝重症critical〟かで分けてみよう！

　これまでの輸液解説本の多くでは，病棟のシチュエーションをイメージして病態を解説していることがほとんどでしょう．一方で，初期研修医や専攻医になりたての皆さんは，「バリバリ当直でやれるように」という思いが強い．当然，当直で使うような救急外来での輸液の知識を早めに知りたい．このギャップはぜひ埋められなければいけません．実際，救急外来の輸液はどうしたらよいのでしょうか？　また，エビデンスはどうなっているのでしょうか？

輸液にも注ぐエビデンスの流れ

▌温故知新——現場へは〝場合分け〟で実装

　実は輸液もエビデンスが日進月歩です．敢えて古い所から話を始めますが，最も古い輸液療法の記録は1832年のイギリスで，コレラに起因する下痢から生じる脱水患者を救命するために施された薄めの食塩水投与にまで遡るとされています[1]．そこから時代を経ること約200年．1980年代頃までは輸液は興味がなくなった領域，完成された領域と考えられていたのか，正直なところ，発表される論文数は少ない状況が続いていました．しかし，1990年代から少しずつ増加傾向となり，特に2000年代後半から急激に論文数が増えてきています．まさに〝温故知新〟——この10年は過去の知見が見直されるとともに，新たな知見が発見されはじめているというのが，輸液の世界を巡る最新の状況なんです．

　さて，このように再度注目されている輸液研究の世界ですが，研究の主な舞台はICU患者・集中治療の領域で，実は救急外来セッティングでの輸液の研究は必ずしも多くはありません[2]．「じゃあ，どうすんじゃい?!」という読者からのツッコミが入ってきそうですので，さらに話を進めます．現在ある知見を複雑なリアルワールドで何とか実装するには，〝場合分け〟が現実的だと筆者は考えています．具体的には〝軽

症 non critical〟なケースと，〝重症 critical〟なケースの２つの場合分けです．今回の Case では指導医がパッと判断しているように，バイタルサインは比較的安定しています．よって，前者の〝軽症 non critical〟の輸液に該当します．

現場で活きる〈慣習〉の妙

▎百戦錬磨——わざが輝く〝わからなさ〟の領域

〝軽症 non critical〟での輸液は，「その輸液をすることで患者さんの予後が改善するのか」などのエビデンスを突き詰めると，よくわからないことが多いです[2]．先述の通り，輸液のエビデンスは ICU 患者，つまり重症な患者でのものが中心だからです．研究を組んでも軽症だと予後の差はまず出ないとも言えるかもしれません．だからこそ，〝軽症 non critical〟の輸液では〈慣習〉が大事だと言わざるを得ません．

そこで筆者は〈慣習〉として「細胞外液」と呼ばれる輸液製剤を使うことが最も多いです．これは，救急外来においては，一見〝軽症 non critical〟でも救急外来滞在中に徐々に悪化することがありうるということを念頭に置いているためです．最悪〝重症 critical〟な病態——例えば，ショックなどに移行した際にもスムーズに輸液するためには細胞外液が無難です．

輸液選びのタクティクス

▎知者楽水——腎に優しいRinger液

「細胞外液って何？」という読者の方も一部にいらっしゃるかもしれません．詳しくは Case 7 で，体液分画の話と併せて解説しますので，ここでは，生理食塩液（いわゆる生食），乳酸 Ringer 液（ラクテック®），酢酸 Ringer 液（ソルアセト®F，ヴィーン®F）といった一部の輸液製剤の総称くらいに押さえて読み進めてください [p.128]．

さて，これらの細胞外液のなかでも，特にオススメの輸液製剤は何だと思いますか？　あくまで〝重症 critical〟な患者さんでのランダム化比較試験（RCT）ではありますが，SPLIT[3]，SMART[4]，BaSICS[5]

という大規模 RCT で知見が深まりました．ここでは紙面の関係上，これら 3 つの RCT の詳細は紹介しませんが，Ringer 液系と生食を比べたところ，Ringer 液系の方が生食に比べて，死亡率などの差はないけれど，腎臓に優しい傾向にある（差は大きくないが，Ringer 液系の腎予後がよい）という結果でした．そのため，筆者は，原則として Ringer 液を用いており，現在の職場では採用の関係でラクテック® を多用しています．

生理食塩液の有益性

▎臨機応変──生食が有効な4つの場面

なお，そんな筆者でも，救急外来で意図的に生食を用いてルート確保するケースがあります．具体的には，以下の 4 つの場合になります．

①頭部外傷
②嘔吐が著しい脱水疑い
③けいれん
④細菌性髄膜炎疑い

── 頭部外傷 ─

先程紹介した BaSICS では，あくまでサブグループ解析の結果ではありますが，外傷性脳損傷では生食の方が Ringer 液系より生命予後がよかったという結果が出ています [5]．そのため，外傷性脳損傷がありうる頭部外傷のケースでは生食でルート確保としています．

── 嘔吐が著しい脱水疑い ─

2 番目に，嘔吐が著しい脱水疑いの場合です．特に〝嘔吐が著しい〟がポイントです．この場合は，嘔吐で胃液，つまり塩酸（HCl）が喪失しており，クロール（Cl）欠乏性の代謝性アルカローシスが著しいことが多いです．そのため，Cl の補充，代謝性アルカローシス是正を意図して生食でルートをとることが筆者は多いです．もちろん，血液ガスで病態がわかって，途中から変更でもかまいません．

— けいれん —

3番目のけいれんでは今後使いうるであろう薬がミソです．具体的には，けいれんが自然に止まらず，続く場合は，その発作を止めるためにジアゼパム（セルシン®，ホリゾン®）を使う可能性があります．ジアゼパムは難水溶性の薬で，ちょっとした配合変化で白濁・沈澱しやすい繊細な薬です．そのため，単独投与が原則とされており，輸液で希釈してはいけないとされています．

過去に筆者はラクテック®で満たさているルートの側管からセルシン®を静注しようとした際に白濁した経験があります．前後を生食などでフラッシュするなど，きめ細かい対応をすれば心配ないのでしょうが，けいれんを止めようと急いでいるときには，そういった手技を行うのは手間だと筆者は感じています．

— 細菌性髄膜炎疑い —

そして最後は細菌性髄膜炎疑いです．細菌性髄膜炎は内科緊急症の1つで，疑いの段階で迅速かつ系統的なアプローチが必要です．詳細は「コラム　市中肺炎のエンピリックセラピーにアジスロマイシンを足すか？」[p.030] をご覧いただければと思いますが，このような場面では，セフトリアキソンという抗菌薬を静注する必要があります．

ただ，このセフトリアキソンもジアゼパムと同様に，配合変化に気をつけなければいけません．カルシウムが多く含まれる製剤だとセフトリアキソンカルシウムという結晶が作られ，白濁するためです．細菌性髄膜炎疑いも通常急いでいることが多いため，配合変化の心配を少しでもしなくて済むように，筆者は最初から生食でのルート確保を好んでいます．

— 蛇足：高血糖緊急症でも生食？ —

教科書を見ると，糖尿病性ケトアシドーシス（DKA）や高血糖高浸透圧状態（HHS）などの高血糖緊急症でも，生食で輸液を開始するように記載されています．ただ，「生食が絶対で，Ringer液がだめなのか？」

というと決してそんなことはありません．DKA や HHS での最初の輸液
は，高血糖による高浸透圧，ならびに浸透圧利尿の結果生じている循環
血液量減少の是正という意図で行われます．実際，近年のレビューを見
ても，Ringer 液の投与も妥当と書いてあるものも多く，筆者は DKA や
HHS でも Ringer 液で輸液をしています．

救急看護師にも優しい〝60 mL/時〟?

　　先程述べた通り，救急外来——特に〝軽症 non critical〟のケー
スでは，バイタルサインや病歴，簡単な身体所見だけではまだ病態を摑
み切れていないことが多いでしょう．そのため，輸液のオーダーは〝大
外ししない〟という選択が大事です．慣習的には 60 mL/ 時程度で始め
ることが多いでしょう．これは，どんな病態でも，少なくとも悪さをす
ることがほぼないであろう速度であることが経験的にわかっているから
です．

　　実際には，この 60 mL/ 時は絶対的なものではありません．大
きく悪さしないという速度には幅（しかも結構広い幅）があります．短
時間，例えば，救急外来に滞在しているであろう 1 ～ 2 時間であれば，
30 mL/ 時でも 120 mL/ 時でも大差はありません．

　　実際に計算してみましょう．2 時間投与の場合，30 mL/ 時であ
れば 60 mL，60 mL/ 時であれば 120 mL，120 mL/ 時でも 240 mL し
か体内に入っていません．その差が思ったより大きくないことに気がつ
きますね．

現場の知恵を再知する
知行合———実践知は現場にフィットする

　　医学的ではありませんが，しかし，救急外来での 60 mL/ 時には，
〝現場レベルのちょっとした知恵〟という点で意味があります．それは
看護師が滴下速度を調整しやすい数字だからです．救急外来では，クレ
ンメの調節で大まかに輸液速度をコントロールするというケースがほと

>>> 表 1-1　滴下速度と滴下数の目安

滴下速度（mL/時）	20	40	60	80	90	120	150	180
滴下数（概算）成人用	9秒に1滴	9秒に2滴	3秒に1滴	2秒に1滴	3秒に2滴	3秒に2滴	4秒に3滴	1秒に1滴
滴下数（概算）小児用	3秒に1滴	3秒に2滴	1秒に1滴	3秒に4滴	2秒に3滴	1秒に2滴	2秒に5滴	1秒に3滴

>>> 図 1-1　輸液セット——使い分けの目安

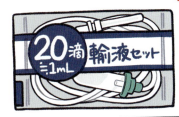
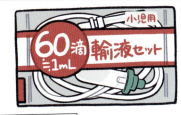

使い分けの目安

■ 60mL/時より速度が**速い**とき

■ 60mL/時より速度が**遅い**とき あるいは**心不全**で

んどでしょう．先程見た通り，輸液するのが短時間なので，誤差があっても体内に入る量に大きな差はないからです．むしろ，忙しい救急外来では簡便さがとても重宝されます．そのため，輸液ポンプよりもクレンメでの調節が好まれるわけです．さて，そのクレンメでの輸液速度調整の場合，「チャンバーを見ながら，○秒に○滴，滴下するように」と指示し，調整します．

　滴下速度と滴下数の関係は**表 1-1** の通りです．滴下数と滴下速度の関係は成人用輸液セットと小児用輸液セットで異なります．成人用輸液セットは 20 滴で 1 mL に，小児用輸液セットでは 60 滴で 1 mL になるよう設計されています **[図 1-1]**．

　一般的に，救急外来で成人に輸液を開始するときに，特別な指示を出さなければ，看護師さんは成人用輸液ルートで準備するでしょう．さて，改めて滴下速度と滴下数の関係を見直してみましょう **[表 1-2]**．

≫≫≫表1-2　滴下速度と滴下数の目安＋

原則、**成人用**を使う →

滴下速度（mL/時）		20	40	60	80	90	120	150	180
滴下数（概算）	成人用	9秒に1滴	9秒に2滴	3秒に1滴	2秒に1滴	3秒に2滴	3秒に2滴	4秒に3滴	1秒に1滴
	小児用	3秒に1滴	3秒に2滴	1秒に1滴	3秒に4滴	2秒に3滴	1秒に2滴	2秒に5滴	1秒に3滴

← 原則、**小児用**を使う　　〝○秒に1滴〟のところがサッと合わせやすい！

　どうでしょう？　例えば「時間 120 mL で」と看護師にお願いすると，成人用輸液セットの場合〝3秒に2滴〟という速度です．皆さんも実際に自分でやってみてください．私は自分でやろうとすると，不器用だからでしょうか，意外に手間取ってしまいます……（もちろん，慣れた看護師さんは，3秒に2滴でもサッと合わせてくれますが……）．

　その点，60 mL/ 時なら，3秒に1滴とシンプル．不器用な私でも 10秒以内に調整できます．また，60 mL/ 時未満の速度の場合，成人でも小児用輸液セットを好む看護師さんが多い印象です．例えば，20 mL/ 時だと，成人用輸液セットでは9秒に1滴ですが，小児用輸液セットだと3秒に1滴であり，小児用輸液セットの方が合わせやすいためです．そのため，成人用輸液セットで準備して，実際に点滴開始になったところで，医師から「20 mL/ 時で」と後から言われると，「先に言ってよ」と内心思っている看護師さんも多いことでしょう（少なくとも筆者は初期研修医時代に，ベテラン看護師さんにそう優しく教えてもらいました）．

　改めて，実際の現場でサッと合わせやすい〝60 mL/ 時〟．看護師さんにも優しい指示ですね．

Case1
Ch2

ニュー・プロブレムは突然に

あなたは「肺炎っぽいけど，重症じゃなさそうなので初期対応をお願い」と言われ，かなり緊張してきた．幸い病棟で市中肺炎の入院管理をしたことがあったので，過去を思い出しながら，そして，研修医マニュアル片手に奮闘してみることにした．指導医からは「診察だけでなく，採血・胸部X線が終わったところでいったん報告してね．ただし，呼吸状態悪化などのバイタルサインの変化があったら，その時点で相談するように」と指示をもらった．

救急外来はバタバタと忙しいながらも，1人の看護師さんが付いてくれている．あなたは緊張しながらも，その看護師さんに「ルート確保しながら，血算と生化学の採血をお願いします．ルート確保後はラクテック®をだいたい60 mL/時程度の速度でお願いします」と指示を出した．看護師さんは「わかりました」と答えると対応を開始してくれた．

あなたは看護師さんにルート確保と採血をお願いした一方で，自らは同時並行で診察を行った．頸静脈の怒張はなく，呼吸音は右背側でわずかにラ音があるようだった．下腿などに浮腫はない．診察上も確かに肺炎かもしれない．安静時の室内気でSpO$_2$は90%とギリギリ基準値下限だったため，さらなる悪化も懸念された．そのため，酸素を2L鼻カニューレで投与開始しつつ，胸部X線を撮影した．診ると，右下肺野にわずかに浸潤影があるようだ．

あなたは指導医にここまでの経過を報告した．胸部X線を一緒に診てもらい，「お，確かに右肺野に陰影がありそうだ．肺炎の可能性が高そうだ」と言ってもらえた．初めて自分で肺炎を診断でき，ちょっと嬉しい――そんな風に喜んだのも束の間，あなたは指導医から次の指示を出された．

「じゃ，痰を出して，培養に出しておいて．あ，できればその際にGram染色ができるとベストだね．Gram染色はできる？

Case 1 当直デビュー!! 肺炎っぽい人，まず見といて．

023

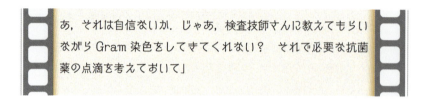

「あ,それは自信ないか.じゃあ,検査技師さんに教えてもらいながら Gram 染色をしてきてくれない? それで必要な抗菌薬の点滴を考えておいて」

︙

▶ORDER!!◀

▶CHOICE!!
- 痰の Gram 染色を診て抗菌薬決定が理想的!
- もし Gram 染色する時間・余裕がないときには,セフトリアキソンで開始!

▷REASON!!
- 抗菌薬は 2 段階で使用!
  適切なディフィニティブセラピーにするためにも事前に培養を
- 肺炎の三大原因菌をカバーするのにはセフトリアキソンが適している!

▶LECTURE!!◁

抗菌薬は 2 段階で使用
適切な"ディフィニティブセラピー"にするためにも
事前に培養を

　この本は輸液についての本なので,感染症診療については成書で勉強してください……としたいところですが,研修医の先生たちがオーダーする点滴製剤の薬として,抗菌薬は最も頻度が多いものの 1 つでしょう.そのため,今回は少しだけ取り扱います.

　感染症で抗菌薬を使う場合,通常,2 段階に分けて使用することが一般的です.

①どの臓器に感染症が生じたかはだいたいわかったけど,原因

> 菌がまだ完全にはわからない段階で始める抗菌薬治療
> ②原因菌まではっきりわかり，原因菌に特化した抗菌薬治療

　　　前者を〝エンピリックセラピー〟，後者を〝ディフィニティブセ
ラピー〟と言います．感染症診療では，後者のディフィニティブセラピー
が極めて大事です．色々な細菌を広くカバーする，いわゆるブロードス
ペクトラムな抗菌薬は，一見したところ失敗が少なそうです．しかし，
実は抗菌薬の種類によっては *Clostridioides difficile* 関連腸炎を起こした
り，細菌の耐性化を助長したりします．そのため，原因菌をはっきりさ
せることが大事です．培養の前に抗菌薬を投与してしまうと，検体を採っ
ても，すでに菌が死にはじめており，培養しても発育してこず，原因菌
が特定できないことが多いです．ですので，感染症診療では，抗菌薬投
与前に必要な部位の培養を採取することが大原則です．

　　　また，教育病院の診療では常識だと思いますが，培養検体が採れ
たら，ぜひ Gram 染色を行ってみましょう．Gram 染色は，培養する前
の検体でもだいたいこの菌がいそうという情報を教えてくれます．先程，
感染症で抗菌薬を使う場合は 2 段階に分けて使用するとお伝えしまし
たが，Gram 染色はそのうちの前者〝エンピリックセラピー〟の際の抗
菌薬選択に大変役立ちます（もちろん，限界やピットフォールもあるので
すが）．全く情報がないよりも，「たぶん，このあたりの細菌たち」と予
想がつくと，エンピリックセラピーでの抗菌薬も自信をもって選べるよ
うになります．

肺炎の三大原因菌をカバーするのには
セフトリアキソンが適している

　　　……とは言うものの，病院によっては，研修医が Gram 染色を行
いづらい，または，やることすらできない例も当然あるでしょう．ある
いは，5 〜 10 分程度とはいえ，Gram 染色は多少の時間がかかります．
多忙の極みのときには，Gram 染色の時間すら惜しい．そんなこともきっ
とあるでしょう．そんな Gram 染色での情報がない場合のエンピリック

セラピーでは，一般的に疫学的な情報を基に抗菌薬を選択します．

　　具体的に述べると，一般的に，感染症ごとに頻度の多い原因菌というのが疫学的にわかっています．これらの情報は感染症関連の本を開くと必ず載っています．例えば，市中肺炎での原因菌は，肺炎球菌（*Streptococcus pneumoniae*），インフルエンザ菌（インフルエンザ桿菌｜*Haemophilus influenzae*），モラキセラ（*Moraxella catarrhalis*）が三大原因菌です．なので，この三大原因菌をカバーする抗菌薬を選ぶと大外しが少ないと言えます．これらの細菌をカバーする抗菌薬はいくつか存在しますが，その代表的なものがセフトリアキソンです．

バイアル製剤の扱い方

┃清光溶溶——ポートが倍ある〝生食注2ポート100 mL〟

　　さて，抗菌薬の点滴についての話を進めていきましょう．多くの抗菌薬は粉末の製剤で，「バイアル」と呼ばれる小瓶に入っています．これを溶解して投与するわけですが，この溶解の手段として，最も一般的な方法は〝生食100 mL に溶かす〟というものです．ただ，この生食100 mL 製剤には大まかに分けると，図1-2 に示すように2つの種類があります．

　　施設によって何に溶解するかは異なります．が，針刺し事故を少しでも減らす，より簡便であるといった観点から，生食注2ポート100 mL のキットに抗菌薬のバイアルをはめて溶解するという施設が多いでしょう．多くの病院で「2ポート」や「キット」という通称で知られる〝生食注2ポート100 mL〟にまずは慣れましょう．抗菌薬を通常の生食100 mL に溶解するオーダーを出すと，「先生，2ポートにしてくれないと困ります」なんて言われてしまうかもしれません．

　　なお，この生食注2ポート100 mL はバイアル製剤をワンタッチで簡単に溶解することができますが，薬が液体であるアンプル製剤では使用できません．つまり，「溶かすのは何でもかんでも生食注2ポート100 mL でよい」わけではなく，「生食注2ポート100 mL はバイアル製剤を溶かすときに使う」と覚えましょう（何の薬がバイアル製剤で，何の薬がアンプル製剤かは1つ1つ覚えていくしかありません．よく使う薬は覚えておきましょう）．

>>> 図1-2 生理食塩液 100 mL 製剤

通常の生食 100 mL

- シンプルな形状で安価
- 抗菌薬の溶解が簡単

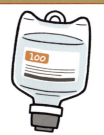

ここに抗菌薬を溶かすなら，
以下のステップが必要（＝やや面倒）

① 10 mL のシリンジに 18 G の針をつけて，生食を数 mL 吸引
② 抗菌薬のバイアルに数 mL 生食を入れてよく溶かす
③ 溶かした抗菌薬をシリンジで再度吸引し，100 mL の生食に混注する

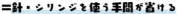

生食注 2 ポート 100 mL

- 上部に "プラスチックの針" がついている
- ワンタッチでバイアル製剤をはめて溶解できる
  ＝針・シリンジを使う手間が省ける

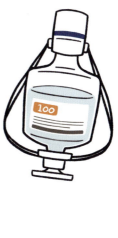

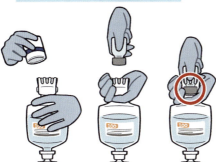

Case 1 当直デビュー!! 野茂っぽい人，まず見いて―。

Case1
Ch3

Happy End で始めよう

あなたは当直の検査技師さんに教えてもらいながら、痰のGram染色を行った。Gram陰性球桿菌が見えた。検査技師さんは「断言しませんけど、インフルエンザ桿菌っぽいですね」とこっそり教えてくれた。この意味でも最初の抗菌薬はセフトリアキソンで大丈夫そうだ。あなたは改めて指導医にGram染色の結果と、セフトリアキソン1gを生食注2ポート100mLに溶解して30分かけて投与したいことをプレゼンした。「おぉ、いいねぇ！ちゃんと勉強しているね。じゃあ、先生の提案通りの抗菌薬を開始して、病棟当直の先生に引き継ぎをお願いしよう」

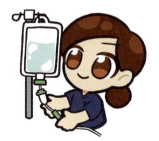

■引用文献

1) Finfer S, et al.：Intravenous fluid therapy in critically ill adults. Nat Rev Nephrol 2018；14：541-557. PMID 30072710.
2) Harris T, et al.：Fluid therapy in the emergency department：an expert practice review. Emerg Med J 2018；35：511-555. PMID 29807929.

3) Young P, et al.：Effect of a Buffered Crystalloid Solution vs Saline on Acute Kidney Injury Among Patients in the Intensive Care Unit: The SPLIT Randomized Clinical Trial. JAMA 2015；314：1701-1710. / Erratum in：JAMA 2015；314：2570. PMID 26444692.
4) Semler MW, et al.：Balanced Crystalloids versus Saline in Critically Ill Adults. N Engl J Med 2018；378：829-839. PMID 29485925.
5) Zampieri FG, et al.：Effect of Intravenous Fluid Treatment With a Balanced Solution vs 0.9% Saline Solution on Mortality in Critically Ill Patients: The BaSICS Randomized Clinical Trial. JAMA 2021；326：1-12. PMID 34375394.

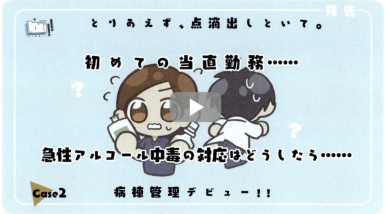

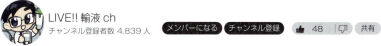

市中肺炎のエンピリックセラピーにアジスロマイシンを足すか？

　　　Case 1では肺炎を例に扱いました．そこで，肺炎に関連した最近の話題を少し深掘りしてみます．

　　　皆さんの施設では，入院するほどの市中肺炎でのエンピリックセラピー，抗菌薬はどうしていますか？　セフトリアキソンなどのβ-ラクタム系抗菌薬に，アジスロマイシンなどのマクロライドの併用を積極的に行っていますか？　恐らく，ほぼルーティンにやるという施設から，非定型肺炎らしい所見が全くなければβ-ラクタム系抗菌薬だけにしているという施設もあるでしょう．筆者はどちらの臨床スタイルも経験したことがあるので，どちらの気持ちもよくわかります．この話はけっこうな昔から（少なくとも筆者が学生の頃から）出ているトピックで〝古くて新しい話〟と言えるかもしれません．

ガイドラインの推奨

　　　具体的には，アメリカ胸部疾患学会（ATS）のガイドラインを中心に最近のガイドラインの多くでは，エンピリックセラピーについて，β-ラクタム系抗菌薬とマクロライドの併用が推奨されています[1]．これは，複数の観察研究とそのメタアナリシスの結果を基に推奨されているようです．一方で，マクロライドの抗菌薬は，市中肺炎のうち，非定型肺炎と呼ばれるマイコプラズマ（*Mycoplasma*）やレジオネラ（*Legionella*）には十分な抗菌活性をもちますが，定型肺炎の原因菌である肺炎球菌（*Streptococcus pneumoniae*）やインフルエンザ菌（インフルエンザ桿菌｜*Haemophilus influenzae*），モラキセラ（*Moraxella*）は耐性化が進んでいます．そのため，肺炎の原因としてマイコプラズマやレジオネラも疑っている状況ならば，マクロライド併用は合理的ですが，明確に非定型肺炎を疑っていないときには併用なしでも理屈上はよさそうです．むしろ，やたらにエンピリックセラピーを拡げることに抵抗感すら覚える医師もいることでしょう．

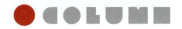

早期臨床反応

さて，そんな入院するほどの市中肺炎に抗菌薬を2剤併用するかどうかの議論に，最近新しい視点が加わりました．〝早期臨床反応（early clinical response）〟という概念で，治療開始して72時間後の早期に肺炎がよくなっているかどうかという臨床指標です．簡単に言えば，「同じ〝治る〟でも〝より早く治る〟ことも重要視しよう」という潮流です．結果，入院するほどの市中肺炎ではβ-ラクタム系抗菌薬単剤よりもβ-ラクタム系抗菌薬とマクロライド併用の方が，早期臨床反応がよく，退院までの期間が短いという結果の研究が発表されました[2]．

筆者は医療リソースが少ない地域で診療しているため，如何に効率よく疾患を治すかが喫緊の課題であり，市中肺炎では積極的に2剤併用での治療開始をしています．

皆さんの施設での診療はどうですか？

■引用文献

1) Uddin M, et al.：Effectiveness of Beta-Lactam plus Doxycycline for Patients Hospitalized with Community-Acquired Pneumonia. Clin Infect Dis 2022；75：118-124. PMID 34751745.
2) Bai AD, et al.：Comparative Effectiveness of First-Line and Alternative Antibiotic Regimens in Hospitalized Patients With Nonsevere Community-Acquired Pneumonia：A Multicenter Retrospective Cohort Study. Chest 2024；165：68-78. PMID 37574164.

#肺炎　#抗菌薬　#早期臨床反応

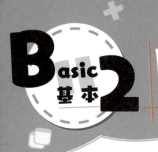

輸液の適応 "3R"

▶ Point!!

- 輸液は薬である！ 適応を考えて，無為な輸液は避けよう！
- 輸液の適応は〝3R〟（柴﨑提唱）で考えるとわかりやすい？！
- ルートと輸液は分けて考えよう！
  - 気管挿管と人工呼吸器の関係に似ている

輸液は薬！適応を考えて，無為な輸液は避けよう

　リアルワールドで根拠をもって輸液をオーダーしていくためには，前提となる基礎知識を知っていなければいけません．Case 2 以降の内容を読み進めていただくためにも，本項を初めとする Basic の項では読者の皆さんにぜひ知っておいていただきたい〝輸液の基礎知識〟をお伝えしていきます．

　さて，本項でお伝えするのは〝輸液の適応〟についてです．研修医の皆さんは各診療科のローテーションで，「この〇〇病の患者さんは××だから，この△△という治療の適応がある」みたいなことを日々学んでいることでしょう．では，皆さんは，治療の話のうちでも最も基本の事柄である〝輸液〟について，その〝適応〟を語ることができるでしょうか？

───── IV fluid is a drug ─────

　今回ぜひとも皆さんにお伝えしたいメッセージは〝IV fluid is a drug ── 輸液は薬である〟ということです．輸液の歴史を紐解くと，まさに〝輸液は薬である〟ことが実感できます．Case 1 でも紹介しま

したが，最も古い輸液療法の記録は 1832 年，イギリスで試みられたものだそうです[1]．当時，コレラが猛威を奮っていたイギリス．ひどい下痢による脱水症で，命を落とす例も少なくなかったのでしょう．そこで，イギリス人医師 Thomas Latta（1796-1833）によって，コレラ患者を救命するための〝薬〟として発案されたのが輸液でした．薄めの食塩水を血管内に投与したところ，当時は劇的な効果があったのだとされています．時を経ること約 200 年．輸液は様々に改良され，現在，私たちは潤沢に輸液製剤がある環境で診療をしています．それこそ湯水の如く輸液を使っていると言っても過言ではないでしょう．しかし，輸液の根幹〝輸液は薬である〟は今も変わりません．

── DU 薬と DO 薬 ─

抗菌薬に関する医師教育はだいぶ行き届き，「適応のない発熱患者に抗菌薬を乱用することはやめよう」というのは，今やほぼコンセンサスになりました．同様に，「適応のない患者に輸液を濫用することはやめませんか？」と問題提起したいと私は常々思っています．「腸管吸収の悪い経口抗菌薬は〝DU（だいたいウンコ）薬〟で，効果がないから処方をやめよう」ということも，多くの研修医の先生がご存知でしょう．同様に「適応のない輸液は〝DO（だいたいオシッコ）液〟になるので，意味がないので処方をやめませんか？」とここにひっそりと提唱したいなと思っています [図 B2-1]．

輸液の適応は〝3R〟で整理してみよう

輸液は薬であり，無為に行われる〝何となく輸液〟がよくないことはおわかりいただけたでしょう．では，輸液の適応とは一体何でしょうか？　これを紐解くのにイギリス国立医療技術評価機構（NICE）の輸液のガイドラインを紹介します[2]．NICE の輸液ガイドラインでは，輸液は Resuscitation, Routine maintenance, Replacement, Redistribution and Reassessment の 5 つのポイントが大事だと謳って

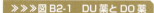

>>> 図 B2-1　DU 薬と DO 薬

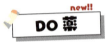

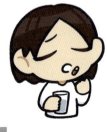
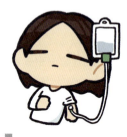

います．個人的には初めてこのガイドラインに出会ったとき，とても画期的だと感じました．ただ，R が 5 つもあるのは少し多くて覚えづらいかもしれません．

―――――― 輸液の適応〝3R〟という提案 ――――――

そこで，筆者はこれを踏まえ，さらに皆さんにわかりやすくお伝えするために，輸液の適応は〝3R〟で整理しようと提唱しています［図B2-2］．

① Resuscitation（蘇生）
② Redistribution（補正）
③ Routine maintenance（維持）

重症な患者さん，循環が崩れている患者さんへの輸液が〝Resuscitation（蘇生）〟，水分バランスや電解質，pH などの補正が必

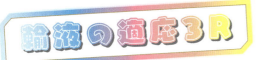

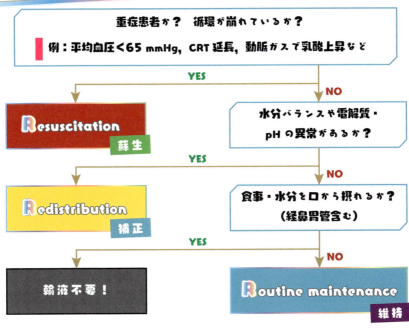

要な患者さんへの輸液が〝Redistribution（補正）〟，前2者ではないが，食事・水分が摂れない患者さんの状態を維持するための点滴が〝Routine maintenance（維持）〟です．逆に言えば，これらに該当しない場合，本来は薬である輸液は必要ありません．

ルートと輸液は分けて考えよう

この話をすると「ルートのキープのために輸液が必要じゃないですか？」とのご質問をよく受けます．せっかくなので少し考えてみましょう．ルートと輸液の関係は，気管挿管と人工呼吸器の関係によく似ています．気管挿管と人工呼吸器はセットで使うことが多いですが，よくよ

035

く考えてみれば，厳密には常に一緒というわけではありません．気管挿管は気道の確保が主な目的です．そのため，例えば，急性喉頭蓋炎で特に肺の疾患の合併がない場合や，気道熱傷はあるが特に肺の疾患の合併がない場合などで，気管挿管はするものの人工呼吸器はなしというケースを皆さんも見たことがあるのではないでしょうか？　また，人工呼吸器は，主に陽圧をかけて呼吸を補助することが目的ですが，気道確保が自力で十分な場合には必ずしも気管挿管とセットというわけではありません．心不全の非侵襲的陽圧換気（NPPV）がその好例でしょう．

　気管挿管と人工呼吸器の関係と同じように，ルートと輸液の関係についても改めて考えてみましょう．確かにルートと輸液はセットで使うことも多いですが，常に一緒というわけではありません．例えば，抗菌薬の点滴が必要な肺炎ならばルートは必要ですが，循環が落ち着き，電解質補正も必要でなく，食事を食べられているのであれば，輸液——いわゆる〝メインの点滴〟は不要なはずで，ルートは生食ロックで対応が可能でしょう．

─────────── 24 時間キープ（KVO）のエビデンス ─

　一方で，「24 時間キープで輸液投与した方がルート閉塞などのルートトラブルが少ない」という観点からルートをロックせず，輸液を24 時間キープ〔キープ・ベイン・オープン（KVO）〕するようにと習った人もいるかもしれません．ただ，このようなルートの開存性を高める意図での輸液投与は，エビデンスの強さという意味ではかなり貧弱です．

　理論的には，KVO によって，血栓形成を阻害するとともに，菌のバイオフィル形成を防止する一方で，薬の相互作用の機会を減らすなど，血管内皮への愛護的な働きが期待でき，確かにルートの開存性に有利に働きそうな気がします．さらに，KVO を支持しそうな基礎研究の知見が存在し，静水圧の低下や血管内の流量低下は，白血球の血管内皮接着や血小板活性化を促すとされています[3,4]．

　他方で，KVO で輸液を流す場合でも，ルートのゲージ数，ルートの先端の位置，輸液速度によっては，血管内皮を傷つける可能性があ

るほか，ルートの先端より末梢側は，ルートが留置されることで，血流の流れに淀みが生じることがコンピュータ上のシミュレーションで示唆されています [5]．結果として血栓を助長する方向に働くため，KVO だから血栓でのルート閉塞は減るのかと言えば，一概にそうとは言い切れなさそうです．

　リアルワールドでのルート開存性の報告を参照しても KVO 支持の強いエビデンスを示すものではなく，間欠使用と KVO でルートの開存性に大きな差はなさそうです．間欠使用と KVO でほとんど差がないか，あっても KVO の方がわずかに長い程度で，その差は数時間から最大でも半日程度であったと報告されています [6,7]．わずか半日あるかないかの開存性の差は臨床的に有意なものとは考えづらいでしょう．むしろ，間欠使用の方が医療費は少なく，看護師の管理の時間が短かったとする報告もあります [8]．このように，近年の知見のなかには，KVO に関する不都合な報告すらあるのです．

〝何となく輸液〟は害ですらある

〝IV fluid is a drug ―――輸液は薬である〟と冒頭でお伝えしましたが，どんな薬にも有害事象は存在しますし，ましてやどんな薬も正しく使わなければ有害事象が増えるということは言うまでもありません．これは，薬であるからには，輸液についても当てはまります．

―――――――――――――― fluid creep ―

　さて，漫然と行われる 〝何となく輸液〟は 〝fluid creep〟と呼ばれます．クリープ creep という言葉は聞き慣れませんが，オートマ車のクリープ現象をイメージすればわかりやすいでしょうか？ 惰性で入ってしまう水分 〝fluid creep〟は過剰輸液の原因となり，各種合併症が増えるとされています．なお，この fluid creep の考え方は当初，熱傷の領域で提唱されました [9]．集中治療領域を中心に，急性腎障害や膵炎などの内科疾患で過剰輸液が害という認識が広く知れ渡った現在，fluid creep は熱傷以外の領域でも注目すべきトピックと言えます.

── ルーティンの罠 ─

〝何となく輸液〟に関して, もう少し例を出して考えてみましょう. 例えば, 漫然とメイン輸液を 20 mL/ 時で続けていたとします. 1 日で約 500 mL の過剰な水分です. もちろん, 若い成人で心機能や腎機能に異常がなく, アルブミン (Alb) に問題がなければ些細な問題でしょう. しかしながら, 心不全・腎不全などの問題がある人では大きな問題になりえます. 全く尿が出ない血液透析患者さんが, 1 日 500 mL 強の水分制限をしている事実から, 想像してみてください.

惰性による〝何となく輸液〟は, 筆者の個人的な経験からは「Routine maintenance (維持)」の輸液で生じやすいように感じます. つまり, 輸液をオーダーする行為それ自体が, 文字通り惰性の〝ルーティン〟になり, 〝何となく輸液〟が発生してしまうという流れです. Routine maintenance は, あくまで絶食中の患者の状態を今のまま「維持」するための輸液の適応です. Routine から「惰性」にならないように, 厳に慎みたいものですね.

■引用文献

1) Finfer S, et al.：Intravenous fluid therapy in critically ill adults. Nat Rev Nephrol 2018；14：541-557. PMID 30072710.
2) Padhi S, et al.：Intravenous fluid therapy for adults in hospital：summary of NICE guidance. BMJ 2013；347：f7073. PMID 24326887.
3) Nifong TP, et al.：The effect of catheter to vein ratio on blood flow rates in a simulated model of peripherally inserted central venous catheters. Chest 2011；140：48-53. PMID 21349931.
4) Ploppa A, et al.：Mechanisms of leukocyte distribution during sepsis：an experimental study on the interdependence of cell activation, shear stress and endothelial injury. Crit Care 2010；14：R201. PMID 21059228.
5) Piper R, et al.：The mechanistic causes of peripheral intravenous catheter failure based on a parametric computational study. Sci Rep 2018；8：3441. PMID 29467481.
6) Yeung F, et al.：Saline-Lock Versus Continuous Infusion：Maintaining Peripheral Intravenous Catheter Access in Children. Hosp Pediatr 2020；10：1038-1043. PMID 33172866.

7) Hoff R, et al. : Continuous infusion vs. intermittent flushing of peripheral cannulas in neonates using a needleless connector : a prospective cohort study. J Perinat Med 2019 ; 47 : 464-469. PMID 30730844.
8) Stok D, et al. : Continuous infusion versus intermittent flushing : maintaining peripheral intravenous access in newborn infants. J Perinatol 2016 ; 36 : 870-873. PMID 27309630.
9) Saffle JIL : The phenomenon of "fluid creep" in acute burn resuscitation. J Burn Care Res 2007 ; 28 : 382-395. PMID 17438489.

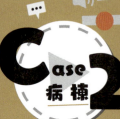

Case 病棟 2 とりあえず、点滴出しといて。
\\病棟管理デビュー!!//

MANAGEMENT INTRAVENOUS DRIP

PAROIMIA

> マジックナンバーは兎にも角にもまず暗記。 柴

―― START!! ――

　　Case 1 では救急外来，特に〝軽症 non critical〟な状況におけるひとまずの輸液を紹介しました．読者の皆さんに初心を思い出していただくために，一般的に印象が強い当直デビューを敢えて最初の Case で扱いました．懐かしく感じていただいたでしょうか？　ただ，実際の研修医の皆さんは，一般病棟での簡単な内服薬や輸液の処方を任せられることの方が，当直デビューより先でしょう．そのため，順番は前後しますが，Case 2 では病棟での輸液オーダーを任せられた頃を思い出していただきながら，病棟での輸液の超基本を復習していきましょう．

Case2 Ch1

真夜中のキュア〜 stay in bed

　21歳の大学生の男性．新入生歓迎の飲み会に19時から参加していた．ビールを8杯，ウォッカのストレートを4杯など大量の酒を短時間で飲んだところ，意識状態が悪くなり，2回ほど嘔吐した．21時頃，飲み会に参加していた友人が見かねて救急要請し，あなたの勤務するこの病院に搬送された．搬送後，ERでは嘔吐はなかった．
　バイタルサインは次の通りだ．

意識レベル：JCS III-100　　血　圧：102/48 mmHg
心拍数：92回/分　　　　　呼吸数：20回/分
　　SPO₂：98％（室内気）　　体　温：35.6℃

　血液検査ではBUN，Creをはじめとした腎機能や電解質，血糖などに大きな異常はなかった．救急車に同乗した友人の話だと，酔っ払ってトイレで大きく転び，頭を便器にぶつけたとのことだった．頭部CT撮像したが，外傷による頭蓋内出血は否定的だった．ERで3時間経過を診たが，JCSはIII-200で改善しない．一方，ERは混雑してきた．当院にはERで一晩越して経過観察するベッド（オーバーナイトベッド）がないため，当直中の指導医の判断で，急性アルコール中毒疑いで覚醒までの経過観察を入院で行う方針となった．

　あなたはそんな日に当直中の研修医だ．時刻は深夜0時過ぎ．今日はERがとても忙しい．慌ただしいなか，指導医は，急性アルコール中毒で運ばれてきたこの患者について，あなたにこんな指示を出してきた．

「入院になるから，とりあえず輸液のオーダーを出しといて．後は任せた！」

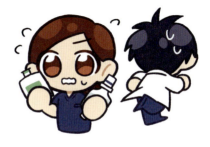

▶ORDER!!◀

▶CHOICE!!

- メイン輸液として，ソリタ®-T3 500 mL を4本回し（ソリタ®-T3 60 mL/ 時で投与）
- ＋ビタメジン®1 V 生食注2ポート100 mL を9時に側管から全開で投与

▶REASON!!

- 〝輸液の適応3R〟で言うと，「Routine maintenance（維持）」の輸液
- マジックナンバー 〝水25：ミネラル1〟
- 栄養不十分のリスクや，数日以上の絶食輸液見込みならビタミンB_1 はしっかりと
- 投与時刻は看護師さんに優しい時間帯を意識して！

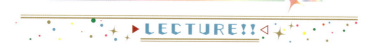

▶LECTURE!!◀

〝輸液の適応3R〟で言うと「Routine maintenance（維持）」の輸液

　　ERでの輸液は短時間のため，極端な話，余程のことをしなければ，患者さんへの影響は小さいと言っても過言はないでしょう．一方で，病棟での輸液は，ERのそれとは異なり，長時間の輸液です．そのため，病棟での輸液の適応はしっかり考えたいものです．ここで，「Basic 2　輸液の適応〝3R〟」の項で紹介した輸液の適応〝3R〟の図を思い出してみましょう [図C2-1]．

　　今回のCaseは，重症ではなく循環も落ち着いています．水分バランスの異常や電解質の異常もありません．ただ，もしかしたら，しばらく覚醒せず，食事・水分が口から摂れないかもしれません……．なので，今回のCaseでは輸液の適応は「Routine maintenance（維持）」に該当します．

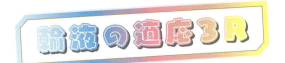

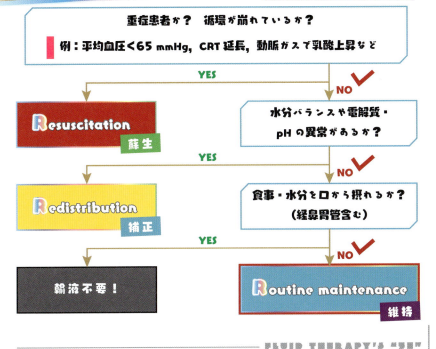

>>> 図 C2-1 輸液の適応 3R

Case 2 病棟管理デビュー!! とりあえず、与滴出しといて。

━━━ FLUID THERAPY'S "ツボ" ━━━

マジックナンバー 〝水25：ミネラル1〟

　さて，それでは「Routine maintenance（維持）」の輸液はどのように組んだらよいでしょうか．そこで皆さんにお伝えしたいのは，〝水25：ミネラル1〟という数字です [図C2-2]．

　Routine maintenance の輸液のトータルの水分量は，だいたい体重あたり 25 mL/kg 程度が必要になるとされています．若年者だとこれより少し多めの 30 mL/kg でも全く問題ありません．一方，心臓や腎臓などの問題を抱えやすい高齢者では，ちょっと少なめの 20 mL/kg が水分量としては無難です．ただ，これを細かく覚えるのはややこしいので，ざっくりと〝水25〟と覚えてしまいましょう．それから，若年者だと多めに，高齢者だと少なめに匙加減すると付け加えて覚えましょう．

043

>>> 図 C2-2 「Routine maintenance（維持）」での水分量とミネラルの考え方

水分量

25～30 mL/kg（高齢者 20～25 mL/kg）

ミネラル

Na 1～1.5 mEq/kg　　K 0.5～1 Eq/kg

極論　水 25：ミネラル 1

マジックワード

一般成人はちょい多めで OK
高齢者はちょい少なめに

Na は 1～ちょい多めで OK
K は 1～ちょい少なめのイメージ

MAGIC WORD

　同様に，ナトリウム（Na）は 1～1.5 mEq/kg，カリウム（K）は 0.5～1 mEq/kg 程度が必要だと言われています．これもざっくりと〝ミネラル 1〟と覚えてしまいましょう．また，併せて Na はちょっと多めでも大丈夫，K はちょっと少なめでも大丈夫と付け加えて覚えましょう．

　それでは，改めて Case 2 の事例に即して，具体的に輸液の組み方を考えてみましょう．実際には体重を測定したいところですが，もし体重がすぐに測れない場合でも，極端に痩せや肥満といった体型変化がない 21 歳の大学生であれば，だいたい体重は 70 kg 程度でしょう．

　そうすると，必要な水分量とミネラルのだいたいの目安は以下の通り求められます [図 C2-3]．

- 水　：1,500～2,000 mL
- Na　：70～100 mEq
- K　：35～70 mEq

≫≫≫図 C2-3 「Routine maintenance（維持）」で必要な水分量とミネラルの計算方法

体重 70 kg 程度だとすると……

水分量　水は 25 なので，必要なのは

70 kg✕25 mL/kg=1,750 mL → だいたい 1,500 〜 2,000 mL

ミネラル　ミネラルは 1 なので，必要なのは

Na　70 mEq よりちょい多め　　→　70 〜 100 mEq

K　70 mEq よりちょい少なめ　　→　35 〜 70 mEq

CALCULATION

≫≫≫表 C2-1　輸液製剤の 1 L あたりの電解質含有量

輸液製剤	Na⁺（mEq/L）	K⁺（mEq/L）
生理食塩液	154	0
ソルアセト®D	131	4
ラクテック®	130	4
5%ブドウ糖液	0	0
ソリタ®-T1 号輸液	90	0
ソリタ®-T3 号輸液	35	20

この水分量とミネラルが含まれていれば，どのような輸液オーダーでも「正解」になります．別の言い方をすれば，輸液の「正解」は複数存在するとも言えるでしょう．

〝3 号液の 4 本回し〟

|飲水思源――〈慣習〉に倣って大きく外さずに

そんなわけで，表 C2-1 に掲げる代表的な輸液を様々に組み合わせればよいのですが，現場ではなるべくシンプルにしたいものです．

そこで多用しうるのが，〝3 号液〟――商品名で言うと「ソリタ®-T3 号輸液」などです．ソリタ®-T3 には 200 mL と 500 mL のも

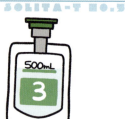

>>> 図C2-4 3号液の4本回し

ORDER

ソリタ®-T3 500 mL × 4本

ソリタ®-T3 の中には，1 L あたり
- Na⁺　35 mEq/L
- K⁺　 20 mEq/L

水分量とミネラル含有量を計算すると

水分量　2,000 mL

ミネラル
- Na　35 mEq/L × 2 L = **70 mEq**
- K　 20 mEq/L × 2 L = **40 mEq**

CRITERIA

体重 70 kg 程度だとすると
だいたいの目安は
- 水　1,500 〜 2,000 mL
- Na　70 〜 100 mEq
- K　 35 〜 70 mEq

 ∴ "大外ししない" 点滴！

――― QUADRUPLE ORDER OF MAINTENANCE INFUSION ―――

のがありますが，今回の Case で必要な水分量の目安は 1,700 〜 2,000 mL でしたから，500 mL を 4 本オーダーします．これで水分量は 2,000 mL，ミネラル含有量は Na が 70 mEq，K が 40 mEq となります[図C2-4]．

　　このようなオーダーが，俗に言う〝3号液の4本回し〟です．「何もわからなくても，3号液の 3 〜 4 本回ししとけば，輸液はとりあえず大丈夫だから」と聞いたことがある読者もいることでしょう．実際に計算してみると，確かに大外ししないことが確認できましたね．

栄養不十分のリスクや数日以上の絶食輸液見込みなら ビタミン B₁ はしっかりと

　　輸液のオーダーを考える際には，先述の通り，水分量，ミネラルにあたる Na と K が大事なエッセンスです．ただ，実際の現場ではさら

にもうちょっと〝味付け〟が必要です．そう，ビタミンです．食事・水分が摂れない患者さんに対して，その状態を数日以上維持することを目的としている「Routine maintenance（維持）」では，このビタミン——特にビタミン B_1 が大事になってきます．

　　ビタミン B_1 は細胞内でグルコースからエネルギーに変換する際に，あるいは細胞膜の維持のために必要な物質で，ヒトの体内では作り出すことができません．1日1〜2 mg を体内から失ってしまい，かつ貯蔵量に限りがあることから，健康なヒトでも，全くビタミン B_1 を摂らないと3週間程度でビタミン B_1 が枯渇し，欠乏症（脚気，Wernicke脳症など）を起こすとされています．さらに，もともと食事が偏っていたり，不十分だったりするケース，アルコール多飲のケース，消化管手術後，頻回の嘔吐や下痢，悪性腫瘍，腎疾患などの疾患があったりすると，さらに枯渇しやすいとされています．そのため，直前まで健康だった人で「数日限定」の絶食に対しての Routine maintenance の輸液であれば，ビタミン B_1 を投与しなくても問題はないでしょう．ただし，「長期間」の Routine maintenance や，そもそも入院時点でビタミン B_1 欠乏のリスクがある人は，初日から欠乏症の予防のためにビタミン B_1 を投与しておくことが安全です．

光に弱いビタミンB群

｜輸攻墨守——ビタミン投与のテクニック

　　皆さんの施設で取り扱っているビタミンのバイアル製剤は何でしょうか？　今回は代表的な製剤，ビタメジン ® をご紹介します．ビタメジン ® は複数のビタミンが混合された製剤で，ビタミン B_1（チアミン）が 100 mg，ビタミン B_6（ピリドキシン）が 100 mg，ビタミン B_{12}（シアノコバラミン）が 1 mg ＝ 1,000 μg 入っているバイアル製剤です．

　　なお，このビタミン投与は特にビタミン B_1 の投与が目的であり，ビタミン B_{12} は蛇足ではありますが，ビタミン B_{12} の投与の際には注意が必要です．ビタミンB群の多く，特に B_{12} は短時間で光に分解されてしまい，その効力を失ってしまいます．そのため，ビタミン製剤をメイ

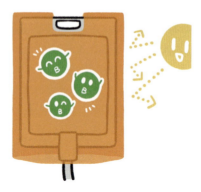

>>> 図C2-5 ビタミン混注での遮光

ンに混注する場合は**図C2-5**のように遮光するか，ビタミン製剤をメインには混注せず，側管から抗菌薬と同じように短時間で投与完了することが望ましいです（筆者は，バイアル製剤であるビタメジン®を生食注2ポートに溶解し，全開投与を好んで指示します）．

ちなみに，ビタミンB群の発見は発見順に数字が付けられていますが，ビタミンB_{12}がB群のなかで最後に発見された理由の1つとして光に著しく不安定だったからと言われています．このエピソードを知ってから，筆者はビタミンたちの光分解に敏感になりました．

投与時刻は"看護師さんに優しい時間帯"を意識して

読者の皆さんの多くは研修医をはじめ，若手の医師でしょう．皆さんは看護師さんを中心とした病棟のスタッフに大変お世話になっていると思いますが，どの時間帯にどういった仕事を病棟スタッフが行っているか，どの時間帯で看護師さんが交代をしているか，知っていますよね？

学びのチャンスは陰に日向に

躬行実践──模倣は学習の始まり

筆者は研修医の頃，当時の研修病院の方針により，研修医のオリ

エンテーションの一環として「看護師シャドウイング」というものを行っていました．看護師シャドウイングというのは，一日中，看護師の方に張り付いて，研修医が看護師の業務を体験するというものです．当時は「職種が違うのに，こんなこと，意味あるのか？」と思ったこともありましたが，ここで病棟での独特な仕事のリズムがあることを学びました．当然，病院によって——もっと言うと同じ病院であっても病棟が違えば——仕事内容は異なりますし，忙しい時間帯も異なります．多忙な時間帯は，本当に「猫の手も借りたい」くらい忙しいことがほとんどです．そんな時間帯に点滴投与の指示が出ていると，忙しさにさらに追い打ちがかかります．筆者がシャドウイングしていた際の看護師さんが口にした「この輸液は本当にこの時間帯でなければダメなのかしら……」という言葉は今でも忘れられません．

オーダーにも配慮を欠かさず

君子九思——ケアする人へもケアを

例えば，筆者が現在勤める病院のA病棟では，図中の赤色で示された時間帯が多忙な時間帯になります [図C2-6]．そのため，病棟と話し合い，可能な範囲で，多忙な時間帯からずらした輸液投与時刻を指示するようにしています．もちろん，時間にある程度融通を利かせられる輸液は，投与速度や投与間隔が厳格でなくても支障がないケースに限られます．そのため，重症の患者さんや心疾患・腎疾患がある患者さんでの輸液は，当然ながら，必要に応じて，たとえ忙しい時間帯でも輸液投与をお願いしています．病院によっては，看護師さんが調整しやすいように「朝」「昼」「夕」など大まかな時間帯のみの指定をするところや，そもそも投与時刻がかっちりと指定されているところもあるでしょう．

今回のオーダーでは「ビタメジン®を9時に投与」を一例としてあげましたが，これは，A病棟での多忙の時間帯を避けてのオーダーであり，あくまで一例です．もちろん，病棟の多忙な時間でなければ，病棟がやりづらくなければ，何時でも悪くはないのかもしれません．ただ，筆者は深夜の点滴はなるべく避けるようにしています．これは，夜

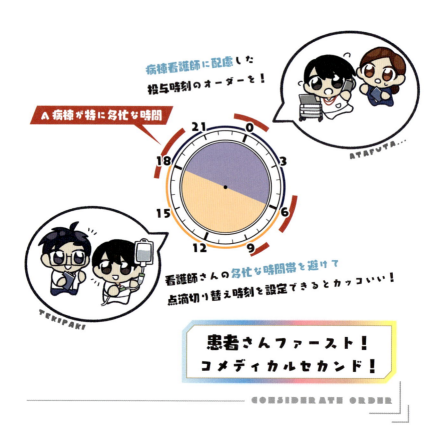

≫≫≫図C2-6 病棟看護師に配慮したオーダー

間の点滴の切り替えは患者の睡眠を妨げ，QOLを下げてしまう可能性が高いからです．皆さんの施設ではどうされていますか？

　　　いずれにせよ，それぞれの施設にあったやり方で，少しでも病棟の看護師さんへの負担が少ない輸液指示を出したいものです．

Case2
Ch2

安堵しても

　あなたは指導医の指示で Routine maintenance としての輸液をオーダーすることになった. そして, いわゆる〝3号液の4本回し〟——ソリタ®-T3号輸液を 60 mL/ 時で投与するように指示を出した. 絶食期間はとても短そうではあるが, 一人暮らしの大学生で, 今回はアルコールでのトラブルのため, ビタミン B_1 の予防投与として, ビタメジン® も点滴するよう指示を出した. 病棟の看護師さんから何かツッコミがあるかと少しドキドキしたあなただったが, 特に何もツッコまれず「指示, ありがとうございました」と言ってもらえた. この言葉で, あなたは一安心できた. 次は患者さんが無事に覚醒してくれるかどうかだ.

　日中 10 時すぎくらいに患者はムクッと起き上がり, 覚醒した. 多少ふらつくが, 歩くことはでき, 神経学的にも大きな異常はなかった. 昨日ぶつけたところと, 二日酔いの影響で多少の頭痛はあるようだが, 軽いようだ. これで無事に退院できそうだとあなたは安堵したが, 患者さんからこう言われた.
「昨日はホント, ご迷惑かけてすみませんでした. ただ, 今も吐き気がかなりきつくて……. 退院前にこの吐き気をもう少しどうにかできませんか?」

⋮

▶ORDER!!◀

▶ *CHOICE!!*
- プリンペラン® 1 A ＋生食 50 mL を 15 分かけて投与

▷ *REASON!!*
- アンプル製剤では生食注 2 ポートを使わない
- プリンペラン® の急速投与は有害事象が出る

Case 2　補液管理デビュー!! とりあえず, 点滴出しといて.

051

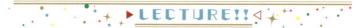

アンプル製剤では生食注2ポートを使わない

　薬剤が瓶に詰まっているバイアル製剤はここまでにも複数回出てきました．バイアル製剤とは異なる形で，小瓶の中に液体が入っているのが〝アンプル製剤〟です．その見た目や使用方法の違いについて，今一度確認しましょう［図C2-7］．

　今回使用するプリンペラン®はアンプル製剤なので，針付きのシリンジでアンプルから全量吸い出し，必要に応じて溶媒に混ぜて溶かす必要があります．バイアル製剤ではないので，生食注2ポートは使えないことに注意しましょう．

プリンペラン®の急速投与は有害事象が出る

　プリンペラン®は研修医が頻回にオーダーする薬剤のなかでも代表的な部類に入るでしょう．輸液の周辺知識として，今回は少し掘り下げて，このプリンペラン®のポイントを共有しましょう．

　プリンペラン®のポイントは，ずばり次の2つです．

> ・有害事象の観点から，ワンショットの静注はしない
> ・生食50 mLなどの溶媒に溶いて，15分以上の時間をかけて点滴投与をする

　プリンペラン®は脳や消化管のD₂受容体というドパミンの受容体をブロックすることで悪心（吐き気）を抑える効果があります．嘔吐を早く止めてあげたいという気持ちからか，ワンショットでの指示を見かけることがありますが，基本的には危険です．

　ワンショットでの投与では，急にソワソワしてじっとできなくなるアカシジアや，急に斜頸や四肢の不随意な運動を起こしだすジストニ

>>> 図 C2-7 アンプル製剤とバイアル製剤の特徴

アンプル

バイアル

見た目
- ガラス管に液体製剤が密封
- ガラスまたはプラスチック容器にゴムで蓋

使用方法
- 針付きのシリンジで，一度に全量を吸い出す
- 必要量を患者へ投与
- 針付きのシリンジで，必要量だけ採取することもできる
- 複数回穿刺したり，複数の患者に使用することもできる

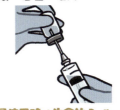

全量使用時は生食注2ポートで，針付きのシリンジを使わずに溶解できる

薬の特徴
- 少量の注射剤や不安定な薬剤
- 比較的安定している薬剤

――――― AMPOULE AND VIAL

ア，急に口をモゴモゴ動かしだす**ジスキネジア**などの錐体外路症状を出すことがあるからです．実際，幸いにして筆者自身は経験がないものの，このことを知らずにERでプリンペラン®をワンショットの静注で投与し，若い女性にアカシジアを起こしてしまい，トラブルになってしまったという後輩医師の例を見聞したことがあります．一度，錐体外路症状を起こすと，しばらく症状が続きますし，何より医師−患者の信頼関係が一気に壊れかねません．そのため，プリンペラン®の投与では，錐体外路症状をそもそも起こさないよう，予防に配慮した投与が重要と言えるでしょう．

では，錐体外路症状が出ないように予防に配慮したプリンペラ

ン®の投与方法とは，どういったものになるでしょうか？　重要なのは，実は〝投与速度〟とされています．具体的には，15分以上かけて投与することが大事とされています[1].

　もちろん，プリンペラン®の原液1アンプル2 mLを15分以上かけて静注というのはあまり現実的ではありません．そのため，生食50 mLなどの溶媒に溶くことが一般的です．例えば，50 mLを15分以上かけて投与だと200 mL/時以下の速度で投与することになります．成人用の輸液ラインでクレンメ調節だと，1秒1滴で180 mL/時程度になります．1秒1滴で点滴すれば，15分以上かけて投与ができますね．

　また，プリンペラン®の錐体外路症状──特に遅発性ジスキネジアは投与日数や総投与量と相関することが知られています．そのため，プリンペラン®の長期間の投与は避けることが望ましいとされています．長期間の具体的な目安は，完全にコンセンサスを得られているわけではないようですが，ヨーロッパ医薬品庁（EMA）は5日以内に留めることを提案しています．

⋮

Case2
Ch3

ふたりの退院物語

　診察から，頭部外傷からの悪心とは考えづらく，二日酔いとあなたは考えた．錐体外路症状の有害事象が出ないように，プリンペラン®1A＋生食50 mLを15分かけて投与したところ，30分後には症状が軽快した．患者さんからも「だいぶ楽になりました．ありがとうございました．そして，今回ご迷惑をおかけしました」との反応であった．あなたは，念のため，患者さんが常習的にアルコールを多飲しているわけではないことを確認した．昼過ぎに友人に迎えに来てもらい，無事に独歩で退院した．

▼

■引用文献

1) Parlak I, et al.：Rate of metoclopramide infusion affects the severity and incidence of akathisia. Emerg Med J 2005；22：621-624. PMID 16113179.

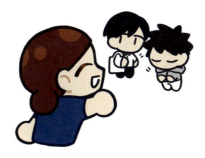

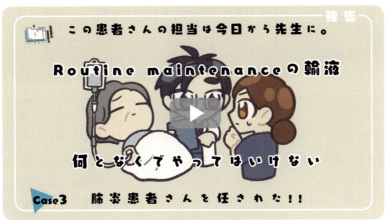

【Case2】病棟管理デビュー!! とりあえず、点滴出しといて。

 LIVE!! 輸液 ch
チャンネル登録者数 2.51 万人  3520

急性アルコール中毒患者への輸液で アルコールをwash outという迷信

　Case 2 で扱った急性アルコール中毒は，当直で対応する疾患のなかでも比較的コモンなものです．そこで，最近の話題を少し深掘りしてみましょう．というのも，往々にして急性アルコール中毒は低く見積もられがちな疾患で，多くの医療者が知見をアップデートできていないと筆者は強く感じるからです．

お仕置き点滴

　その一例として，いわゆる〝お仕置き点滴〟がいまだに根強く行われていることが挙げられるでしょう．これは，急性アルコール中毒の患者に対して不必要に太いゲージの留置針でルート確保するというものです．筆者は「もう急性アルコール中毒で運ばれないように，わざと太いゲージでルートをとるんだ．あと輸液をすることでアルコールが早く抜けるしね」と研修時代にちょっと上の先輩に聞いたことがあります．太いゲージでルート確保をする痛みをもって，患者さんが「もう嫌だ」と感じ，以後，急性アルコール中毒になりづらくなるのか，筆者にはわかりません．

　ただ，少なくとも，輸液投与によってアルコールを wash out させることで早くよくなるという考え方は現在では否定されています．

輸液のエビデンス

　実際，単回ボーラス投与を行った患者群と経過観察のみの患者群を比較して行われたランダム化比較試験（RCT）の結果によると，急性アルコール中毒に輸液をしてもしなくても，バイタルサインや血中アルコール濃度の変化も，判断能力低下や呂律困難などのアルコール中毒による症状も，2 群間での差はありませんでした[1]．

　さらには，急性アルコール中毒の患者に輸液をすることで，輸液なしの場合と比べて，却って 60 分ほど ER 滞在時間が長くなる傾向が

COLUMN

あるとする報告すらあります[2].

　他にも，急性アルコール中毒の〝何となくルーティン〟での血液検査も不要とする総説もあります[3]．筆者はこの総説に倣って，バイタルサインの異常がある，外傷があってどこかから出血している，複数回の嘔吐があるといったときにはルートをとりながら血液検査を行うこととしています．一方で，それ以外では，病歴・外傷のチェックを行ったうえで，ERでの慎重な経過観察にとどめ，ルーティンの血液検査を行うことはしていません．

　好きに（？）お酒を飲んで生じる急性アルコール中毒の患者さんに対して，忙しい当直帯ということも相俟ってか，陰性感情を抱く医療関係者はきっと少なくないでしょう．陰性感情が芽生えることそれ自体は致し方ないですが，だからといって急性アルコール中毒の診療を適当にやってよいわけではありません．ぜひ輸液のことも含めて急性アルコール中毒の診療もアップデートしていきたいですね．

■引用文献

1) Perez SR, et al.：Intravenous 0.9%sodium chloride therapy does not reduce length of stay of alcohol-intoxicated patients in the emergency department：a randomised controlled trial. Emerg Med Australas 2013；25：527-534. PMID 24308613.
2) Homma Y, et al.：IV crystalloid fluid for acute alcoholic intoxication prolongs ED length of stay. Am J Emerg Med 2018；36：673-676. PMID 29289398.
3) Strayer RJ, et al.：Emergency Department Management of Patients With Alcohol Intoxication, Alcohol Withdrawal, and Alcohol Use Disorder：A White Paper Prepared for the American Academy of Emergency Medicine. J Emerg Med 2023；64：517-540. PMID 36997435.

#急性アルコール中毒　#washout　#お仕置き点滴

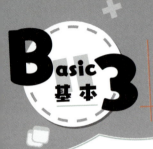

Basic 基本 3 リアルワールドの輸液オーダーに必要な知識・技術を俯瞰する

― はじめに ―

　前項までの2つのCaseを通して「とっさに出す〝とりあえず〟の輸液のオーダー」を見ていきました．特に医大生や卒後1年目の研修医の先生たちは，まずはこの〝とりあえず〟のオーダーがスムーズにできるようになることを目標に，勉強を始めてみてください．〝とりあえず〟だとしても，まずはかっこよく現場でオーダーできないことには始まりませんからね．

　一方で，本書のメインターゲットである卒後2～3年目の先生たち，認定看護師（CN）さんや診療看護師（NP）さんの皆さんは，きっと，既にこんなモヤモヤを抱えているのではないでしょうか――「もうちょっと上のことを知りたい」「普段の現場の悩みを解決したい」と．

　多くの若手医師・看護師などの医療スタッフにとって，キャリアをスタートさせると，輸液に限らず多くのことが未知のものとして現れてくることと思います．そして，結果として，しばしばモヤモヤとした感覚に悩まされることがあるでしょう．このモヤモヤとは，自分のなかに生じる不確実性や疑問，理解しきれない部分から来る不快感や不安を指します．ストレスがかかっている状態とも言えるでしょう．

　しかし，この感覚は決してネガティブなものではありません．むしろ，まさに今，成長しているサインなのです．

モヤモヤと成長の間で

モヤモヤを考える

礎風春雨——モヤモヤ＝成長中のサイン

　皆さんがモヤモヤを感じる場面にはいくつかのパターンがあります．例えば，新しい治療法や技術を学ぶ際，先輩・周囲の診療方針・仕事の仕方に疑問を抱いたとき，患者さんの病態を十分に理解できないと感じたときなどです．これらの状況では，自分の知識や経験が不足していることを痛感し，何かが足りないと感じることが多いでしょう．

　このモヤモヤは，〈現状の自分〉と〈理想の自分〉とのギャップから生じるものです．そして，モヤモヤを抱えているときというのは，このギャップを埋めるべく，ある程度，心理的負荷がかかりながらも，既に新たな出来事を学び出している状況なのです．

── モヤモヤと3つの領域 ──

　教育論においては，そんなモヤモヤに関わる場面について，〝成長のための3つの領域〟を区分する考え方があります．すなわち，「コンフォートゾーン」「ストレッチゾーン」「パニックゾーン」という3つの分け方です．

　「コンフォートゾーン」は，言葉の通り，モヤモヤの少ない快適な状況です．この領域では，心理的負荷は少ないですが，一方で成長の機会は少なく，謂わば伸び悩みやすい状態にあります．「ストレッチゾーン」は程よく挑戦と達成を感じられる，学びに最適な領域と言われています．先程も述べたように，モヤモヤが生じる要因の一つには〈現状の自分〉と〈理想の自分〉とのギャップが挙げられます．モヤモヤはこのような学びに最適な「ストレッチゾーン」に今いることを知らせるサインでもあるのです．実際に筆者自身，自分や周囲の様子を観察していると，心理的負荷が感じられるような「ストレッチゾーン」では，ギャップを埋めよう，理想の自分に追いつこうと葛藤が生じ，モヤモヤしていることが多いと感じます．

さて，モヤモヤはまさに成長中のサインだとお伝えはしましたが，モヤモヤの当事者にとっては現実にネガティブな感情を抱えているわけですから，なかなかつらいところです．〈現状の自分〉と〈理想の自分〉——そのギャップを埋めるためには，何がわかっていないのか，どの部分が不明確なのかを明確にできると，自ずから対処法もはっきりとしてきて，モヤモヤとしたネガティブな感情をより早く解消することができるでしょう．つまり，モヤモヤを放置せず，その感覚をしっかりと受け止め，具体的に言語化することが重要なのです．

—————————————————————— **言語化の重要性** −

　〝何がわかっていないのか〟を言語化することは，自分自身の理解を深めるための第一歩です．具体的な疑問や不明点を言葉にすることで，それに対する対策や学習の方向性が見えてきます．また，言語化する過程で自分の思考を整理することができ，問題の本質を見極める手助けとなります．

　例えば，モヤモヤが生じたときに，今，自分はモヤモヤしているなということを自覚し，一度受け止めます．そして，「この患者さんの症状は何が原因なのか」「なぜこの治療法が選ばれたのか」などといった具体的に言語化された疑問をもつことで，関連する知識や情報を集め，学ぶことができます．さらに，ただのモヤモヤも，こうして言語化することで，疑問として先輩や同僚に共有することができ，より深い理解を得ることにも繋がり，優れた解決策を見つけることもできるようになるでしょう．

　では，輸液でのモヤモヤをさらに言語化してみましょう．

輸液でのモヤモヤ
┃迷者不問——言葉にすれば見えてくる

　何を隠そう，筆者自身も卒後 2 〜 3 年目のときに輸液についてモヤモヤを抱えていました．これを言語化してみると，以下に述べるように，2 つのギャップに集約されました．

── 本の世界とリアルワールドの間のギャップ ─

1つ目は〝本の内容と現実の診療のギャップ〟です．輸液の本を見ると，体液分画の比率，不感蒸泄量の計算式，体内の水分不足量の計算式などがかっこよく書いてあります．「よし，今度から計算をしっかりして，輸液をオーダーしよう」と本を読んだ直後は意気込んだものの，自分の周囲を見渡しても，輸液のオーダーをするために計算式を解いて，それからオーダーするという状況を実際にはほとんど見たことがありませんでした．

あれ，本に書いてあることと違うな──────

── 書かれていることと知りたいことの間のギャップ ─

2つ目は〝本で扱っている内容と読者が知りたいことのギャップ〟です．ある程度の経験をした医療者なら誰しも感覚的にわかっていると思いますが，輸液のオーダーは〝輸液そのもの〟の知識だけではうまくいきません．しかしながら，輸液の本の多くでは，輸液の成分や電解質といった輸液製剤そのものの〝何であるか〟がとても詳しく書かれています（何より私自身読み返してみても勉強になることが色々書いてあります）．ただ，現場の──特にちょっと慣れてきた若手医師たちの疑問は，電解質のきれいな補正ばかりとは限りません．

あれ，本を読んでも，知りたい答え，書いてないな──────

輸液のオーダーに必要な 周辺知識と技術

さて，改めて，筆者が思う輸液のオーダー時に必要とされる周辺知識をまとめてみます [図 B3-1].

図にまとめているのはあくまで筆者の個人的なイメージです．さらに細かいことを挙げていけば，必要な知識は他にももう少しあるでしょう．いずれにせよ，リアルワールドで輸液のオーダーをするには実に様々な知識・技術が必要です．そうした知識や技術が足りない状態で問題に直面すると，問題が解決ができないためにモヤモヤするのだと筆

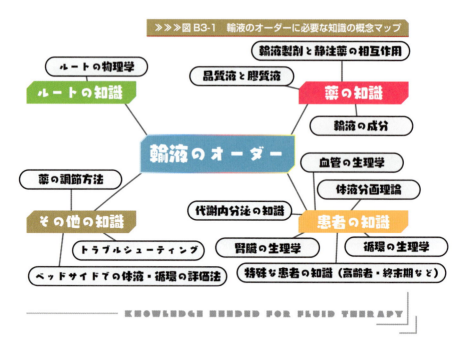

≫≫≫図 B3-1　輸液のオーダーに必要な知識の概念マップ

者は感じています．皆さんはどう考えるでしょうか？

――――――――――――――――― さいごに ―

　なお，これら多岐にわたる項目を1つずつレクチャーとして解説し，辞書的に網羅的に記載すると，かなり堅苦しくなってしまいそうです．そのため，本書では少しでも読者の皆さんに「活きた知識・技術」を届けるために，以後も引き続き Case を通して，現場での輸液のオーダーの実際をお伝えし，その都度，周辺知識・技術を紹介する形をとっていきます．

Basic 3 リアルワールドの輸血オーダーに必要な知識・技術を伝授する

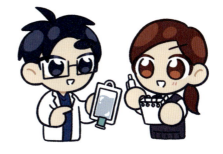

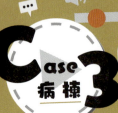

Case 病棟 3 肺炎患者さんを任された!!
この患者さんの担当は今日から先生に。

〝ルーティン〟を見直すべし。

柴

――START!!――

　今回のCaseでは，輸液の適応〝3R〟のうち，最も頻度の高いと思われる「Routine maintenance（維持）」を一緒に再考していきましょう．研修医や専攻医駆け出しの頃，上級医から「（維持）輸液，適当に出しといて」と言われ，輸液の本をひっくり返しながら，あれこれ処方したという経験，ほとんどの医師にあることでしょう．

　一方で，輸液の本を見ても，難しいことが羅列されており，わかったような，わからないような感覚に陥りがちです．加えて，上級医によって輸液の内容がけっこう違う……，実は小さいトラブルが生じているけれど無視されている……など，Routine maintenanceにおける〝モヤモヤ〟は枚挙に暇がありません．

　本Caseでは最近の維持輸液の知見を紹介していきますので，症例を通して，ぜひとも色々考えてみましょう．

Case3 Ch1　**そして私は途方に暮れる**

64歳，女性．もともとIADLは完全に自立している方．来院前日からの体動困難で救急搬送され，検査の結果，酸素が必要な肺炎球菌性肺炎として一般病棟で入院管理となった．既往

歴は高血圧で，過去に心疾患の指摘はない．

来院時の状態は以下の通り．

身　長：159 cm　　　　　体　重：50 kg
意識レベル：JCS I-1　　　血　圧：124/68 mmHg
心拍数：90 回/分 整　　　呼吸数：20 回/分
SpO₂：96%（酸素2L鼻カニューレ）　体　温：37.4℃

【血液検査】
WBC：1万2,000/μL　　CRP：8.9 mg/dL
BUN：14.8 mg/dL　　　Cre：0.9 mg/dL
Na ：138 mEq/L　　　　K ：4.5 mEq/L
Cl ：104 mEq/L

そのほかにも血液検査で大きな異常はなかった．本日は入院2日目だが，バイタルサインの悪化はない．

あなたは現在総合内科をローテーション中で，主に一般病棟の管理を専攻医や指導医に教えてもらいながら勉強中だ．本日の朝の回診で，あなたは指導医からこう言われた．

「お，この患者さんは中等症の肺炎だけど，比較的状態は安定しているね．先生のよい勉強になりそうだ．この患者さんの担当は今日から先生にお願いしよう．昨晩の救急外来から入院になって，今はラクテック®が60 mL/時の速度で繋がっているね．じゃあ，ここからの点滴を任せようかな．専攻医の先生にチェックしてもらいながら，輸液をオーダーしておいて．夕方の回診でまた教えてもらうから」

さて，ここから輸液のオーダーをどうしようか――

Case 3　肺炎患者さんを任された!! この患者さんの担当は今日から先生に．

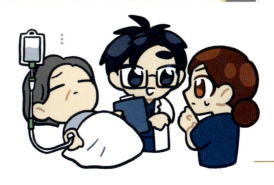

065

▶ORDER!!◀

▶ CHOICE!!

- 輸液の適応に該当するか，今一度考える
- 話せる患者さんであれば，以下を確認する

  食事が食べられそうか？

  入院してからの食事量はどれくらいか？

- 食事量が不十分であれば，「Routine maintenance（維持）」として敢えて3号液は選択せず，以下のようにオーダーする

  ①ソルアセト®D 500 mL

  　メイン①　100 mL/ 時　現在の点滴が終わり次第，変更

  ②ソルアセト®D 500 mL

  　メイン①　100 mL/ 時　終了後に生食ロック

  ③セフトリアキソン2V＋生食注2ポート100 mL

  　側管から　9時　1時間かけて投与　投与時にメイン止めて

  ④ビタメジン®1V＋生食注2ポート100 mL

  　側管から　10時　全開投与

▷ REASON!!

- 輸液は漫然とは投与しない
- 輸液の適応〝3R〟に該当するか考える
- 「Routine maintenance（維持）」で急性期は1号液〜細胞外液が最初は無難
- バイタル安定ならルートは夜間ロックを考慮する
- セフトリアキソンはカルシウム（Ca）を含有する輸液とは配合変化を起こす

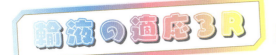

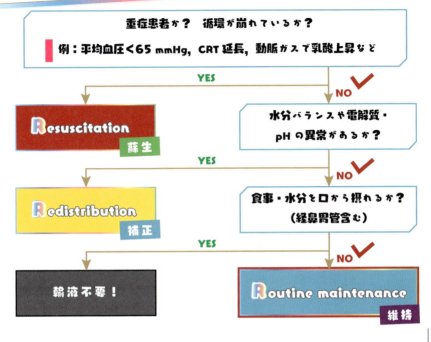

>>> 図C3-1 輸液の適応〝3R〟

▶ LECTURE!! ◁

輸液は漫然とは投与しない
輸液の適応〝3R〟に該当するか考える

〝IV fluid is a drug——輸液は薬〟であり，漫然と投与しないということはこの本で一貫してお伝えしたい大事なメッセージです．たとえ指導医から「輸液出しておいて」と言われたとしても……です．正しくない内服抗菌薬が〝DU薬（だいたいウンコ薬）〟になってしまうように，正しくない輸液は〝DO薬（だいたいオシッコ薬）〟になるだけで無駄，それどころか場合によっては害にすらなるからです．さて，漫然と輸液を投与しないためにも，輸液の適応〝3R〟を復習しておきましょう［図C3-1］．

067

今回の Case では，重症ではなく循環なども崩れていません．水分バランスや電解質の異常もありません．そのため，「Resuscitation（蘇生）」や「Redistribution（補正）」の適応はありません．Routine maintenance が必要かどうかというところです．

そう，ここでの判断で最も重要なことは，この患者さんが食事・水分を口から摂れるかどうかです．このような場合，筆者は喋ることができる患者さんには「ご飯食べられそうですか？」「病院に来る前に最後のご飯はどれくらいの量を食べられましたか？」と訊くことをルーティンにしています．あるいは，入院して半日以上経過した患者さんの引き継ぎでは入院後の食事量を必ずチェックします．ここで「食事は問題なく食べられます」との返答があったり，入院後に食事が十分量食べられていることが確認できると，メイン輸液は不要になりますね．なお，「食事量が2割程度」など不十分な場合の対応は，この後，解説します．

Routine maintenance（維持）で急性期は
1号液〜細胞外液が最初は無難

さて，食事があまり食べられない場合は，Routine maintenance の適応で，メイン輸液が必要です．必要な水分量は前項で扱った〝25：1〟ルールに則って，この患者さんの場合は体重50 kgですので，25 × 50 = 1,250 mL と導出されます．大外ししないように3号液を2〜3本回しで……としたいところです．が，今回の患者さんの場合，1〜2日であれば，大きな問題にならないとは思いますが，恐らく，早晩，医原性の低ナトリウム血症を起こしてしまう可能性が高いので，筆者はここでの3号液の使用はおすすめしません．

低ナトリウム血症にご用心
長袖善舞——知っておきたい輸液の裏側

「なぜ医原性の低ナトリウム血症？」と思われる読者も少なくないでしょう．実際，輸液の本ではこういった事柄はあまり取り扱っていないかもしれません．医原性低ナトリウム血症のキーワードは，ずばり

>>> 図 C3-2 抗利尿ホルモン（ADH）の働き

抗利尿ホルモン（ADH）

- バソプレシン1a受容体（V1aR）──── 血管収縮 など
- バソプレシン1b受容体（V1bR）──── 副腎皮質刺激ホルモン（ACTH）分泌↑
- バソプレシンV2受容体（V2R）──── アクアポリン動員
  → 腎臓の尿細管で自由水を再吸収

 ADHは "自由水を溜め込む" ホルモン

―――――――――――――― EFFECT OF ADH

〝抗利尿ホルモン（ADH）〟です．

　先程も計算に使用した〝25：1〟ルール──その大元である〝輸液の古典的な理論〟が確立したのは1950年代のことです．やがて，古典的な理論通りに輸液をすると，一部の患者さんで医原性低ナトリウム血症が増えることがわかってきました．入院患者さんの低ナトリウム血症の15〜30％は輸液が原因とする報告すらあります[1,2]．こうした医原性低ナトリウム血症の背景に関して，現在では，1950年代当時にはわかっていなかったADHの分泌亢進が一因であると考えられています[3]．

抗利尿ホルモン（ADH）の働き
和菓塩梅──ただの水と思う勿れ

　ADHは端的に言うと〝自由水を身体に溜め込む〟働きをするホルモンです [図C3-2]．自由水については別項で扱いますので，ここでは自由水とは「ナトリウム（Na）を含有していないただの水」と大雑把に理解してください（Case 7, 13）．ADH分泌が過剰な状態で，〝自由水の多い輸液〟言い換えるなら〝Naがあまり含まれていない輸液〟をすると，ヒトの身体はどうなるでしょう？　ADHの働きによって，自

>>> 図 C3-3 抗利尿ホルモン（ADH）の刺激因子

抗利尿ホルモン（ADH）分泌の刺激因子

入院患者ではほぼどれかに該当しそう?!

循環動態からの刺激
・循環血漿量低下
・心不全
・肝硬変
・腎不全・ネフローゼ
・副腎不全　など

循環動態以外からの刺激
・疼痛・ストレス
・炎症
・癌
・肺疾患
・脳疾患
・悪心・嘔吐
・周術期
・（一部の）薬

 急性期患者では "ADH" を意識!!

ADH STIMULATING FACTORS

Moritz ML, et al.：Maintenance Intravenous Fluids in Acutely Ill Patients. N Engl J Med 2015；373：1350-1360 を基に作成.

由水がどんどん身体に溜め込まれるため，体内では自由水がどんどん過剰になっていきます．

つまり，Na を含まない水の割合が増えていくことで，結果として，血液が薄まり，低ナトリウム血症が進行していくというわけです．

――――― 抗利尿ホルモン（ADH）の刺激因子 ―

続いて，ADH はどんなときに分泌されるか，その刺激因子を確認しましょう [図 C3-3][3]．ご覧の通り，ADH は様々な要因で分泌されます．多くの刺激因子が該当することを考えると，急性期の入院患者さんのほとんどで ADH が分泌過剰であると言っても過言ではありません．

――――― Routine maintenance（維持）のパターン分け ―

そのため，筆者は Routine maintenance の輸液に関して，患者さんのフェーズによって，2 つのパターンに分けることを提案します [図 C3-4]．なお，このように分けるのは，非急性期――つまり慢性期で

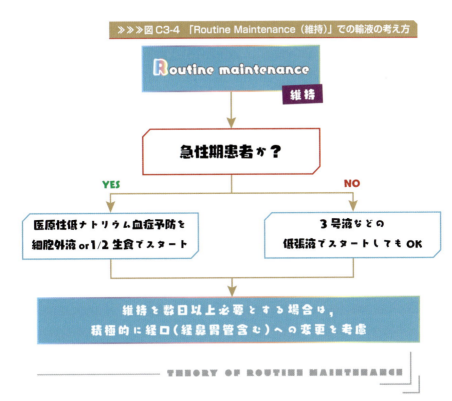

>>>図 C3-4 「Routine Maintenance（維持）」での輸液の考え方

落ち着いた患者さんでは ADH 分泌が通常に戻っているケースが多く，古典的な理論通りに輸液をしても，医原性低ナトリウム血症になる可能性は低いからです．

維持するための輸液選び

胸中成竹――今ある知見を実装するとき

では，急性期の患者さんの Routine maintenance の輸液において，低ナトリウム血症を避けるためにはどんな薬剤を使えばよいでしょうか？ この点について，現状では完全なコンセンサスは得られていません．

—— 今ある知見 —

Sterns は UpToDate で〝1/2 生食 half normal saline（≒1号液）〟で開始することを推奨しています[4]．一方で，Moritz は細胞外液から開始すべきとする総説を出しています[3]．小児の集中治療の領域では「強いコンセンサス」という表現を用いて，急性の重症小児の場合には低ナトリウム血症のリスクを軽減するために〝等張液（＝細胞外液）〟を使うことを推奨するシステマティック・レビューが 2022 年に出されています[5]（なお，本書では，細胞外液について，詳しい説明はまだ述べていませんが，差しあたって「細胞外液≒生理食塩液，または生理食塩液の仲間のラクテック®，ソルアセト®D などのこと」とご理解ください）．

—— 筆者のタクティクス —

まだ多少意見が割れている領域ですが，筆者自身は急性期の Routine maintenance の輸液では基本的に〝細胞外液〟を選択します．血液検査で Na が基準値の上限に近いという場合は，Na が少々下がっても問題ないので，1号液を選択することも場合によってはあります．今回であれば，Na 138 mEq/L と基準値下限に近いくらいなので，筆者は細胞外液（例えばソルアセト®D）を選択します．

輸液のオーダーを考える
三思後行——これまでの議論を俯瞰しつつ

ここまでの解説を踏まえるとメイン輸液の基本骨格がオーダーできますね．もう一度〝25：1〟ルールを思い出しましょう．

—— 水分量 —

本 Case の患者さんは体重 50 kg なので，水分量は 50 × 25 mL/kg ＝ 1,250 mL．高齢者ですから，やや少なめでも OK として，1日あたり 1,000 〜 1,250 mL 程度を目安にします．

ナトリウム（Na）

Na は古典的な理論に基づけば 1 mEq/kg 強．今回であれば 50 〜 75 mEq/ 日と言いたいところですが，上述のように，急性期の Routine maintenance なので，ここはあまり Na 含有量が多くなっても気にせず，〝細胞外液（例えばソルアセト®D）〟を選択します．

カリウム（K）

カリウム（K）も 1 mEq/kg 弱．今回であれば，25 〜 50 mEq/ 日の投与を考えますが，来院時の K は低くないことから 1 〜 2 日であれば K が足りなくなって低カリウム血症ということにはまずならないでしょう．また，こういった感染症の場合，数日の間に食事が食べられるようになるケースが大半ですので，その意味でも，低カリウム血症の心配は，すぐにはしません．

むしろ，塩化カリウム（KCl）をメイン輸液に混ぜる場合は，種々の制約が多く，煩雑なことが多いです．濃度に注意が必要なことはもちろん，投与の際には安全上の理由から心電図モニターが必須です．また，施設によっては，安全上の理由から KCl 入り輸液は単独ルートで投与するというルールがあるところもあるようです．その場合にはルート 2 本目を確保しないといけないなどの煩わしさがあります．

そのため，筆者は，K が基準値下限以下ではない，すぐに食事が食べられそうな疾患の場合，最初の 1 〜 2 日は KCl をメインに混ぜることはせず，輸液製剤にもともと入っている少量の K のみで許容するようにしています．逆に，K が基準値下限に近いのであれば，内服でカリウム製剤を開始するか，もしくは内服できない場合には，もちろん，ルート 2 本目を確保してでも，そして心電図モニターを着けてでも KCl 入り点滴を開始します．

結論

改めて，今回の症例について考えてみましょう．K は 4.5 mEq/L と十分な値が保たれているので，ソルアセト®D 内にも少量の K が含有

≫≫≫表C3-1　ソルアセト®Dの成分表(一部)		
	Na⁺（mEq/L）	K⁺（mEq/L）
ソルアセト®D	131	4

されていることを鑑みて，最初の1〜2日の間，メインへのKCl混注をしないことは許容されると判断しました[表C3-1].

　そんなわけで，ここまでで，輸液のオーダーは，ソルアセト®D 500 mLを2本，1,000 mLを中心としたものにしようという骨格が見えてきました．

バイタル安定なら
ルートは夜間ロックを考慮する

　Basic 2の項で扱いましたが，輸液を常に24時間連続で行う，いわゆる〝点滴キープ〟は非重症患者さんの場合には必須ではありません〔p.032〕．寝ている時間に体外から水分が入るというのは非生理的な状態ですし，高齢者の場合には夜間の覚醒，転倒のリスクにもなりえます．余計な輸液を行うことで，せん妄も惹起しやすいです．ルートの開存性についても，キープ〔キープ・ベイン・オープン（KVO）〕の利点は，臨床上，極めて小さいか，ほとんどありません．

　重症患者のRoutine maintenanceや一部の「Redistribution（補正）」，特殊な薬の前後でこそ24時間の点滴を行いますが，Routine maintenanceでは，「本当に24時間点滴が必要なのか」はよくよく考えるべき事柄です．

　実際，多くのケースではKVOは不要でしょう．今回のCaseは肺炎として半日経過し，血圧などのバイタルサインは安定しています．感染症の多くは状態が不安定，「Resuscitation（蘇生）」の輸液が必要になりうるのは，入院の最初数日であることが大半です．その意味でも，半日経過して状態が安定しているため，抗菌薬が適切であれば，筆者ならここから不安定化が生じるリスクは低いと判断します．そこで，夜間はルートをロックするように看護師に指示を出します．

≫≫≫図 C3-5　カルシウム（Ca）が含まれる輸液製剤

check it out!!

	Na+ （mEq/L）	K+ （mEq/L）	Ca2+ （mEq/L）
ソルアセト®D	131	4	3

■ カルシウム（Ca）含有輸液
- ラクテック®
- フィジオ®
- ソルアセト®
- ビカネイト®
- ヴィーン®
- 高カロリー輸液

■ 非カルシウム（Ca）含有輸液
- 生理食塩液
- ソルデム®
- ブドウ糖液
- ボルベン®
- ソリタ®

わずかながら
カルシウムが
含まれている

CA CONTAINING FLUID

セフトリアキソンは カルシウム（Ca）を含有する輸液とは〝配合変化〟を起こす

　輸液に関する成書では意外と扱っていないけれど，現場では大事な輸液の知識の一つに〝配合変化〟があります．配合変化とは，2 種類以上の注射薬を混合した際に生じる変化のことで，沈澱や混濁が生じる〝物理的配合変化〟と力価の低下などが生じる〝化学的配合変化〟に大きく分けられます．

　今回の Case では，肺炎球菌性肺炎への抗菌薬として，セフトリアキソンを投与したいところですが，セフトリアキソンは配合変化に注意が必要な薬のなかでも代表的なものです．

　セフトリアキソンは，カルシウム（Ca）を含有する輸液と混合すると，成分が析出してきます．中心静脈カテーテル（CVC）から Ca 含有の輸液とセフトリアキソンを投与した結果，CVC が詰まったという報告があります[5]．ルートが閉塞するだけならまだしも，海外では何と，Ca を含有する製剤とセフトリアキソンを同一経路から投与したことで，セフトリアキソンの結晶が肺や腎臓などに詰まり，新生児が死に至った例すら報告されています．細胞外液の多くには Ca が含まれていますので，注意が必要です [図 C3-5]．

具体的な対応としては，Caが含有されているソルアセト®Dなどの側管からセフトリアキソンを投与する場合は，メイン輸液をいったん止めるのが無難です．

⋮

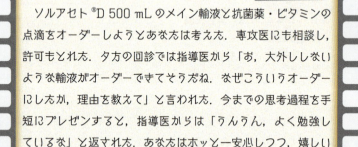

Case3 Ch2　輸液の続き

ソルアセト®D 500 mLのメイン輸液と抗菌薬・ビタミンの点滴をオーダーしようとあなたは考えた．専攻医にも相談し，許可もとれた．夕方の回診では指導医から「お，大外ししないような輸液がオーダーできてそうだね．なぜこういうオーダーにしたか，理由を教えて」と言われた．今までの思考過程を手短にプレゼンすると，指導医からは「うんうん，よく勉強しているな」と返された．あなたはホッと一安心しつつ，嬉しい気持ちも感じた──そう思ったのも束の間．指導医からは次のツッコミが加えられた．
「で，今後，輸液はどう調整していく？」

⋮

▶ORDER!!◀

▶CHOICE!!
- 2日後に腎機能・電解質の血液検査をオーダーする
- 食事量と血液検査を診て微調整する

▷REASON!!
- あくまで輸液の開始は概算
- リアルワールドでは軌道修正が最も大事

►LECTURE!!◄

あくまで輸液の開始は概算
リアルワールドでは軌道修正が最も大事

ここからが輸液のリアルワールドでのコツです.

すなわち, コツは「輸液は計算通りにはなかなかいかない, こまめに軌道修正が現実的」です. なので, 重症な状況では数時間ごとに血液ガスは測定しうるでしょうし, 今回のような, ある程度安定した急性期患者さんでも, 2～3日に1回は採血し, 電解質などのデータから適宜軌道修正することが大事です. 尿素窒素（BUN）, クレアチニン（Cre）, Na, K などのデータに注意しますが, 特に Na, 次いで K が重要です. というのも, 水分バランスの適切性は血清 Na 濃度が目安になるとされているからです[6].

また, 現場では食事量を加味して輸液の軌道修正することが大事です. 食事が食べられているにも関わらず, 漫然と輸液していれば, 輸液過多になってしまうことは想像に難くないでしょう. 各病院で, それぞれの食事の水分量や Na 量（または塩分量）などが示されていると思います. もちろん, それを見ながら再度計算していただければ理想的なのですが, 実際にはなかなか面倒です.

そこで, ぜひ知っていただきたいのが, 大雑把な目安〝1食あたり水分 500 mL〟ルールです.

〝1食あたり水分500 mL〟ルール
簡明扼要──手早く大掴みにパッと計算

〝1食あたり水分 500 mL〟ルールでは, その名の通り, 1食全量食べられていれば水分 500 mL とバランスのとれた電解質が摂取できたと考える, あるいは1食で6割程度の摂取であれば水分は 500 × 0.6 = 300 mL 程度の水分とバランスのとれた電解質が摂取できたと考えます. そして, その分を差し引いて, 次の日の輸液を組むといったイメージです.

Case3 Ch3 　　　　　　　　　　　　　　　　　食事 calculate fluid

あなたは，2日後に血液検査を行い，食事量と合わせて，メイン輸液の軌道修正をすることにした．2日後の血液検査では，

　　BUN：12 mg/dL　　Cre：0.8 mg/dL
　　Na ：139 mEq/L 　　K　：3.9 mEq/L
　　Cl ：108 mEq/L

セフトリアキソンの開始により食事量は増加傾向で，だいたい6割程度の食事量が続いた．あなたは，500 × 0.6 × 3 = 900 mL 程度の水分とバランスのとれた各種電解質が摂取されていると概算した．そのため，翌日からはメイン輸液とビタメジン®は終了とし，セフトリアキソンのみを続けた．

最終的に入院5日目には食事は8割以上の量を食べられるようになったため，抗菌薬を内服に変更し，入院6日目に退院した．経過中に特に電解質異常は起こさなかった．

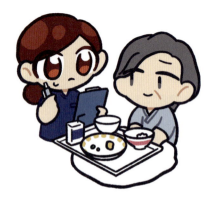

■引用文献

1) Upadhyay A, et al.：Incidence and prevalence of hyponatremia. Am J Med 2006；119 (7 Suppl 1)：S30-S35. PMID 16843082.
2) Carandang F, et al.：Association between maintenance fluid tonicity and hospital-acquired hyponatremia. J Pediatr 2013；163：1646-1651. PMID 23998517.
3) Moritz ML, et al.：Maintenance Intravenous Fluids in Acutely Ill Patients. N Engl J Med 2015；373：1350-1360. PMID 26422725.
4) Sterns RH：Maintenance and replacement fluid therapy in adults. UpToDate, 2023.
https://www.uptodate.com/contents/maintenance-and-replacement-fluid-therapy-in-adults（2024 年 10 月閲覧）
5) Robinson LA, et al.：Central venous catheter occlusion caused by body-heat-mediated calcium phosphate precipitation. Am J Hosp Pharm 1982；39：120-121. PMID 6798866.
6) Shafiee MAS, et al.：How to select optimal maintenance intravenous fluid therapy. QJM 2003；96：601-610. PMID 12897346.

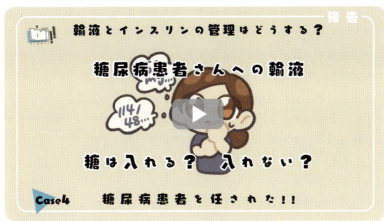

【Case3】肺炎患者さんを任された!!　この患者さんの担当は今日から先生に。

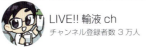

LIVE!! 輸液 ch
チャンネル登録者数 3 万人

メンバーになる　チャンネル登録　👍 1314　👎　共有

薬の配合変化
他の頻出パターンも知っておこう

Case 3 では注射薬の配合変化の例として，研修医などの若手の先生が最初に出会うであろうセフトリアキソンとカルシウム（Ca）含有輸液製剤の組合せを紹介しました．

折角の機会なので，セフトリアキソンのほかにも，各種の注射薬の配合変化について，ポイントを押さえておきたいところです．とはいえ，配合変化の組合せは，当然，注射薬の数だけあり，それらすべてを覚えるというのはあまり現実的ではありません．そこで，よくある機序，よくあるパターンを覚えておくほうが現実的です．

このコラムでは，よくある配合変化のうち，2つの例を紹介します．

pH移動による配合変化

1つ目は〝pH移動による配合変化〟です．注射薬では，安定性や溶解性を高めるために，液性が酸性になっているもの，あるいはアルカリ性になっているものがあります．酸性の注射薬同士の場合やアルカリ性の注射薬同士の混合の場合では問題がないことが多いのですが，酸性の注射薬とアルカリ性の注射薬を混合すると，トラブルが起こりやすいです（例：同一ルートからの投与，輸液製剤に注射薬を混ぜる）．このような場合，明らかに見た目がおかしくなり，注射薬が混濁することが多いです．そのため，よく使う注射薬のうち，どれが酸性で，どれがアルカリ性なのか，予め知っておくのが基本です [表1，2]．

なお，お気づきの通り，意外にも多くのメインの輸液製剤が弱酸性でできています．どうやら，ブドウ糖を含有していると，安定化のためにはやや弱酸性である必要があるようです．生食はもちろん，ブドウ糖を含有しない乳酸 Ringer 液のラクテック® や酢酸 Ringer 液のソルアセト®F などはpHが7前後と比較的中性付近になっています．これは，別項で扱う〝静脈炎〟の観点からも大事な事柄なので押さえておきましょう [p.320]．

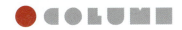

C-03

>>> 表1 代表的な酸性の注射薬と輸液製剤

一般名	主な商品名	pH
ノルアドレナリン	ノルアドレナリン	2.3～5.0
アドレナリン	ボスミン®	2.3～5.0
ニカルジピン	ペルジピン®	3.0～4.5
ミダゾラム	ドルミカム®	2.8～3.8
メトクロプラミド	プリンペラン®	2.5～4.5
モルヒネ	モルヒネ	2.5～5.0
バンコマイシン	バンコマイシン	2.5～4.5
ミノサイクリン	ミノマイシン®	2.0～3.5
5%ブドウ糖加乳酸Ringer液	ラクテック®D	3.5～6.5
ブドウ糖加酢酸Ringer液	ソルアセト®D, ヴィーン®D	4.0～6.5
開始液	ソリタ®-T1号輸液	3.5～6.5
維持液	ソリタ®-T3号輸液	3.5～6.5
5%ブドウ糖液	5%ブドウ糖注射液	3.5～6.5

>>> 表2 代表的なアルカリ性の注射薬と輸液製剤

一般名	主な商品名	pH
オメプラゾール	オメプラール®	9.5～11.0
アシクロビル	ゾビラックス®	10.7～11.7
フロセミド	ラシックス®	8.6～9.6
アルダクトン	ソルダクトン®	9.0～10.0
ベタメタゾン	リンデロン®	7.0～8.0
フェニトイン	アレビアチン®	約12
チオペンタール	ラボナール®	10.2～11.2
炭酸水素ナトリウム	メイロン®静注8.4%	7.0～8.5

非水溶性溶剤が添加された薬剤の希釈

2つ目は〝非水溶性溶剤が添加された薬剤の希釈〟です．小難しい機序のようにも聞こえますが，要は「水に溶けず，アルコールなどで溶解している薬剤を輸液製剤で希釈すると混濁し，使えなくなる」というものです．具体的には，ジアゼパム（セルシン®）が代表的です．他にもフェニトイン（アレビアチン®）も知られています．

実際の現場では，すべての注射薬に関して，配合変化が生じるかどうか，医師や看護師だけで判断するのが難しい場面も少なくないでしょう．頻出の薬を覚えておきつつも，もし迷うことがあれば，院内の薬剤師さんのお力をぜひ借りたいものですね．

#注射薬　#配合変化　#pH移動

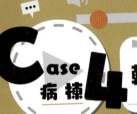

Case 病棟 4 輸液とインスリンの管理はどうする？
糖尿病患者さんを任された!!

> ちょっとの糖を忘れずに。
> 　　　　　　　　　　　　[柴]

―― START!! ――

　Case 3 では，輸液の適応〝3R〟のうち，急性期における「Routine maintenance（維持）」の一般的な注意点を扱いました．さらなるステップアップのためには，患者さんの背景に合わせて，さらなる配慮ができる必要があります．今回は，研修医の先生や看護師の皆さんがよく出会う糖尿病患者さんの例を通じて，さらなる輸液の注意点を共有していきましょう．

Case4 Ch1　**SICK DAY**

　58歳，女性．もともとIADLも完全に自立している方．来院前日に悪寒戦慄，来院当日からは食事がほとんど摂れなくなり，ぐったりした状態になったため，夜間に救急搬送された．検査の結果，閉塞起点のない腎盂腎炎という暫定診断に至り，一般病棟にて入院管理となった．既往歴は高血圧・糖尿病で，内服薬はメトホルミン（メトグルコ®），エンパグリフロジン（ジャディアンス®），エナラプリル（レニベース®）だった．過去に心疾患や腎疾患の指摘はない．
　翌朝の時点で総合内科をローテーションしていたあなたに連

082

絡が入り，この患者さんの入院管理を担当することになった．現時点ではラクテック®60 mL/時がメイン輸液として繋がっており，抗菌薬はセフトリアキソンが1回投与されていた．

担当開始時点でのバイタルサインは以下の通り．

身　長：154 cm　　　体　重：64 kg
BMI：27.4　　　　　意識レベル：JCS 1-1
　　　　　　　　　　　（ぐったりしている）
血　圧：114/48 mmHg　心拍数：110回/分，整
呼吸数：24回/分　　　SpO$_2$：94%（室内気）
体　温：38.0℃

昨晩の搬送時の血液検査では，

WBC：1万/μL　　　CRP：4.9 mg/dL
BUN：19.8 mg/dL,　Cre：1.4 mg/dL
Na　：142 mEq/L　　 K　：4.8 mEq/L
Cl　：106 mEq/L　　血糖：152 mg/dL
HbA1c：7.2%

そのほかにも，血液ガスも含めて血液検査で大きな異常はなかった．また，すでに血液培養から腸内細菌科細菌を疑うGram(クラム)陰性桿菌が検出されたと報告があった．指導医からは「夕方の回診でまた初期治療方針を聞かせてもらうね．専攻医の先生にチェックしてもらいながら，抗菌薬含めて輸液をオーダーしておいてね．期待しているから！」と言われた．

――さて，期待に応えねばならないが，どうしよう．

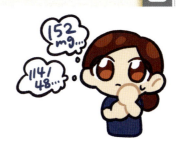

▶ ORDER!!

▶ CHOICE!!

- 「Routine maintenance（維持）」の輸液が必要
- ただし，バイタルサインは大きな崩れこそないものの，血液培養が既に陽性になっている
- この1〜2日は予期せず血圧が低下傾向になる可能性も考慮し，24時間キープの輸液が安全と考える
- 糖尿病のシックデイに準じて輸液に糖を入れることを忘れない

　①〜④ソルアセト®D 500 mL
　　メイン①　80 mL/時　24時間キープ
　⑤セフトリアキソン2V＋生食注2ポート100 mL
　　側管から　9時　1時間かけて投与　投与時にメイン止めて
　⑥ビタメジン®1V＋生食注2ポート100 mL
　　側管から　10時　全開投与

- また，最初の1〜2日は食事量も血糖も推移が予想できないので，一時的にインスリンのスライディングスケールで対応する

▶ REASON!!

- 糖尿病患者さんの輸液には糖を忘れない！
- 血糖値の目標値は 100〜180 mg/dL

▶ LECTURE!!

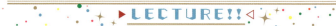

糖尿病患者さんの輸液には
糖を忘れない

　　研修医の先生たちなどの間で，時折，このような誤解を見かけます．つまり，「糖尿病だから，輸液に糖があると血糖値が上がりすぎる，だから糖を入れない」という誤解です．これは完全な誤解であり，むしろ，糖尿病患者さんにおいてこそ最低限の糖を含有した輸液をすることが大事です．

〝シックデイ〟の対応方法

| 麻中之蓬——適切な患者教育は適切な知識から

　少し視点を変えてみましょう．糖尿病患者さんが血糖コントロールや高血糖緊急症以外の理由で内科に入院するとすれば，多くは感染症や脱水などが原因でしょう．これは，糖尿病患者さんに生じた体調不良——いわゆる〝シックデイ〟にあたります．シックデイの対応では，糖尿病患者さんへの患者教育が重要です．患者さんに対してシックデイの対応を指導できるように，当然，医療者はその内容を知っておかねばなりません．研修医の先生たちもその概要は押さえておきましょう．

　なお，蛇足ですが，筆者の所属する診療科では，シックデイの対応にあたって，コミュニケーションエラーが生じないように，かつ，研修医の先生たちの勉強にもなるように，図C4-1のようなリーフレットを作っています．患者さんにリーフレットを手渡したうえで，研修医の先生にリーフレットを読み上げてもらい，内容を説明してもらうといった対応を行っています．

── シックデイルールとケトアシドーシス

　シックデイルールのポイントは，シックデイの際にも食事をゼロにするなどの処置はせず，食べやすいもので糖分・炭水化物の摂取を促す，そして，その分，インスリンを利用して血糖値をうまくコントロールするという点にあります．

　〝シックデイでも糖は入れる〟というルールを守らない——特にナトリウム・グルコース共輸送体2（SGLT2）阻害薬を内服している場合には，大きなトラブルに巻き込まれます．それは，〝正常血糖ケトアシドーシス（EDKA）〟です．

　EDKAは，一見，血糖値は正常からごく軽度の上昇に留まるものの，本格的な糖尿病性ケトアシドーシス（DKA）と同様にケトンが蓄積し，アシデミアが生じ，最悪，死に至る合併症です．なお，EDKAはSGLT2阻害薬を内服した状態かつ炭水化物・糖の摂取量が少ない場合に発症しやすいと推定されています[1]．実際，他の医師がSGLT2阻害

>>> 図C4-1　ひたちなか総合病院の「シックデイ」に関する患者説明資料（再現）

シックデイ
患者さん・ご家族の方への説明資料

ひたちなか総合病院 総合内科

● **シックデイとは**

　糖尿病治療中の患者さんが感染症などの影響で十分に食事・飲水ができない時は、危険な合併症に至る可能性があり、特別な対応が必要です。感染症などでお身体の調子が悪い時は、食事をとっていなくても血糖が上がり続けることがあります。血糖が上がり続けると脱水になりやすくなり、ぼんやりしてきたり、血圧が下がったりして命に関わることがあります。詳細は別紙を参照してください。

● **シックデイの対策**

飲み物やアイスなど食べやすいものから糖分の摂取を

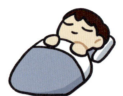
暖かく、安静に過ごす

少量ずつでも飲水をしっかり

● **こんな症状があったら要注意**

- 喉が異常に乾く
- 頻尿で尿量が多い
- 視界がぼんやりする
- 息から甘い香りがする
- 意識がぼんやりしてきた

高血糖になっている可能性があります！早めに病院へ相談してください

● **以下の薬は指示があるまで休薬してください**

● **インスリンは以下の通り投与してください**

≫≫≫表C4-1　インスリンの使い方―大きく4分類

	皮下注	静注
固定	定時打ち	メイン輸液に混注
調節	スライディングスケール（※いくつか亜型あり）	シリンジで持続静注

薬を飲ませた状態で患者さんを絶食にし，ブドウ糖が入っていない点滴をし続けて，EDKAを院内発症させてしまったケースを，筆者自身，傍で見たことがあります（怖いですね）.

　　扱いが難しい要因の一つとして，SGLT2阻害薬では薬の血中半減期以上に薬効が残るということが挙げられます．SGLT2阻害薬を中止しても数日から10日程度，SGLT2阻害薬の効果が残り，尿糖が出続けたという報告もあります[2]．そのため，入院してSGLT2阻害薬を中止したとしても，数日は気をつけ，糖を入れながらのインスリン管理を行わなければ，EDKAを発症させかねません.

血糖値の目標値は 100〜180 mg/dL

　　急性期での入院中，血糖値の目標値は100〜180 mg/dLがだいたいの目安とされています[3]．血糖値をこの範囲内にするために，急性期の入院患者さんでは，インスリンで管理することが一般的です．また，糖尿病内服薬がある場合には，いったん該当の内服薬を中止するということも念頭に置いておきましょう.

インスリンの使い方
花枝有序――知っておきたい4分類

　　さて，ここでインスリンの使い方について解説しましょう．インスリンの使い方には大きく分けると4つの種類があります [表C4-1].

　　注射する位置によって皮下注射か静脈注射（輸液）か，投与の仕方によって固定投与か調節投与か，それぞれの組合せに基づいて，皮下注では定時打ちとスライディングスケール，静注ではメイン混注とシリ

ンジポンプを利用した投与となります.

―――――――――――――――――― **注意事項** ―

　まず，静注より皮下注の方が簡便です．そして，食事量を含め，患者さんの状態が不安定ならば，調節性のあるインスリンの使い方が無難です．ただし，この場合，やや煩雑になります．以下，それぞれの注意事項を大まかにお伝えします.

　スライディングスケールでは，血糖値が上がったらインスリンを使い血糖値を下げることが基本であるため，血糖値の上昇を見越して打つ，いわゆる定時打ちに比べて血糖が乱高下します.

　一方で，シリンジポンプを使ってのインスリン持続静注は，DKAやICUでの重篤な患者の血糖管理では多用しますが，低血糖の生じるリスクが極めて高い方法です．そのため，1〜4時間ごとのこまめな血糖測定が原則であり，ICUや持続インスリンに慣れた専門病棟で使うことが望ましいです．もう少し踏み込んで言えば，非重症患者の場合では，低血糖リスクの高さから原則行わない方が望ましいでしょう.

―――――――――――――――――― **筆者のタクティクス** ―

　筆者はインスリン管理に関して，アメリカ内分泌学会（ENDO）が2022年に出した非重症入院の血糖管理のガイドラインを参考にして管理しています[3].

　具体的には，もともとインスリンを使っていない糖尿病患者さんの場合，最初の数日（筆者は2日程度）はスライディングスケールでインスリン投与を開始し，血糖140〜180 mg/dLでの管理を目指します．数日しても血糖値が高い状態であれば，食事量の安定性や輸液戦略に応じて，以降のインスリンの使い方を変えていきます.

Case4
Ch2

Let's manage the fluid together

　あなたは，ソルアセト®D 500 mL を4本回しでキープに
する輸液と抗菌薬・ビタミン点滴をオーダーする方針とした．
また，糖尿病薬などの内服も引き続き中止の方針とした．専攻
医・指導医ともに許可がとれた．入院3日目までに血圧低下
などのバイタルサイン悪化はなかった．血液培養と尿培養から
感受性良好な大腸菌（Escherichia coli）が検出され，抗菌薬をセ
ファゾリンに変更した．3日目の血液検査は，

　　　　BUN：9.8 mg/dL　　　　Cre：1.1 mg/dL
　　　　Na ：140 mEq/L　　　　　K ：3.9 mEq/L
　　　　Cl ：104 mEq/L　　　　血糖：184 mg/dL

　実際，スライディングスケールでの対応をしていると，血糖
180 mg/dL を超えることが複数回あり，1日あたり合計8単
位のヒューマリン®R を使用していた．全体としては改善傾向
ではあるものの，水分が多少摂れる程度のみで，食事はほぼ食
べられない状態が依然続いた．「Routine maintenance（維
持）」の輸液が必要な状況である．

　指導医からは「で，今後，輸液とインスリンの管理はどうす
る？」と言われた．

⋮

▶ORDER!!◀

▶CHOICE!!

- ここから循環動態が悪化することは考えづらいので，夜間はルートを
ロックする
- 簡便な管理で，かつ，血糖値が乱高下しないように，糖入りの点滴に
インスリンを混注する
 ①ソルアセト®D ＋ヒューマリン®2 単位

混注　80 mL/時　9時から
②ソルアセト®D＋ヒューマリン®2単位
　　混注　80 mL/時　15時から　終了後，生食ロック
③④セファゾリン2V＋生食注2ポート100 mL
　　1時間かけて　9，21時

▷ REASON!!
- 糖尿病患者さんで糖入り点滴を続けるなら，インスリンのメイン混注も選択肢
- インスリンには様々な種類があるが，静注できるのは速効型製剤だけ

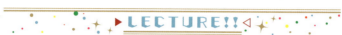

▶ LECTURE!! ◁

糖尿病患者さんで糖入り点滴を続けるなら
インスリンのメイン混注も選択肢

　インスリンのスライディングスケールは，もともとインスリンを使っていなかった患者の〝ひとまずの血糖管理〟では確かに便利です．ただ，便利な反面，血糖値が乱高下します．そのため，漫然としたスライディングスケール継続は絶対避けなければなりません．筆者は，最初の数日で患者の状態が安定しはじめ，かつ，インスリンの必要量がだいたい読めたら，管理の簡便さと血糖値の乱高下を防ぐことを目的に，メイン輸液にインスリンを混注するか，インスリン グラルギンなどの持効型インスリンの定時打ちを開始するようにしています．今回のCaseではメイン輸液にインスリンを混注する方法を共有したいと思います．

インスリンの単位を考える
豁然貫通──計算方法のデュアリティ

　インスリンをメインに混注する場合，一番のポイントはインスリン何単位を混注するかです．単位の決め方には大きく分けて2つの考え方があります．

≫≫≫図 C4-2　糖・インスリンのと（う）いちルール

mnemonic!!

とう　　　インスリン　　　　　　　とう　いち
糖：インスリン＝10：1
糖10gにインスリン1単位

—————————— THE RATIO OF SUGAR AND INSULIN

—————————————— **過去のデータから計算する** —

　1つ目の考え方は〝過去のデータから計算する〟という方法です．今回であれば，食事をほとんど食べず，輸液にはソルアセト®D 500 mL を4本用いています．ソルアセト®D には500 mL あたり，25 g の糖が含まれていますから，糖は 25 g × 4 入っている状態です．

　そして，今回の患者さんでは，インスリン（ヒューマリン®R）が1日あたり8単位使われています．ここから，ソルアセト®D 500 mL 1本＝糖25 g あたり，インスリン2単位程度が必要だとわかります．

　以上より，メイン輸液にインスリン2単位を混ぜるという結論が得られます．

——————— **経験則で概算する**——〝と（う）いちルール〟—

　2つ目は，〝経験則で概算する〟という方法です．具体的には糖10 g に対し，インスリン1単位を混ぜると大外ししないことが知られています．この比率は大事ですので，筆者の施設では，研修医の先生たちに〝糖・インスリンのと（う）いちルール〟と称して覚えてもらっています [図 C4-2].

　今回の Case であれば，ソルアセト®D 500 mL の中には糖25 g が入っています．〝糖・インスリンのと（う）いちルール〟に則って，インスリンは2.5単位程度必要だと概算できます．端数は原則切り捨てて，インスリン2単位をメインに混注すれば大外ししなさそうだと，過去のデータがなくても予想ができるというわけです．

なお、〝インスリンの 10：1 ルール〟はあくまで目安であり、この比率では高血糖になる人もいれば、低血糖になる人もいます。その場合には、この比率にこだわらずに血糖値に合わせて、さらにインスリン量を調節していきます。

インスリンには様々な種類があるが静注できるのは速効型製剤だけ

インスリンには様々な種類があります。作用の発現時間の速さや持続時間の長さから、主に次のようなタイプに分類されます。

- 超速効型（Quick：Q）
- 速効型（Regular：R）
- 中間型（Neutral protamine hagedorn：N）
- 持効型：インスリン グラルギン（Glargine：G）　など

皮下注の際には、これらのインスリンの種類を様々に使い分けて投与します。一方、静注の場合は、速効型のインスリンしか使うことができません。

速効型インスリンの商品名には、ヒューマリン®R やノボリン®R があります。超速効型など、速効型以外のインスリンは静注では絶対に使えませんので注意しましょう。

⋮

Case4
Ch3

元気ならうれしいね

あなたは、インスリン混注したソルアセト®D の輸液とスライディングスケールを併用することにした。血糖値は 150 mg/dL 前後で推移した。翌日から徐々に食事量が回復した。
そこで、あなたは食事の増加に合わせてメイン輸液を減量していった。状態も安定したため、抗菌薬をバイオアベイラビリ

ティがよい ST 合剤の内服に切り替え，菌血症があるので，静注と内服合わせて，合計 14 日間の治療期間の方針とした．最終的に本 Case の患者さんは入院 7 日目に退院した．

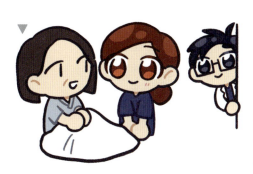

■引用文献

1) Mistry S, et al.：Euglycemic Diabetic Ketoacidosis Caused by SGLT2 Inhibitors and a Ketogenic Diet：A Case Series and Review of Literature. AACE Clin Case Rep 2020；28：17-19. PMID 33851013.
2) Bobrowski D, et al.：Prolonged ketosis and glycosuria secondary to SGLT2 inhibitor therapy. Clin Case Rep 2021；9：e05057. PMID 34786197.
3) Korytkowski MT, et al.：Management of Hyperglycemia in Hospitalized Adult Patients in Non-Critical Care Settings：An Endocrine Society Clinical Practice Guideline. J Clin Endocrinol Metab 2022；107：2101-2128. PMID 35690958.

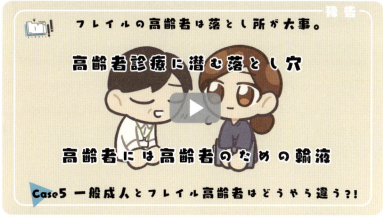

【Case4】糖尿病患者さんを任された!!　輸液とインスリンの管理はどうする？

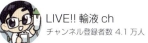

LIVE!! 輸液 ch
チャンネル登録者数 4.1 万人

患者さんを早くに退院にもっていくコツ

　　読者の皆さんは入院患者さんの早期退院を意識していますか？患者さんの機能予後，病院収益，医療システムの効率性，いずれの観点からも早期退院は望ましいものです．一方で，「そんなことはわかっているけど，うまくいかない」——そんな読者も多いのではないでしょうか？　このコラムでは，輸液に関する事柄も絡めつつ，早期退院のコツを３つほどご紹介します．

退院基準をちゃんと言語化する

　　１つ目のコツは，〝退院基準をちゃんと言語化する〟ことです．

　　管見ながら，退院基準がかなり曖昧になっているケースが散見されます．退院基準が曖昧だと，退院までの課題をはじめ，今週のタスク，今日のタスクなど，すべての過程が曖昧になりがちです．

　　例えば，肺炎で入院になった人であれば，

◆以下の３つを満たしたら退院
①メイン輸液なしで食事の半分以上を安定して食べられる
②酸素 OFF
③抗菌薬が内服にスイッチ

みたいなものです．最初の頃は，退院基準をこのように言語化することも難しいかもしれません．その際には，経験豊かな上級医に訊いたり，入院理由の逆を考えたりすればよいでしょう（入院理由がなくなれば，退院できるはず）．

他職種の力を引き出すために

　　２つ目のコツは，〝退院基準〟——今日のタスク，今週のタスクなどそれぞれの水準の課題を多職種間で共有することです．というのも，

● COLUMN

C-04

患者さんの複雑性が増している現在，退院までの過程において医師単独ですべてを完結できるのは，極めて限られた事例のみでしょう．多職種間で退院基準を共有しなければ，他職種の力を十分に借りることはできません．医療スタッフとの連携——特に若手の病棟医師にとって，病棟看護師やリハビリスタッフなどと，治療のゴールや現状の課題，医師としてやってほしいことなどを巡って，毎日，コミュニケーションをとることは必須の仕事です．

医療デバイス早期抜去を意識する

　3つ目のコツは，医療デバイスの早期抜去を意識することです．多くの場合，外来ではできない治療のために入院となっており，輸液ルートをはじめ，何かしらの医療デバイスが入っていることでしょう．漫然とした医療デバイスの留置は感染の元ですし，医療デバイスが入ったままでの退院となるのは，一部の患者さんに限られているはずです．

　早期退院のためには，挿入されている医療デバイスを随時リストアップし，なぜ入っているのか，今日抜けないのか，常に考える必要があります．例えば，筆者が若手医師と回診していて，輸液ルートが残っている理由を訊くと「輸液が必要なので」と返事が返ってきますが，「本当に？」と訊き返すようにしています．Routine maintenance の輸液が「維持」ではなく「惰性」で何となく入っている，感染症で抗菌薬を内服スイッチできるけれど惰性で点滴製剤のままでやっている，などの事例が若手医師のよくある躓きポイントです．

　最後に，改めて輸液の適応〝3R〟に加えて抗菌薬内服スイッチの目安〝COMS基準〟を共有します [図1，2]．

　皆さんは漫然とした輸液はもうしていないですよね？

早期退院　# 多職種連携　# 抗菌薬

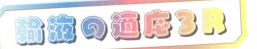

>>> 図1 輸液の適応"3R"

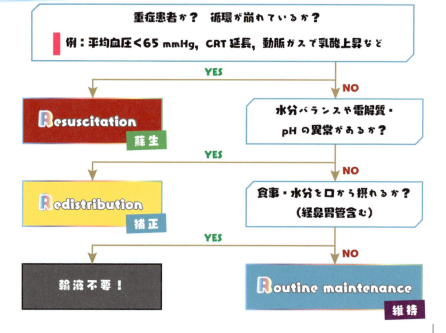

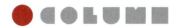

C-04

>>> 図2　経口スイッチ基準(COMS)

C linical improvement observed
臨床的に改善 している

- 肺炎だったら
  痰が減っている
- 腎盂腎炎だったら
  尿が綺麗になってきた など

O oral route is not compromised
消化管が安定 している

- 吸収障害がない・嘔吐がない
- 絶食中ではない・下痢がない
- 嚥下に問題がない
- 意識がはっきりしている

M markers showing a trend towards normal
マーカーを満たしている

◆バイタル安定
- 24時間以上解熱
- 心拍数≦90回/分
- 呼吸数≦20回/分
- 血圧安定

◆白血球数
- 4,000/μL≦白血球数≦8,000/μL

S specific indication / deep seated infection
特定の高リスク感染症／深部感染症ではない

◆経静脈投与が原則の高リスク感染症
- 黄色ブドウ球菌菌血症・髄膜炎/脳炎
- 重症壊死性軟部組織感染症・頭蓋内膿瘍
- 重症発熱性好中球減少症・縦隔炎
- 人工物感染・心内膜炎
- 嚢胞性線維症または気管支拡張症の急性増悪
- 膿瘍や膿胸が十分にドレナージされていない

◆2週間は点滴で治療する深部感染症
- 肝膿瘍・膿胸
- 骨髄炎・空洞を伴う肺炎
- 細菌性関節炎

4つのうち3つ該当で内服へ!!

COMS CRITERIA

Case 病棟 5 フレイルの高齢者は落とし所が大事。

一般成人とフレイル高齢者はどうやら違う?!

> 成人患者と老年患者は別物と考えよ。　柴

————— START!! —————

　Case 4 では，一口に「Routine maintenance（維持）」の輸液と言っても，患者さんの背景に合わせた，さらなる工夫が大事だということを共有しました．本 Case では，フレイルの進んだ高齢者（以下，フレイル高齢者）について取り扱いたいと思います．

　フレイル高齢者の診療では，治療の一環として，絶食期間がどうしても避けられず，しかも，急性期治療の完了後であっても，食事摂取量の回復までには時間がかかり，結果として Routine maintenance の輸液が長期になりがちです．また，心不全・腎不全など，配慮が必要な既往症も合併しがちです．

　小児がミニチュア版の成人ではないように，フレイル高齢者は単に筋力の落ちた成人というわけではありません．本 Case を通じて，フレイル高齢者独特の注意点について，押さえておきましょう．

Case5 Ch1　Remember Good Old Days

93歳，女性．FAST stage 7d と進行した Alzheimer（アルツハイマー）型認知症がある．何度目かの誤嚥性肺炎で救急搬送になった．残念ながら，高齢者の繰り返す誤嚥性肺炎で救急車の応需先がな

098

かなか決まらず，最終的に，いったん救命センターに搬送された．誤嚥性肺炎は大方治癒したが，経口摂取量が回復せず，点滴を中止できない状態になった．「とりあえずの急性期の治療は終わった」とのことで，救命センターから下り転院で，前医入院7日目の段階で，当院の一般病棟へ転院してきた．転院前まで，ソリタ®-T3 500 mL×3回/日の輸液が24時間キープで行われていた．来院時の状態は以下の通り．

身　　長：149 cm 　　　　体　　重：30 kg
意識レベル：JCS II-10（普段よりも悪い）
血　　圧：124/68 mmHg 　心拍数：90回/分，整
呼吸数：20回/分 　　　　SpO₂：94%（室内気）
体　　温：36.9℃ 　　　　下肢や手背に浮腫が目立つ

【血液検査】
　　WBC：7,400/μL 　　　CRP：0.9 mg/dL
　　BUN：6.8 mg/dL 　　　Cre：1.2 mg/dL
　　Na：138 mEq/L 　　　　K：4.2 mEq/L
　　Cl：102 mEq/L 　　　　Alb：1.8 g/dL

　家族の意向は，経鼻胃管からの経管栄養，CVCやPICCからの中心静脈栄養は行わず，経口摂取の訓練を安全な範囲で続け，回復が難しい場合は本人に苦痛のない状態で最期を迎えさせたいという内容だった．

　あなたは，指導医から「誤嚥性肺炎後のフレイルの高齢者だね．落とし所が大事そうだ．過剰輸液にならないように輸液のオーダーしておいてくれない？」と頼まれた．
　さて，ここから輸液のオーダーをどうしようか？

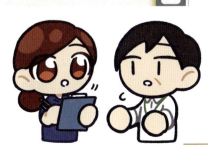

Case 5　一般成人とフレイル高齢者はどこから違う!? フレイルの高齢者は落とし所が大事．

▶ORDER!!◀

▶CHOICE!!

- 口腔ケアを看護師に依頼する
- 嚥下訓練用ゼリーでの練習をリハビリスタッフに依頼する
- すでに輸液過多の状態なので，輸液は，以下のようにする

　①ビーフリード® 500 mL

　　メイン① 9時 8時間かけて終了後に生食ロック

　②イントラリポス®20% 100 mL

　　メイン① 側管から 9時 8時間かけて終了後に生食ロック

▶REASON!!

- 高齢者では水分量は20〜25 mL/kgと少なめに
- 高齢者でもリハビリ時には栄養を意識
- 静脈栄養製剤では配合変化や輸液速度に注意

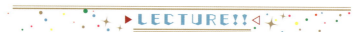

▶LECTURE!!◀

高齢者では水分量は20〜25 mL/kgと少なめに

　今回のCaseでも輸液は「Routine maintenance（維持）」が目的です．特に，本Caseの患者さんは，誤嚥性肺炎の急性期治療が終わり，炎症も落ち着きかけている状態です．そのため，医原性低ナトリウム血症を極端に心配せずに，3号液などの自由水の多い輸液（＝低張液）で開始しても問題ありません［図C5-1］．後述のように，多少の栄養を入れて嚥下リハビリをしたいため，筆者なら，3号液にそこそこの糖分・アミノ酸が入った輸液製剤であるビーフリード®を選択します．

マジックナンバー"25：1"
当意即妙──フレイル高齢者に合わせてさらに調節

　また，古典的な理論がよく当てはまる状況のため，Case 2で紹

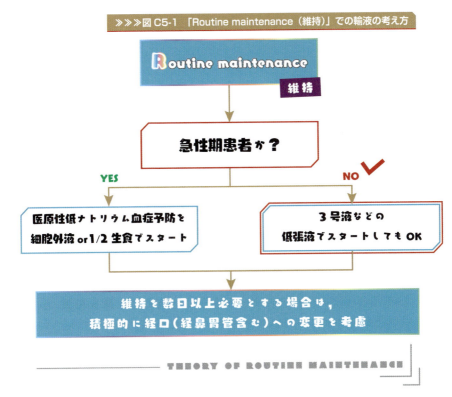

≫≫≫図 C5-1 「Routine maintenance（維持）」での輸液の考え方

―――― THEORY OF ROUTINE MAINTENANCE ――――

介したマジックナンバー〝水 25：ミネラル 1〟のルールに従って考えていくべき状況です [p.40].

　本 Case の患者さんは，体重 30 kg とだいぶ小柄で，痩せが進行している高齢者です．

【水分量】
　30 kg × 25 mL/kg = 750 mL
【Na 量】
　30 kg × 1 mEq/kg = 30 mEq

　〝25：1 ルール〟からは以上の通り概算できます．さらに言うと，高齢者――特にフレイルが進行した高齢者に加え，栄養失調のある患者

さんでは，水分量は 25 mL/kg より減らした 20 〜 25 mL/kg が無難であると提案しているガイドラインがあります[1]．なので，今回は，30 kg × 20 mL/kg = 600 mL 程度の輸液で維持ができそうです．

　このように，高齢者では水分量を一般成人より少なめに配慮するということは極めて重要な考え方です．健常成人の体液量は体重の 65 % 程度ですが，高齢者の体液量は加齢に伴って体重の 50 % 程度に変化し，糸球体濾過量（GFR）低下や尿の濃縮機能低下など，様々な腎機能の低下が生じています[2]．また，心機能が低下していることも多いでしょう．皮膚も老化が進み，筋肉量が落ち，脂肪量が増え，浮腫が生じやすい状況です．やや少なめの輸液を心がけることで，ぜひとも輸液による合併症を減らしたいところです．

高齢者でも
リハビリ時には栄養を意識

　リハビリを進める際に栄養とセットなのは，高齢者でも同じです．栄養なしのリハビリは十分な効果がないばかりか，場合によっては裏目に出る可能性すらあります．そのため，積極的なリハビリを行う場合には栄養戦略も積極的に考えなければなりません．

ガイドラインの推奨と現場の実際
事上磨練——それでも栄養への配慮を欠かさない

　ヨーロッパ臨床栄養代謝学会（ESPEN）では，高齢者向けの栄養ガイドラインにおいてなかなか踏み込んだ内容に言及しており，「実体重 × 30 kcal 程度のカロリー」「実体重 × 1 g 程度の蛋白」を摂取することが望ましいと提言しています[3]．ESPEN の提言に則って考えると，この患者さんでは，体重 30 kg ですから，900 kcal 程度のカロリー，30 g 程度の蛋白はぜひ入れておきたいというところです（なお，超高齢者の栄養を巡ってはガイドライン通りに当てはめられるのかに関して議論があり，患者の個人差もあるように筆者は感じています．実際にはもっとカロリーや蛋白を入れるべき患者もいるでしょう．今回はあくまで目安と捉えてください）．

≫≫≫表C5-1　ビーフリード®とイントラリポス®の成分量

商品名	液量 (mL)	グルコース (g/容器)	総遊離アミノ酸 (g/容器)	脂質 (g/容器)	電解質 (mEq/容器) Na⁺	K⁺	総熱量 (kcal/容器)
ビーフリード®輸液	500	37.5	15	0	17.5	10	210
イントラリポス®輸液20%	100	0	0	20	0	0	約200

　　　一方で，フレイル高齢者では嚥下機能が落ちてしまって自分で安定して口から食べられない，あるいはご家族としては，経鼻胃管からの経腸栄養，中心静脈カテーテル（CVC）や末梢挿入型中心静脈カテーテル（PICC）などの中心静脈からの経静脈栄養までは望んでいないというケースも比較的多いことでしょう．つまり，ガイドライン通りに栄養を投与したくても，事実上できないケースがあります．

──────────────────────── 筆者のタクティクス ─

　　　今回のCaseでも，ご家族は，経鼻胃管からの経腸栄養やCVC/PICCからの中心静脈栄養までは望んでいません．そのため，末梢からの経静脈栄養をやれる範囲で行いながら，嚥下で少しでも食べられるようになれば，それでよしという所が現実的な落とし所だと筆者は考えます．すでにお伝えしたとおり，フレイル高齢者への輸液過多は避けたいところであり，筆者なら輸液量がかさまずに比較的カロリーのある脂肪製剤（脂肪乳剤）としてイントラリポス®を併用します．

　　　なお，誤解のないように付け加えますが，そのカロリーや蛋白量を見ると，栄養の観点からは，これらの輸液はお世辞にも100点の内容ではありません [表C5-1]．ビーフリード®とイントラリポス®に含まれるカロリーは合計410 kcal程度，同じく蛋白（正確にはアミノ酸）は15 g程度と，ESPENの推奨の値には届きません．ここでは，水分過多にならないように，かつ，患者さん側の制約とご家族の希望との間にある落とし所として，とりうる選択肢の一つとして提示しています．

静脈栄養製剤では
配合変化や輸液速度に注意

静脈栄養製剤の配合変化

┃周知徹底──イントラリポス®を例に考える

Case 3 ではセフトリアキソンとカルシウム（Ca）含有製剤を例にとりましたが，静脈栄養製剤も配合変化に注意が必要な輸液製剤の一つです．

──────────────────────── 今ある知見 ─

例えば，脂肪製剤であるイントラリポス®は，メーカーの製品Q&A では原則単独ルートからの投与，中心静脈の場合は側管から投与可能としています[4]．一方で，日本静脈経腸栄養学会の「静脈経腸栄養ガイドライン 第3版」では，さらに踏み込んで，末梢静脈からの側管投与について，次のように記載しています．

> PPN（※引用者註　末梢静脈栄養）製剤と脂肪乳剤を同時に投与することにより浸透圧を下げることができるため，血栓性静脈炎の予防に有用である（BIII）[5]

とはいえ，イントラリポス®がどんな輸液の側管からでも投与できるかというと，そうではありません [表C5-2]．何も入っていないメイン輸液製剤（いわゆる単味）であれば，ほとんどのメイン輸液製剤でイントラリポス®の側管投与は可能です．しかしながら，H_2受容体拮抗薬やメトクロプラミド（プリンペラン®），利尿薬などがメイン輸液製剤に混注されている場合は，側管からの投与はできません．なお，ビタミン剤やインスリンであれば，メイン輸液製剤に入っていても，イントラリポス®の側管投与に問題はありません．

──────────────────────── 筆者のタクティクス ─

フレイルの進んだ高齢者の場合，ルート確保できる血管が少ない

≫≫≫表 C5-2　各種輸液製剤・薬剤のイントラリポス®と同一ルートからの投与の可否

投与可能なメイン輸液製剤	・5％ブドウ糖液 ・ソリタ®-T1号輸液 ・ソリタ®-T3号輸液 ・生理食塩液 ・ソルアセト® ・ヴィーン®	・ラクテック® ・ビーフリード®輸液 ・エルネオパ®NF1号輸液 ・エルネオパ®NF2号輸液 ・ハイカリック®RF輸液 　　　　　　　　　　など
混注しても投与可能な薬剤	・50％ブドウ糖液 ・10％塩化ナトリウム注射液 ・塩化カリウム（KCL）注	・ビタメジン® ・ヒューマリン®R 　　　　　　　　　　など
混注すると投与不可となる薬剤	・ファモチジン ・プリンペラン® ・ラシックス®	・トランサミン® 　　　　　　　　　　など

ことも多いです．実際,イントラリポス®を単独ルートで投与するほど,血管に余裕がないことがほとんどです．そのため，メーカーの推奨からは外れますが，筆者は日本の「静脈経腸栄養ガイドライン」に準じて,末梢からでも静脈栄養製剤をメイン輸液とし，同一ルートの側管からイントラリポス®を使うことが多いです．

輸液速度の計算

┃算無遺策──予め概算式を用意するのが手早く簡単

配合変化だけでなく，輸液の〝投与速度〟（輸液速度）も大切な要素です．輸液速度が早すぎると，脂質異常症や高血糖が悪化し，十分に栄養として利用されないといった弊害が出るためです．一般的に，上限速度として，脂肪製剤は0.1 g/kg/時以下，糖は4 mg/kg/分以下の速度が望ましいとされています．ただ，このように単に上限速度と言われても，普段，臨床医が使い慣れている単位と異なるため，ピンと来ませんよね．ここで，投与速度の計算法に関するちょっとしたコツをお伝えします．

── 脂質製剤の計算法 ──

図 C5-2 にイントラリポス®を例にとった脂質製剤の投与速度

> ≫≫≫図 C5-2　脂質製剤の投与速度の決め方のコツ

イントラリポス®20%（脂質 20g/100mL）
に限定して考えるとわかりやすい!!

脂肪製剤は 0.1 g/kg/ 時以下が望ましい

投与速度を R（mL/ 時），患者の体重を W（kg）とすると，

$$R（mL/ 時）×20/100（g/mL）≦ 0.1（g/kg/ 時）×W（kg）$$

を満たせばよい．
式変形をすると，

$$R≦0.5×W$$

つまり，患者の体重を半分にした値以下の速度（mL/ 時）なら OK

METHOD OF CALCULATION

の計算法を示します．

　　イントラリポス®で一般的に使われるものは20%，100 mL に20 g脂質が含まれる場合を例に計算してみましょう．投与速度をR(mL/時)，患者の体重をW（kg）とすると，図 C5-2 のような式になります．式を整理すると，R ≦ 0.5 × W となります．

　　つまり，患者の体重を半分にした値以下の速度であれば，イントラリポス®は適正な速度という意味です．なので，例えば体重 60 kg であれば，30 mL/ 時以下が目安になります．

―――――――――――――――― 糖含有製剤の計算法 ―

　　脂質製剤と同様に，糖を多く含有した静脈栄養製剤でも，皆さんがよく使うもので具体的に概算式を作っておくことをおすすめします．例えば，今回の Case で用いるビーフリード® なら図 C5-3 の通りです．

≫≫≫図C5-3　糖含有製剤の投与速度の決め方のコツ

■ **自分がよく使う製剤に限定して，簡易式を作っておこう!!**

　▎**例：ビーフリード®（糖37.5g/500mL）**

投与速度を **R**（mL/時），患者の体重を **W**（kg）とすると，

R（mL/時）×**37.5/500**（g/mL）≦ **4**（mg/kg/分）×**W**（kg）　　　単位変換のための項

　　　　　　　　　　　　　　　　×60（時/分）**×1/1,000**（g/mg）

を満たせばよい．

式変形をすると，　　　　　　　糖は **4 mg/kg/分以下**が望ましい

R≦3.2×W

臨床で使い勝手がよいように近似して，

R≦3×W

つまり，**患者の体重を3倍にした値以下の速度（mL/時）なら OK**

──────────── METHOD OF CALCULATION ────

──────────────────────── **筆者のタクティクス** ─

　　これらの式から察せられる通り，糖含有の静脈栄養製剤と脂肪製剤とでは，脂肪製剤についてより輸液速度を下げて対応しなければいけないことがほとんどです．

　　今回の Case の患者さんは体重 30 kg のフレイル高齢者です．図C5-2，C5-3 に示した計算から，投与速度に関して，イントラリポス®は 15 mL/時，ビーフリード®は 90 mL/時の速度までは許容されます．2つの製剤を同時に開始して，同時に終了できると看護師さんの手間が減るため，筆者はそのようなオーダーを好んで行います．

誤嚥性肺炎は
〝ABCDEバンドル〟を意識

　　静脈栄養を中心に輸液の話題を取り上げましたが，誤嚥性肺炎は輸液を施して後はリハビリスタッフに丸投げして終わり……では決して

Case 5　一般成人とフレイル高齢者ではこう考え方が違う!? フレイルの高齢者は違いを診るのが大事．

ありません．誤嚥性肺炎は予後が悪いからこそ総力戦であり，いくつも
のタスクを同時に達成していかなければいけません．

　　　取りこぼしがないように，セットで行うべき治療・対応は，よく「バ
ンドル」と表現されますが，誤嚥性肺炎にも対応のバンドルがあります．
いわゆる〝誤嚥性肺炎の ABCDE バンドル〟です．

A：Acute problem　　　　急性期の治療
B：Best assist/meal　　　よい介助法と食事形態の確立
C：Care of oral　　　　　歯科問題の対応
D：Drug/Disorders of neuro/Dementia/Derilium
　　　薬剤調整，神経疾患の診断や治療，認知症やせん妄の対応
E：Energy/Excercise　　　栄養，リハビリ

　　　このうち，医師は少なくとも急性期疾患をより早く治すよう最大
限努力すべきですし，ほかにも薬剤調整やちゃんと栄養が入っているこ
とを確認する必要があります．当然，医師だけで ABCDE バンドルをす
べてやりきることは困難です．看護師やリハビリスタッフ，栄養士，歯
科医など他職種の力を借りて進めていく必要があります．

Case5
Ch2

悲しみが止まらない

既に体液過多なので，これ以上の輸液過多にならないように
注意し，ビーフリード®とイントラリポス®で輸液の管理を行っ
た．同時に ST に摂食リハビリの依頼を行った．しかし，リハ
ビリの甲斐なく，経口摂取量の向上には至らず，複数の医師・
リハビリスタッフの議論で，最終的に回復が難しいと判断した．
　　再度，家族へ病状を説明したところ，「元気な頃から管に繋
がれるのは嫌だと言っていた母なので，経管栄養はやはり希望
しない．でも何もしないのはかわいそう」との意向を確認した．

最低限の輸液として，ソリタ®-T1 200 mLにまで絞り，ナーシングホームでの看取りに向かうこととなった．退院し，ナーシングホームに入居後，約1か月で永眠された．

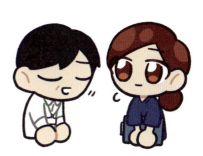

▶ LECTURE!! ◀
高齢者は必ずしも治癒しないこと
だからこそのアドバンス・ケア・プランニング（ACP）！

輸液の話からは逸脱しますが，高齢者のお看取りは病棟管理をしているとよくぶつかる課題です．こういった周辺知識がないと輸液を漫然と行ってしまい，場合によっては〝全体から見ると害〟にすらなりかねないので，ここで少し扱っておきたいと思います．

高齢者のケアを考える
慎始敬終——先を見通し，適切な説明を

残念ながら，高齢者の疾患ではよくならないものが少なくありません．感染症のように一見よくなっても，入院中にADLが落ちたり，その後も感染症を繰り返してすぐに再入院したりといった例はよくある光景でしょう．だからこそ，高齢者——特にフレイルが進んだ方の入院では，〝予後予測〟が重要になります．予後が悪い状態で，漫然と維持輸液が行われていては，治癒につながらないからです．

―――――――――――――――――――――――― 予後予測と患者説明 ―

さて，皆さんは普段，予後予測を客観的に行っていますか？

ここで，筆者たちの施設での取り組みを一例として紹介します．例えば，今回の Case のような，認知症が進んだ患者さんで生じた複数回の誤嚥性肺炎では，筆者は入院時に「仮に，今回，肺炎が治っても，半年以内にご寿命を迎える可能性が高いです」とお伝えしています．これは The New England Journal of Medicine という医学雑誌に載っている知見を基にお伝えしています[6]．あるいは，「寝たきりになってしまった認知症の進行した方で，過去1年間に感染症に罹ったり褥瘡を起こしたことがある方は，半年以内にご寿命を迎える可能性が高く，アメリカではホスピスを検討する目安になるくらいです」ともよくお伝えをしています．

筆者が知る限り，摂食嚥下のリハビリで嚥下機能が回復するかどうか事前に予測する方法について，確立されたものは，現時点で恐らくありません．そのため，筆者は，患者さんの状態を整えながら，言語聴覚士（ST）などと1〜2週間の変化などを基に，嚥下機能が実用に耐えられるまで回復するかどうかを判断し，ご本人やご家族に説明することが多いです．

当然，経口摂取ができるかどうかは，退院後の生命予後に大きく影響します．これは日本の市中病院からの報告ですが，65歳以上の誤嚥性肺炎で生存退院した患者さんのうち，退院時に経口摂取ができたケースでは生存期間の中央値が約1年8か月，経管栄養では約9か月，輸液では約1か月とのことです[7]．本ケースでも経口摂取ができず，輸液のみとなり，予後は恐らく1か月程度と大まかに予測ができます．

―――――――――――― アドバンス・ケア・プランニング（ACP）―

もし，残念ながら治癒・改善が難しいと判断された場合にも，そこで終わりではありません．〝アドバンス・ケア・プランニング（ACP）〟について本格的に話し合う段階です．終末期のケアに関して，近年，国・各医師会を中心に「ACP」のほか，「人生会議」などの名称で一般の方やかかりつけ医の間にも啓蒙が進んでいます．まだ十分な浸透とは言い難いですが，「人生会議」「終活」などの言葉を一度は聞いたことがある

という高齢者の方，ご家族の方も少しずつ増えていることでしょう．

　詳細は割愛しますが，超高齢社会の今，複数回の話し合いを通じて，ご本人やご家族の価値観を引き出し，どういった最期を迎えたいのか，そのお手伝いすることも医師に求められる能力の1つです．

■引用文献
1) Padhi S, et al.：Intravenous fluid therapy for adults in hospital：summary of NICE guidance. BMJ 2013；347：f7073. PMID 24326887.
2) Luckey AE, et al.：Fluid and Electrolytes in the Aged. Arch Surg 2003；138：1055-1060. PMID 14557120.
3) Volkert D, et al.：ESPEN practical guideline：Clinical nutrition and hydration in geriatrics. Clin Nutr 2022；41：958-989. PMID 35306388.
4) 大塚製薬工場：イントラリポス輸液20%の製品Q&A. 医療関係者向け情報サイト．https://www.otsukakj.jp/med_nutrition/qa/dikj/product/000210.php（2024年10月閲覧）
5) 日本静脈経腸栄養学会＝編：静脈経腸栄養ガイドライン 第3版．照林社，2013．https://minds.jcqhc.or.jp/summary/c00230/（2024年10月閲覧）
6) Mitchell SL, et al.：The clinical course of advanced dementia. N Engl J Med 2009；361：1529-1538. PMID 19828530.
7) Honda Y, et al.：Extremely Poor Post-discharge Prognosis in Aspiration Pneumonia and Its Prognostic Factors：A Retrospective Cohort Study. Dysphagia 2024；39：837-845. PMID 38388805.

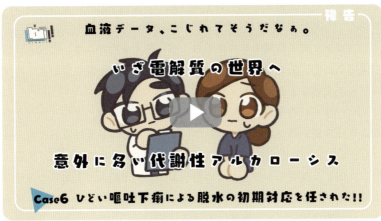

【Case5】一般成人とフレイル高齢者はどうやら違う?!　フレイルの高齢者は…

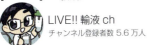

静脈栄養製剤と血流感染症

　　静脈栄養は，輸液のなかでもさらに特殊な知識が必要です．というのは，重要な治療選択肢である一方で，血流感染などの重大な合併症のリスクに注意を払う必要があるためです．皆さんは静脈栄養のリスクについて意識していますか？　このコラムでは，リスクの概要や早期発見や初期対応について，皆さんと共有します．

　　中心静脈カテーテル（CVC）からの栄養は末梢ルートからのそれに比べて，感染症のリスクが高いということは皆さんにもイメージが湧くことでしょう．より具体的なイメージをもってもらうために敢えて大雑把にお伝えするなら，CVCでの血流感染は末梢ルートに比べて，約3倍リスクが高いと思っていただいて差し支えありません．

血流感染症の基礎知識

　　血流感染が生じた1,866例の観察研究では，血流感染の原因についてCVCだったものは77％，末梢ルートだったものは22％，また，血流感染症の発症頻度について1,000患者日あたり，CVCでは0.36件，末梢ルートでは0.10件だったという報告があります[1]．

　　なお，血流感染のリスクを最小限に抑えるためには，①挿入部位の適切な消毒，②適切なドレッシングでの保護，③不要なデバイスの早期抜去が重要とされています．

　　一方で，若手の医師や医療スタッフのなかには，末梢ルートからの血流感染症を過小評価しているケースもしばしば見受けられます．確かに，CVCより末梢ルートの方が感染頻度は少ないですが，だからといって決して無視できるものではありません．末梢ルートからの血流感染症はCVCと同様に表皮ブドウ球菌（*Staphylococcus epidermidis*）が最多ですが，実は黄色ブドウ球菌（*Staphylococcus aureus*）やエンテロバクター（*Enterobacter*）といった毒性の高い細菌では，CVCに比べて末梢ルートの方が感染頻度が高いとされています[1]．

COLUMN

20-2

静脈栄養製剤の注意事項

また，静脈栄養製剤のビーフリード®やイントラリポス®は極めて感染に弱い繊細な輸液製剤です．その証拠に，末梢ルートからのビーフリード®の輸液に関して，セレウス菌（*Bacillus cereus*）による菌血症のリスクがあることが知られています[2]．ビーフリード®はpH 6.7で，セレウス菌の発育に適してしまっている製剤なのだそうです．セレウス菌はβ-ラクタム系抗菌薬のほとんどに耐性となるため，治療にはバンコマイシンやクリンダマイシンなどの抗菌薬を要することになり，一度発症すると厄介です．そのため，如何に予防を講じるかが大切です．

先述の血流感染症予防の対応の一般論以外に，ビーフリード®特有の注意点としては，❶ビーフリード®内に薬剤を混注しない（混注の際に菌を押し込むリスクがある），❷投与速度をゆっくりにしすぎない（投与に時間がかかるほど，ビーフリード®のバッグ内やルート内でセレウス菌が増殖しやすい）といった対応が挙げられます．

感染対策上の投与速度の目安にはまだかっちり決まったものはありませんが，4〜12時間以内に投与完了するように指導している施設が多いようです．皆さんの施設ではどうですか？

■引用文献

1) Ruiz-Giardin JM, et al.：Blood stream infections associated with central and peripheral venous catheters. BMC Infect Dis 2019；19：841. PMID 31615450.
2) Sakihama T, et al.：Use of Peripheral Parenteral Nutrition Solutions as a Risk Factor for Bacillus cereus Peripheral Venous Catheter-Associated Bloodstream Infection at a Japanese Tertiary Care Hospital：a Case-Control Study. Jpn J Infect Dis 2016；69：531-533. PMID 26902219.

静脈栄養　# 血流感染　# カテーテル

Case 当直 6

ひどい嘔吐下痢による脱水の初期対応を任された!!
血液データ、こじれてそうだなぁ。

METABOLIC ALKALOSIS

> 無視するべからず、アルカローシス。
> 柴

―― START!! ――

　本Caseからしばらくの間，電解質やpHなどの補正が必要な患者さんへの「Redistribution（補正）」の輸液を扱います．本Caseで扱うのは〝pHの異常〟〝酸塩基平衡異常の代謝性アルカローシス〟です．

　さて，代謝性アルカローシスは無視されがちなpH異常とされていますが，皆さんは意識していますか？ 実際，この話を他の医師にすると「そもそも，代謝性アルカローシスが稀では？」という反応すら少なくありません．しかし，このような反応とは裏腹に，実は入院患者の代謝性アルカローシスは頻度が多く，特にICUセッティングでは最も多い酸塩基平衡異常が代謝性アルカローシスという報告すらあります[1]．そして，その臨床的意義は決して小さくはありません．重症患者で挿管している場合はICU滞在延長のリスクになったり[2]，そこまで重症でなくとも各種不整脈のリスクになったりすると言われています[3]．

　尤も，これらはあくまで〝リスク〟――つまり相関関係であるため，代謝性アルカローシスそのものが〝原因〟であるのか――つまり因果関係があるのか断定はされていません．実際，各種不整脈のリスクは，代謝性アルカローシスの背景になる低カリウム血症や低マグネシウム血症が関与している可能性もあるでしょう[3]．

　少なくとも，筆者は血液ガスを診て代謝性アルカローシスであれば，後述のようにカリウム（K）などの電解質異常を見落としていない

かを意識的に確認し，不整脈が出やすい患者背景であれば，早期に各種補正，Redistributionの輸液を開始しています．また，代謝性アルカローシスと死亡率に関しては議論があり，代謝性アルカローシスが死亡率と関連するという報告[4]もあれば，関係がないという報告[3]もあります．このあたりはさらなる知見の集積が必要なのでしょう．

　　どうでしょうか？　実は頻度が多い代謝性アルカローシス──「ちょっと注目してみようかな」という気にはなりませんか？

前兆

　62歳，男性．1年前の会社の解雇をきっかけに飲酒量が増えていった．3か月前から自室からほぼ出なくなり，同居している妻も「何を食べているかわからない，どんな生活をしているかわからない」とのことであった．毎日，妻が患者の自室のドアをノックし，生存確認しているが，来院前日には反応がなかった．妻は「寝ているだけだろう」と思い，1日様子を見た．

　来院当日朝にも，妻が患者の自室のドアをノックしたが，反応はなかった．自室に入ってみると，患者は大量の吐物や失禁した下痢便にまみれた状態であった．患者はぼーっとしており，会話が噛み合わない状態であった．そのため，妻が救急要請し，当院に救急搬送された．病院嫌いなこともあり，はっきりした既往歴はなく，内服薬も特にない．

　来院時のバイタルサインは以下の通り．

　意識レベル：JCS I-3　　　血　圧：92/68 mmHg
　心拍数：102回／分，整　　呼吸数：22回／分
　SpO_2：99%（室内気）　　体　温：35.6℃

　本日，あなたは当直で，この患者の初期対応を指導医に指示された．指導医からは次のように言われた．
「思ったより，血液データ，こじれてそうだなぁ，勘だけど」

……，不整脈に注意しながら救急外来では管理しよう」
さて，初期対応の輸液をどうしよう？

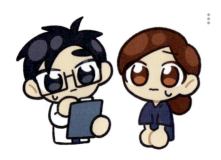

▶ORDER!!

▶CHOICE!!

- 暫定的に以下で輸液を開始
  ①生理食塩液（生食）500 mL
  　メイン①　180 mL/時
- 血液ガス・その他の血液データを診て ER でも輸液の調整をする

▷REASON!!

- 病歴とショックインデックスから循環血液量減少が多少ありそうなので，細胞外液から開始する

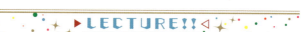

▶LECTURE!!◁

病歴と**ショックインデックス**から
循環血液量減少が多少ありそうなので
細胞外液から開始する

　救急外来など瞬間的な判断が必要な状況では，緊急度の判断にバイタルサインがとても重要になります．バイタルサインは，時にその

病態についてもヒントをくれることがあります．わかりやすいものに，〝ショックインデックス〟があるでしょう．

ショックインデックス

▎明察秋毫——ショックを見落とさないために

まだ代償されているショックの場合，不慣れだとショックを見落としてしまう恐れがあります．そのような見落としをカバーするために考案された指数がショックインデックスです．

—————————— ショックインデックスの計算法 —

ショックインデックスの計算は「心拍数÷血圧」より求められます．通常 0.5 ～ 0.7 が正常とされますが，0.9 まで許容されるとする報告もあります．なお，患者の状況によってカットオフ値や，その値の意味するところは変わってくるとされています[5]．例えば，救急外来などのトリアージではショックインデックス≧ 1.0 で，正常なショックインデックス患者に比べて，入院患者の陽性尤度比が 5.63（5.15-6.16），死亡の陽性尤度比が 3.31（2.70-4.05）と状態が悪く，予後が悪い可能性があることを示唆する指標とされています[6]．

今回の患者さんではショックインデックスが約 1.0 なので，思ったより状態が悪い可能性を示唆します．現時点でバイタルサインが大きく崩れていないのは交感神経が賦活化するなどして代償が働いているからです．

なお，ショックインデックス自体は今回のショックがどの病態（循環血液量減少性，心原性，閉塞性，血液分布異常性）かを教えてくれるものではありませんが，そこは病歴や脈圧（「収縮期血圧－拡張期血圧」で計算）から類推をすると役立つことが多いです．今回であれば，嘔吐下痢がありそうなこと，脈圧が比較的小さいことから，循環血液量が減少している可能性が高そうです．

——————————————————————————— 筆者のタクティクス −

　　これらをまとめると，現在は代償されてバイタルサインの大きな崩れはないものの〝状態がそこそこ悪い可能性が高そう〟かつ〝循環血液量が減少していそう〟です．そのため，細胞外液で輸液を開始しておくのが無難そうです．細胞外液ならどれでも問題なさそうですが，嘔吐が目立つ状況で代謝性アルカローシスを疑いうる状況なので，後述のように，筆者なら最初から生理食塩液（生食）を選ぶことが多いです．また，輸液速度に決まったものはありませんが，循環血漿量が減少していそうなので，少し早めの輸液速度がよさそうです．

　　クレンメで調節しやすいという意味では60の倍数が好まれるので，こういったケースでは，筆者は「180 mL/時」と指示を出すことが多いです．もちろん，輸液全開の速度で開始し，すぐに検査結果を踏まえて微調整という選択肢も十分ありうるでしょう．

⋮

Case6 / Ch2

EXAMINING BLOODS

　　生食の輸液を開始しつつ，血液検査，動脈血液ガスなどを提出した．血液ガスは以下のような所見だった．

【動脈血液ガス】

呼吸数：22回（室内気）	pH：7.64
PaO_2：82 Torr	$PaCO_2$：37 Torr
HCO_3^-：42 mEq/L	Na：130 mEq/L
K：2.6 mEq/L	Cl：82 mEq/L

　　指導医はちらっとこの血液ガスの結果を診ると，「あぁ，やっぱりね．心電図でQT注意するのはもちろん，尿電解質で尿Cl診るの忘れないでね．他の検査結果が出揃ったら最終判断とするけれど，それまでの輸液管理は引き続き任せるわ」と言って，また颯爽と他の患者の診療をしはじめた．

　　さて，輸液をどう変更しようか？

▶ORDER!!

▶CHOICE!!

- 尿電解質と心電図の検査をし，さらに超音波（エコー）で腸閉塞を否定後，以下の輸液を開始する

  ① プリンペラン®1 A ＋生食 50 mL
     メインの側管から 15 分かけて投与
  ② プリンペラン® 終了後，生食のメインに塩化カリウム（KCl）注 1 A を混注
     引き続き 180 mL/ 時の速度を続ける

▷REASON!!

- プリンペラン® の使用には腸閉塞の除外を忘れずに
- 重度の代謝性アルカローシスはクロール（Cl）欠乏性が多い
  | Cl 補充がアルカローシス補正の肝

▶LECTURE!!

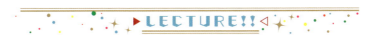

プリンペラン® の使い方のコツは Case 2 で一度扱いました [p.040]．要点をまとめると，錐体外路症状などの有害事象を減らすためにもワンショットでの静注を避け，15 分以上かけることが大事という内容でした．

今回扱うのは，上記の内容を補足する追加事項です．すなわち，プリンペラン® は完全閉塞した腸閉塞では禁忌になるため，忘れずに除外をしましょう．というのも，プリンペラン® は腸蠕動を亢進させる作用もある薬です．完全閉塞した腸閉塞に，腸管蠕動が過度に亢進すると，

腸管内圧が上昇し穿孔の危険があるとされています.

──────────────────────── 筆者のタクティクス ─

　救急外来来院後も複数回の嘔吐をし，かつ，嘔吐の原因が未診断の場合，筆者は，さっと腹部エコーをあてて，いわゆる point of care ultrasound（POCUS）を行い，重篤な腸閉塞を除外してからプリンペラン®を使うようにしています.

重度の代謝性アルカローシスはCl欠乏性が多い
Cl補充がアルカローシス補正の肝

　「いきなり，何のこと？」となる読者も多いかもしれません．ですので，ここで少し代謝性アルカローシスについて俯瞰した話をしてから，クロール（Cl）の話題に触れていきます.

代謝性アルカローシスとは何か
｜一葉知秋──概要を押さえて原因検索へ

──────────────────────── 今ある知見 ─

　頻度の多い代謝性アルカローシスですが，実はその正確な機序はいまだに議論があるところです．有名な仮説は Seldin らが 1970 年代に出した細胞外液量に注目した理論です[7]．これは代謝性アルカローシスの原因の1つに〝細胞外液量の減少 contraction〟があるとして構築された理論です．多くの成書や総説がこの Seldin らの出した理論を基に解説されています．実際，読者の皆さんも "contraction alkalosis" という言葉をどこかでお聞きになったことがあるかもしれません．一方で，細胞外液量の減少が代謝性アルカローシスの本質ではなく，Cl が病態の本質であるとする仮説も出てきています[8]．そこで，古典的に言われる ontraction alkalosis を Cl depletion alkalosis と表現した方が良いという意見が一部の専門家から出ているのです.

　個人的には Cl に基づいた理論の方がわかりやすく治療戦略もシンプルに考えやすいため，contraction alkalosis ではなく，Cl depletion alkalosis という表現を筆者は好んでいます……が，かなり議論があるところのようです．専門家のなかでもいまだに完全な見解の統一がなされていない難しい話ゆえ，電解質の研究者ではない私たち一般臨床家は，代謝性アルカローシスの概要をざっくり捉えていれば大きな問題はないと筆者は考えています．

―――――――――――――――――――――――――――― 概要 ―

　そのため，今回は代謝性アルカローシスの厳密な機序の話は敢えて避け，その概要をイメージで捉えてもらうことに特化して，解説を続けます．まず，代謝性アルカローシスの概要を捉えるためにぜひ知っておいてほしいことは，以下の 2 点です．

①腎臓が正常ならアルカローシスには生じにくい?!
②代謝性アルカローシスの鍵となる電解質は Cl と K

　代謝性アルカローシスはアルカリの原因となる重炭酸イオン（HCO_3^-）が体内に蓄積している状態です．HCO_3^- が体内に蓄積しても，腎臓が正常であれば HCO_3^- を排泄し，体内の酸塩基平衡を戻そうとしはじめます．この〝腎臓が HCO_3^- を排泄する力〟は極めて大きいことが知られています．つまり，腎臓の HCO_3^- 排泄能が正常であれば，代謝性アルカローシスが生じることは稀です[9]．逆に言えば，代謝性アルカローシスが続いているのであれば，腎臓の HCO_3^- 排泄能が落ちる原因が残っているはずです（代謝性アルカローシスの維持因子）．

代謝性アルカローシスの原因検索
燃犀之明――原因を見抜いて適切な輸液戦略を

　後述の代謝性アルカローシスの治療にも関わってきますが，代謝性アルカローシスを診たら，それが続く原因を必ず探し，その原因を解除する努力が必要です．また，代謝性アルカローシスの HCO_3^- 濃度の上昇は，相対的な Cl^- 濃度の減少が深く関わっています．図で捉えると

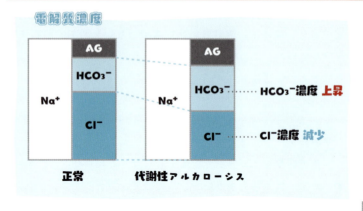

≫≫≫図 C6-1　正常時と代謝性アルカローシスにおける電解質バランスのイメージ

イメージしやすいでしょう [図 C6-1]⁹⁾.

　　同様に，K^+ も代謝性アルカローシスの鍵となる電解質です．低カリウム血症は様々な機序——例えば K^+ の細胞外への移動と水素イオン（H^+）との交換，腎アンモニア排泄の増加，皮質集合管におけるトランスポーターの活性化などによって，代謝性アルカローシスを引き起こすことが知られています³⁾．

― 原因検索の方法 ―

　　さて，代謝性アルカローシスは続く原因の検索が大事であることを伝えてきましたが，それでは，リアルワールドで代謝性アルカローシスを見つけたらどのように原因検索をすればよいでしょうか？　ほとんどの場合は病歴（ここまでの経過，行った処置，使っている薬など）であたりがつけられます．病歴であたりがつけにくい，または検査で確認をとりたいという場合には，スポット尿での尿 Cl が有用です [図 C6-2]³⁾．

　　原因検索はこの後の輸液戦略にも関わってくるもので，重要なものです．今回もスポット尿での尿 Cl の値を診て判断したいところですが，病歴からは嘔吐や低カリウム血症，細胞外液量減少で尿 Cl < 20

≫≫≫図 C6-2　代謝性アルカローシスの原因検索

代謝性アルカローシス

尿 Cl < 20meq/L　　　尿 Cl > 20meq/L

正常血圧 or 低血圧　　　高血圧

- 嘔吐
- 胃管からの排液
- 利尿薬
- 低カリウム血症
- 細胞外液量減少 "contraction"
- バランス輸液製剤の投与
- 腎機能障害＋アルカリ投与

- 重度の低カリウム血症
- Bartter 症候群 (バーター)
- Gitelman 症候群 (ギッテルマン)
- 利尿薬

- 高アルドステロン状態
- 腎動脈狭窄
- 高度腎不全＋アルカリ投与

SEARCH FOR THE CAUSE OF METABOLIC ALKALOSIS

Achanti A, et al.：Acid-Base Disorders in the Critically Ill Patient. Clin J Am Soc Nephrol 2023；18：102-112 を基に作成.

mEq/L = 〝Cl 欠乏性代謝性アルカローシス（Cl depletion alkalosis）〟の パターンになっている可能性が高そうです．実際，重篤な代謝性アルカローシスの大半は Cl 欠乏性代謝性アルカローシスであり，原因としては胃酸（HCl）の喪失や利尿薬使用が多いとされています[10]．そのため，筆者は重篤な代謝性アルカローシス（目安：pH > 7.60）を診たら，尿 Cl のチェックはもちろん行いますが，同時並行で，嘔吐や利尿薬使用などの病歴を狙って拾いに行くようにしています．

代謝性アルカローシスの補正

| 量体裁衣——輸液速度を調整しながら Cl 補充

尿 Cl で原因のあたりをつけたところで，代謝性アルカローシスの補正に入りましょう．今回は，尿 Cl が低下する Cl 欠乏性代謝性アル

カローシスがかなり疑わしい状況です．尿 Cl 低下のパターンと確定すれば，輸液での Cl の補充を積極的に考えます．具体的にはメイン輸液に生食を使います．そして，代謝性アルカローシスの多くに低カリウム血症が合併しているため，K 補充という意味でも，Cl 補充という意味でも積極的に輸液に塩化カリウム（KCl）混注を考慮します．

　筆者は，末梢静脈からの補正の場合，生食 500 mL ＋ KCl を 1 キット溶解した輸液を，患者の状態に合わせて速度の調整をして使うことが多いです．

:

Case6　Ch3　**OFF SHORE**

スポット尿で尿電解質を測定すると，尿 Cl 10 mEq/L と，予想通り「尿 Cl < 20 mEq/L」で，Cl 欠乏性代謝性アルカローシスと考えられた．病歴と併せて，その誘因は嘔吐と細胞外液量減少と考えた．KCl を混注した生食を投与しきったところで，血液ガスで再検すると，以下の通りであった．

【動脈血液ガス】

呼吸数：22 回（室内気）　　pH ：7.60
PaO₂：78 Torr　　　　　　PaCO₂：44 Torr
HCO₃⁻：40 mEq/L　　　　Na ：131 mEq/L
K ：2.9 mEq/L　　　　　　Cl ：84 mEq/L

バイタルサインも改善傾向で，入院診療する医師に引き継ぎを行った．

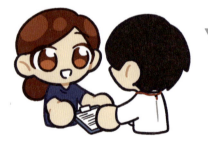

■ 引用文献

1) Mæhle K, et al.：Metabolic alkalosis is the most common acid-base disorder in ICU patients. Crit Care 2014；18：420. PMID 25001067.
2) Kreü S, et al.：Alkalosis in Critically Ill Patients with Severe Sepsis and Septic Shock. PLoS One 2017；12：e0168563. PMID 28045915.
3) Achanti A, et al.：Acid-Base Disorders in the Critically Ill Patient. Clin J Am Soc Nephrol 2023；18：102-112. PMID 35998977.
4) Webster NR, et al.：Metabolic alkalosis in the critically ill. Crit Rev Clin Lab Sci 1999；36：497-510. PMID 10560889.
5) Koch E, et al.：Shock index in the emergency department：utility and limitations. Open Access Emerg Med 2019；11：179-199. PMID 31616192.
6) Balhara KS, et al.：Clinical metrics in emergency medicine：the shock index and the probability of hospital admission and inpatient mortality. Emerg Med J 2017；34：89-94. PMID 27884923.
7) Seldin DW, et al.：Symposium on acid-base homeostasis. The generation and maintenance of metabolic alkalosis. Kidney Int 1972；1：306-321. PMID 4600132.
8) Luke RG, et al.：It is chloride depletion alkalosis, not contraction alkalosis. J Am Soc Nephrol 2012；23：204-207. PMID 22223876.
9) Emmett M：Metabolic Alkalosis. Clin J Am Soc Nephrol 2020；15：1848-1856. PMID 32586924.
10) Tripathy S：Extreme metabolic alkalosis in intensive care. Indian J Crit Care Med 2009；13：217-220. PMID 20436691.

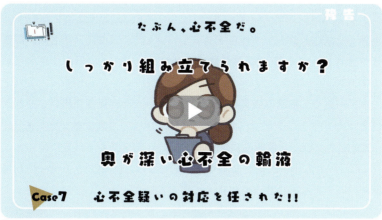

【Case6】ひどい嘔吐下痢による脱水の初期対応を任された!! 血液データ、…

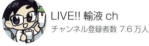 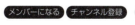 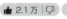

心不全・肝硬変で代謝性アルカローシス、生食入れられないよね?!

　Case 6では，クロール（Cl）欠乏性代謝性アルカローシスにおける Cl 補充の重要性について話しました．一方，リアルな現場では，利尿薬などを使っている心不全・肝硬変の例で，ひどい代謝性アルカローシスや低カリウム血症になって困るといったこともよく経験します．

　読者のなかには「Cl 欠乏性代謝性アルカローシスだとしても，心不全や肝硬変に生食入れて大丈夫なの？」と思われる方もいらっしゃるでしょう．今回のコラムでは，そんなマニアックな話柄に関して紹介したいと思います．

代謝性アルカローシスの原因に応じた使い分け

　結論から言うと，細胞外液量減少があれば，心不全でも肝硬変でも，投与量を限定して生理食塩液（生食）を使うことそのものに問題はありません．それでもナトリウム（Na）負荷が心配だという方には，意外に知られていませんが，Na 濃度に比して Cl 濃度の高い輸液——〝高カチオンギャップアミノ酸（アミノレバン®）〟が Cl 欠乏性代謝性アルカローシスに有効という報告を共有したいと思います[1]．筆者は，肝硬変の患者さんでの Cl 欠乏性代謝性アルカローシスでは好んで使っています．

　一方で，細胞外液量は減少していないが，利尿薬使用により代謝性アルカローシスを呈している心不全などでは，〝アセタゾラミド（ダイアモックス®）〟を積極的に使います．アセタゾラミドは重炭酸イオン（HCO_3^-）の排泄を増やしながら利尿をかけることができる唯一の利尿薬で，心不全などの状況では極めて重宝します．ただし，アセタゾラミド自体によって低カリウム血症が進行し，思ったより代謝性アルカローシスが改善しないといったことも時々経験します．そのため，積極的にカリウム（K）を補充しながらアセタゾラミドを使用する方法を筆者は好んで実施します[2]．

● COLUMN

C-06

　他に，腸閉塞や腹部術後などで経鼻胃管から消化液をドレナージしているケースでも，代謝性アルカローシスがしばしば合併しています．こういったケースでは，そのドレナージが終了できないかを考えてみます．どうしても経鼻胃管でのドレナージが終了できない場合には，プロトンポンプ阻害薬（PPI）で酸分泌を阻害することで，H^+の喪失を減らす試みも考慮します[3]．

　いずれのケースも，代謝性アルカローシスの原因を探ること，そして，それに合わせた対処が大事なことがよくわかりますね．

補正開始のタイミングは？

　なお，蛇足ですが，一般的に代謝性アルカローシスに対していつから補正を開始すべきかについては，現在，コンセンサスはありません．「pH > 7.55 以上であれば積極的に補正する」とする文献がありますが[4]，筆者個人はその手前からちびちびと補正を開始することを好みます．まさに転ばぬ先の杖——大きく補正しなければならないほど乱れる前に補正を開始する方が，早くあっさり補正できるためです．

■引用文献

1) Ryuge A, et al. : Hyponatremic Chloride-depletion Metabolic Alkalosis Successfully Treated with High Cation-gap Amino Acid. Intern Med 2016 ; 55 : 1765-1767. PMID 27374680.
2) Emmett M : Metabolic Alkalosis. Clin J Am Soc Nephrol 2020 ; 15 : 1848-1856. PMID 32586924.
3) Eiro M, et al. : Use of a proton-pump inhibitor for metabolic disturbances associated with anorexia nervosa. N Engl J Med 2002 ; 346 : 140. PMID 11784888.
4) Achanti A, et al. : Acid-Base Disorders in the Critically Ill Patient. Clin J Am Soc Nephrol 2023 ; 18 : 102-112. PMID 35998977.

#合併症　#代謝性アルカローシス　#生理食塩液

Case 当直 7

両側下腿浮腫……
喘鳴・ラ音を両側で聴取……
たぶん、心不全だ。
心不全疑いの対応を任された!!

> 心不全の輸液管理は大事なエッセンスだらけ。
>
> 柴

── START!! ──

　　Case 6 までは，体液量が正常からやや足りないケースを中心に扱ってきました．本 Case では体液過多の疾患──心不全での輸液を扱います．心不全の患者さんにおける輸液管理は，臨床医にとって重要なスキルです．

　　心不全はその背景にある基礎心疾患や誘因にもよりますが，時に繊細な疾患で，よくなるのも悪くなるのも医師の腕次第です．また，心不全の病態は様々であり，「心不全の輸液はこうだ！」と完全に一般化することは困難とされています．

　　そのため，あくまで一例ではありますが，今回は比較的シンプルな心不全のケースを通して，心不全での輸液をあれこれ考えてみましょう．

Case7
Ch1

ラ音が聴こえる朝

　　70歳，男性．2週間前から下腿浮腫が出現し，3日前から動くと息苦しくなるので，外出しなくなり，家の中をゆっくり動いていた．来院前日は夜間に呼吸困難で時折目が覚めてあまり眠れなかった．来院当日の朝，起床後にトイレに歩くだけで

息苦しく，排便しようと踏ん張るだけで苦しくなったため，早朝に救急外来に歩いて受診した．既往歴に高血圧はあるが，病院未受診で内服薬も特にない．

来院時のバイタルサインは以下の通り．

意識レベル：JCS I-1　　血　圧：162/78 mmHg
心拍数：92 回／分，整　呼吸数：22 回／分
SpO_2：89％（室内気）　体　温：35.6℃

忙しさが少し落ち着いた明け方の当直．あなたは眠いながらも，指導医に指示を受けた．

「ちょっと病棟で呼ばれてしまったから，先生，この患者さんの初期対応をしておいて」

診察してみると，両側下腿の浮腫があり，呼吸音は喘鳴・ラ音を両側で聴取した．たぶん，心不全だ．

さて，輸液を含めて初期対応をどうしよう．

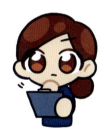

▶ORDER!!

▶CHOICE!!

- 〝ABC アプローチ〟を徹底する
- 〝Warm & Wet〟の心不全らしければ，小児用の輸液セットで「5％ブドウ糖液 20 mL/ 時」で開始する

▷ REASON!!
- 心不全疑いの初期対応は〝ABCアプローチ〟で系統的に
- 特殊な心疾患・病態の除外後は〝Nohria–Stevenson分類〟に基づいて戦略を考える
- うっ血を悪化させないために，敢えて細胞外液を避ける

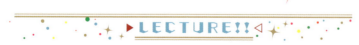

心不全疑いの初期対応は〝ABCアプローチ〟で系統的に

心不全は複雑な疾患です．本を開いてみても，Clinical Scenario，Nohria–Stevenson分類（ノーリア スティーヴンソン），Forrester分類（フォレスター）などの様々な分類が記載されています．本によってアプローチも微妙に書き方が違うため，「どういうこと？」と感じる読者も多いのではないでしょうか．筆者が思うに，この難しさの根本は心不全が症候群であり，その病態が極めて多様で，複雑な病態を呈しうるからではないでしょうか．

心不全の定義と診断

┃博文約礼──原則と古典的定義から掴む

2021年には次のような世界共通の心不全の定義が発表されました．

> 器質的および/あるいは機能的な心臓の異常を原因とする症状や徴候を呈し，ナトリウム利尿ペプチド高値および/あるいは肺または全身性のうっ血の客観的エビデンスが現在または過去に認められる臨床症候群[1]

小難しい用語が並んでいて，よくわかりませんね．心不全の定義のポイントは，以下の2つだと筆者は考えています．

① 「心臓の何らかの異常＋客観的なうっ血（BNP含む）」で診

断であり，単一な何かで診断するわけではない

②症候群であり，様々な症状や病態を内含している

　とはいえ，定義から考えてみても，心不全はやはり難しそうですね．

　さて，そんな難しい心不全——入院後の治療戦略や，その後の慢性期管理など，背後には奥深い領域が広がっている疾患ですが，急性期の初期対応はなるべくシンプルに考えたいものです．というのも，心不全は呼吸・循環ともに崩れうる疾患だからです．あるいは，見方を変えれば，救急外来診療の大事なエッセンスが詰まっている疾患とも言えそうです．

—————————— 〝ABC アプローチ〟と〝心不全らしさ〟—

　そのため，筆者は救急外来での呼吸困難，心不全疑いの患者さんは，原則に立ち戻って〝ABC アプローチ〟で大きな異常がないかを確認し，もし異常があれば，確認したその時点で介入するよう若手医師に指導しています [図 C7-1].

Airway：気道
Breathing：呼吸状態
Circulation：循環動態

　特に呼吸状態や循環動態での評価時に〝心不全らしさ〟を 2 〜 3 分でサッと見積もるのがコツです．

—————————————————— Famingham criteria —

　〝心不全らしさ〟と表現しましたが，では，急性心不全はどう診断したらよいでしょうか．先程の心不全の定義はやや抽象的でピンと来ません．実際，国際的に完全にコンセンサスが得られている急性心不全の診断基準は存在しないのです．

131

>>> 図 C7-1　呼吸困難での ABC アプローチ

A AIRWAY　気道

身体所見
嗄声, stridor, 痰絡みの音（rattle）など
陥没呼吸, シーソー呼吸

処置
酸素投与（本質的ではないが緊急避難的に），吸引
用手的気道確保 → エアウェイ・気管挿管

B BREATHING　呼吸状態

身体所見
呼吸音, 胸郭運動の左右差

簡単な検査
POCUS, ポータブル胸部 X 線

処置
酸素投与 → 重度の呼吸不全ならネーザルハイフロー
呼吸努力が強いなら NPPV, 気管挿管（気胸除外して）

C CIRCULATION　循環動態

身体所見
手足の触診（冷感, 脈拍の触れ / 左右差），浮腫など
外頸静脈（臥位で虚脱ないか, 座位で怒張ないか）
心雑音

簡単な検査
POCUS, ECG/ モニター管理

処置
末梢ルート確保, 細胞外液の輸液
ショックなら, カテコールアミン
※特に心不全＋ショック（≒心原性ショック）の場合は
・ドブタミンなどの強心薬
・IABP や VA-ECMO などの機械的循環補助
など

ここで"心不全らしさ"を見積もる!!

最終的には，
「病歴＋身体所見＋簡単な検査」で総合判断
（Framingham criteria を参考に）

ABC APPROACH ON HEART FAILURE

ECG：心電図，IABP：大動脈バルーンパンピング，POCUS：point of care ultrasound，VA-ECMO：静脈脱血－静脈送血体外式膜型人工肺

≫≫≫表 C7-1　Framingham 研究による心不全の診断基準（Framingham criteria）	
大項目	**小項目**
・発作性夜間呼吸困難または起坐呼吸 ・頸静脈怒張 ・ラ音 ・心拡大 ・急性肺水腫 ・III 音 ・静脈圧上昇（≧ 16 cmH₂O） ・循環時間延長（≧ 25 秒） ・肝静脈逆流	・下腿浮腫 ・夜間咳嗽 ・労作時呼吸困難 ・肝腫大 ・胸水貯留 ・肺活量減少（最大量の 1/3 以下） ・頻脈（≧ 120 回 / 分）
大項目 2 個目以上または大項目 1 つと小項目 2 項目以上で心不全と診断	

McKee PA, et al.：The natural history of congestive heart failure：the Framingham study. N Engl J Med 1971；285：1441-1446 を基に作成.

　　ただ，未だに Framingham 研究の診断基準（通称 Framingham criteria）を用いて，あるいは参考にして，心不全と判断されることが多いです[表 C7-1][2].　皆さんは Framingham criteria を知っていますか？

　　圏点を付して「未だに」と表現したのは，この基準が作られたのが著しく昔だからです．この研究の登録が開始されたのは何と 1948 年のことなのだそうです．そんな時代背景もあり，Framingham criteria の項目には血液検査やエコー所見などは含まれていません．75 年以上も前の基準ですが，今も影響を大きく残している Framingham 研究は侮れません．

　　さて，今回の Case では病歴から発作性夜間呼吸困難，労作時呼吸困難がありそうです．加えて，ラ音が聞こえ，下腿浮腫もあります．もう少し他の情報を集めたいところですが，かなり急性心不全が疑わしい状況と言えるでしょう．

特殊な心疾患・病態の除外後は
"Nohria-Stevenson分類"に基づいて戦略を考える

　　かなり急性心不全が疑わしいとわかった場合，どのようにしてさらに診療を進めたらよいでしょうか．成書や各種の文献では様々なア

プローチが紹介されていますが，筆者はわかりやすさから*Intensive Care Medicine*という集中治療の雑誌で紹介されていたフローチャートを参考にしています [図C7-2] [3].

特殊な疾患・特殊な病態

┃－上－下──初期対応を堅実にこなすためには

ABC の著しい異常が特になかった場合，基礎心疾患・特殊な病態の特殊な疾患の確認がとても大事です．これらの疾患・病態は特異的な治療を開始しなければどんどん悪化することがほとんどだからです．特殊な病態の覚え方としては〝MR. CHAMPH〟という語呂合わせが有名です [図C7-2] [3].

── POCUS ─

心不全の特殊病態の把握には，心電図（ECG）と心エコーが本領を発揮します．なお，ここでのエコーはゆっくり時間をかけられないことも多く，非専門家はいわゆる〝point of care ultrasound（POCUS）〟でOKです．以下にPOCUSの一例を示します．

■POCUSでの評価項目の例
・左室サイズ，収縮能
・右室サイズ，右室の左室圧排
・壁運動異常
・心嚢液
・重症弁膜症
・下大静脈（IVC）

── Nohria-Stevenson 分類 ─

特異な病態がないことがわかれば，心不全の血行動態を臨床的に判断して治療に活かしていきます．血行動態の判断には，Nohria–

>>> 図 C7-2 急性心不全の治療戦略

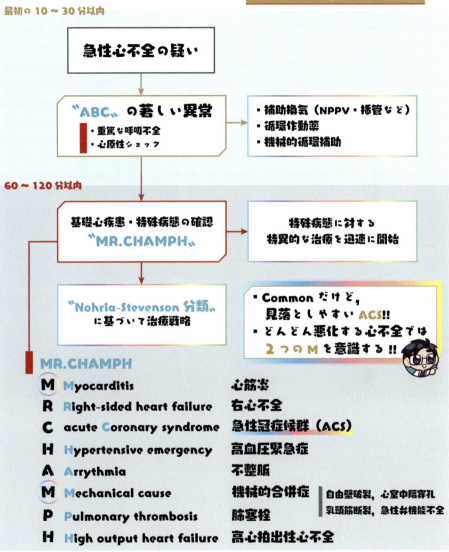

NPPV：非侵襲的陽圧換気
Mebazaa A, et al.：Acute heart failure and cardiogenic shock：a multidisciplinary practical guidance. Intensive Care Med 2016；42：147-163 を基に作成．

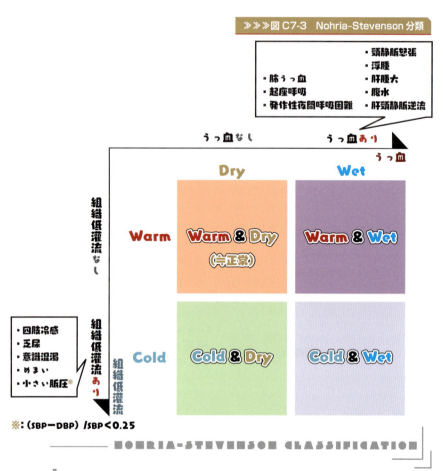

Nohria A, et al.：Clinical assessment identifies hemodynamic profiles that predict outcomes in patients admitted with heart failure. J Am Coll Cardiol 2003；41：1797-1804 を基に作成．

Stevenson 分類を参照します［図 C7-3］[4]．

　　ここから先の治療戦略の細かな部分は，専門科の力を借りるところです．若手の先生たちは心不全の初期対応の入門編として，まずは〝Warm & Wet〟の心不全の初期対応ができるようになるとよいでしょう．

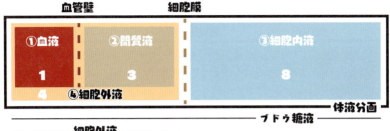

≫≫≫図C7-4 古典理論に基づく体液分画と輸液分布

うっ血を悪化させないために
敢えて細胞外液を避ける

　心不全は心臓の異常で肺または全身性のうっ血が生じる症候群です．うっ血を悪化させないという観点から，ここで一度，体液分画について触れておきます．というのも，輸液を考える際には，その輸液がどのコンパートメント（分画）へ分布するか理解できると，病態に応じた使い分けができるようになるからです．

体液分画と輸液分布

│一水四見──体液分画から輸液戦略を組み立てる

　体液は「①血液」「②間質液」「③細胞内液」の3つの分画に分けられます［図C7-4］．このうち「①血液」と「②間質液」を合わせたものを一般的に「④細胞外液」と言います．体液の比率は「血液：間質液：細胞内液」で「約1：3：8」の比だとされています．

─────── ブドウ糖液の分布 ─

　どの分画にどれだけ分布するのかは輸液製剤ごとに決まっています．例えば，古典理論に準じると，5％ブドウ糖液は血液，間質液，細胞内液のすべてに分布します．そして，先に述べたように「血液：間質液：細胞内液」は「1：3：8」で分布しているため，輸液製剤もその比

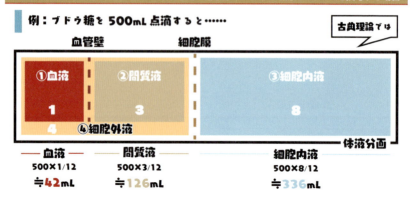

>>> 図C7-5 古典理論に基づく体液分画と輸液分布—ブドウ糖液500mLを投与する場合

のまま分布します．

　　例えば，500 mLの5％ブドウ糖液を輸液すると図C7-5に示すように，体液（血液＋間質液＋細胞内液）全体で12とすると，血液には500 mLの1/12で約42 mL，間質液には同様に3/12で約126 mL入るという計算です．

―――――――――――――――――― 生理食塩液（生食）の分布 ―

　　一方，生理食塩液（生食）などの細胞外液の輸液をすると，文字通り細胞外液の分画のみに分布します．細胞内液には分布しません．さらに細胞外液のうち，「血液：間質液＝1：3」であるため，細胞外液全体で4とすると，生食のうち1/4 ≒ 125 mLが血管内に残るという計算です［図C7-6］．

　　5％ブドウ糖液に比べると，より多く血管内に輸液が留まることがよくわかりますね．

>>> 図 C7-6 古典理論に基づく体液分画と輸液分布—生理食塩液 500mL を投与する場合

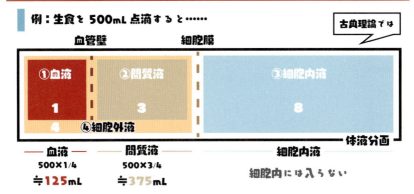

 血管内にそこそこ効率よく入る&細胞内には入らない!!

---------- CALCULATION OF FLUIDS ----------

――― 輸液戦略 ―

　さて，うっ血が影響するのは血液，間質液です．心不全は心臓の異常で肺または全身性のうっ血を起こす病態ですので，うっ血を悪化させないようにするためには，血液にあまり水を入れすぎないことが原則です．特に Warm & Wet の心不全ではそれがきれいに当てはまるので，5％ブドウ糖液を輸液で選択することが多いです．また，後述しますが，ラシックス®と5％ブドウ糖液は〝ナトリウム（Na）バランスを整えるよい組合せ〟になることが多いため，この意味でも5％ブドウ糖液は好まれるでしょう．

　なお，Warm & Wet の心不全であっても低ナトリウム血症を合併している場合や，心不全であっても特殊な病態である場合，Cold（組織低灌流がある）の所見があるといった場合には，敢えて細胞外液などを選択するというケースもありうることは付け加えておきます．

| Case7 |
| Ch2 |

This Is All I Have for Patient

　ABCアプローチをし，特にSpO₂が低かったので酸素2L
鼻カニューレで開始したところ，SpO₂ 95％，呼吸数20回と
なり，本人も「少し楽になった」とのことであった．これに伴い，
血圧144/72 mmHg，心拍数84回/分と血圧や心拍数も少
し落ち着いた．胸部X線でも心拡大と少量の両側胸水があった．
5％ブドウ糖液で20 mL/時の輸液を開始しつつ，採血も行っ
た．血液検査では，BNP 432 pg/mLと上昇していた．なお，
その他の項目は以下の通り．

BUN	: 12.4 mg/dL	Cre	: 0.90 mg/dL
Na	: 140 mEq/L	K	: 3.8 mEq/L
Cl	: 103 mEq/L		

また，CK，CK-MBの上昇はなく，Trop-Iも基準値内で
あった．病歴と身体所見，簡単な検査から，Framingham
criteriaを参考に「急性心不全」と診断してよいと判断
した．さらに心電図やPOCUSでの心エコーで，特殊病態
〝MR. CHAMPH〟らしくないことを確認した．Nohria-
Stevenson分類でWarm & Wetの心不全だろうと判断した．
　指導医はまだ病棟から戻ってこない——次どうしよう？

▶ **ORDER!!** ◀

▶ *CHOICE!!*

- ラシックス®0.5 A

▷REASON!!

- うっ血を〝肺うっ血〟と〝体うっ血〟に分けて，薬を使い分ける
- ラシックス®でナトリウム（Na）異常にならないようにブドウ糖輸液でバランスをとる

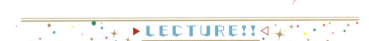

うっ血を〝肺うっ血〟と〝体うっ血〟に分けて薬を使い分ける

心不全は心臓由来のうっ血が原因の症候群であり，うっ血の解除が治療の目標と言っても過言ではありません．

そこで，うっ血の解除のための薬を使い分けるコツとして，うっ血を〝肺うっ血（左心不全）〟と〝体うっ血（右心不全）〟の2つに分けたうえで，心不全のうっ血が〝肺うっ血（左心不全）だけ〟なのか，〝体うっ血（右心不全）と肺うっ血（左心不全）の両方がある〟のかに注目しましょう（右心不全のみで体うっ血ばかりが目立つということもありえますが，比較的稀な病態なので，ここでは割愛します）．

うっ血の特徴と治療

｜頂門一針──うっ血の種類に応じて，適切な戦略を

肺うっ血の特徴は，病歴での起坐呼吸や発作性夜間呼吸困難，身体所見でのラ音，胸部X線での肺血管陰影の増強などです．対して，体うっ血の特徴は頸静脈怒張，浮腫，腹水などです．

〝肺うっ血だけで体うっ血がほぼない〟というケースでは，血圧が高いことが多いです．そのようなケースでは，体液の中心性移動（セントラル・シフト）が起こっていることが多く，総体液量（TBW）はあまり増えていません．血圧を下げる硝酸薬を使うと，肺うっ血が改善することが多いです．

一方で，〝肺うっ血も体うっ血も両方ある〟ケースでは，まず，総体液量が増えているでしょう．そのため，総体液量を減らすという意

味で利尿薬のよい適応です.

　肺うっ血・体うっ血の判断は身体所見や胸部Ｘ線でもできますが，心エコーで簡単な計測ができるとさらに管理に深みが出て，面白くなります．詳細はコラムをご覧あれ！［p.146］

ラシックス®でナトリウム（Na）異常にならないように ブドウ糖輸液でバランスをとる

　ラシックス®は心不全を中心に若手医師がよく使う薬ですので，その特徴を覚えましょう．いくつかポイントがありますが，今回はNaに注目したポイントをお伝えします．すなわち，ラシックス®での反応尿は典型的には〝half normal saline（1/2生食）〟ということです.

ラシックス®と反応尿
｜順水推舟——ナトリウム（Na）濃度を念頭に

　一般的に，ラシックス®を打つと，尿Naが60〜90 mEq/Lの尿（反応尿）が出るとされています．だいたい生食と自由水を半々に混ぜたものと同じイメージなので，このような反応尿はよくhalf normal saline（1/2生食）と称されています．この反応尿のなかに〝自由水の成分が半分混ざっている〟というところがポイントです.

────────────────── 高ナトリウム血症 ─

　図C7-7に示した通り，Naを含まない自由水が体外に出すぎると，相対的に体内のNa濃度が過剰になり，高ナトリウム血症になりえます．そのため，理論上はラシックス®を使い続けていると高ナトリウム血症になりえます．うまくバランスをとるには，ラシックス®の反応尿の半分量の自由水を補う必要があります．自由水に該当する輸液は5％ブドウ糖液です．ラシックス®を多用する心不全の輸液で5％ブドウ糖液が好まれる理由はこんなところにもあるのです.

　なお，この原則は，抗利尿ホルモン（ADH）分泌があまりない状況に限られます．Case 3で紹介したように，急性期の患者さんでは容

>>> 図 C7-7　half normal saline の尿のイメージ

ラシックス®で反応尿が 1,000mL 出たら……

反応尿

- 500mL 自由水
  - この成分の排出は自由水欠乏に
  - ＝相対的に Na 濃度上昇
  - → 高ナトリウム血症になりうる※
  - ※ ADH 分泌があまりない場合

- 500mL 生食
  - この成分の排出だけだと,
  - 血液内の Na 濃度は
  - 通常ほぼ変わらない

 ラシックス®を使っている場合, ADH 分泌があまりなければ, 高ナトリウム血症になりうる

 自由水を補えば, Na 濃度を変えずに体液量を減らすことができる!!
自由水≒5%ブドウ糖液!!

―――― HALF NORMAL SALINE ――――

| ADH：抗利尿ホルモン

易に ADH 分泌が亢進しやすい状況が揃っています［p.064］.

―――― 低ナトリウム血症 ――――

　心不全でも,（総体液量は増えていても）全身に巡っている有効循環血漿量が減ったり, 利尿薬のうちサイアザイド系利尿薬を使っていたりすると ADH 分泌が刺激されやすく, 逆に低ナトリウム血症になることも知られています. 低ナトリウム血症を合併した心不全では, 当然, 輸液戦略も変わってきます.

―――― 輸液戦略 ――――

　利尿薬として, 自由水をよりしっかり排出し, 低ナトリウム血症

を改善する力が強いサムスカ®などをうまく併用するのが一般的な方法でしょう．メイン輸液については好みが別れ，サムスカ®を使うならば，低ナトリウム血症合併時にも5％ブドウ糖液を使うという医師もいれば，5％ブドウ糖液を嫌ってごく少量の細胞外液を好む医師もいます．

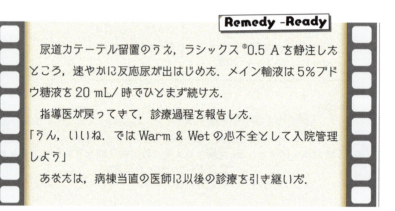

Case7 Ch3

Remedy-Ready

尿道カテーテル留置のうえ，ラシックス®0.5 A を静注したところ，速やかに反応尿が出はじめた．メイン輸液は5％ブドウ糖液を20 mL/時でひとまず続けた．

指導医が戻ってきて，診療過程を報告した．

「うん，いいね．では Warm & Wet の心不全として入院管理しよう」

あなたは，病棟当直の医師に以後の診療を引き継いだ．

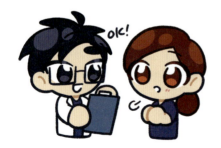

■引用文献

1) Bozkurt B, et al.：Universal Definition and Classification of Heart Failure：A Report of the Heart Failure Society of America, Heart Failure Association of the European Society of Cardiology, Japanese Heart Failure Society and Writing Committee of the Universal Definition of Heart Failure. J Card Fail 2021；S1071-9164(21)00050-6. PMID 33663906.
2) McKee PA, et al.：The natural history of congestive heart failure：the Framingham study. N Engl J Med 1971；285：1441-1446. PMID 5122894.
3) Mebazaa A, et al.：Acute heart failure and cardiogenic shock：a multidisciplinary practical guidance. Intensive Care Med 2016；42：147-163. PMID 26370690.
4) Nohria A, et al.：Clinical assessment identifies hemodynamic profiles that predict outcomes in patients admitted with heart failure. J Am Coll Cardiol 2003；41：1797-1804. PMID 12767667.

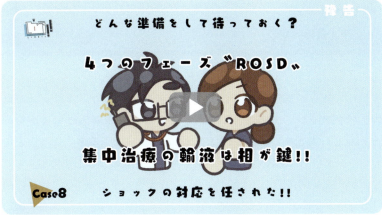

【Case7】心不全疑いの対応を任された!! たぶん、心不全だ。

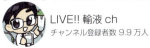
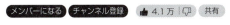

循環動態の概要を把握する エコーにチャレンジ!!

point-of-care ultrasound（POCUS）は，医療画像診断において革命的なアプローチといっても過言ではありません．CTなどの従来の画像診断モダリティに比べて，欲しい情報が得られるまでのタイムラグが極めて短いこと，形態的な異常だけでなく機能についても教えてくれるところが大きな強みです．リアルタイムにベッドサイドで大事な情報を教えてくれるPOCUSは若手医師が習得すべきマストな技術ですが，皆さんはエコーは好きですか？

心臓領域のPOCUSとしては，以下がまず押さえるべき評価項目でしょう．

- ・左室サイズ，収縮能
- ・右室サイズ，右室の左室圧排
- ・壁運動異常
- ・心嚢液
- ・重症弁膜症
- ・下大静脈（IVC）

心エコーのステップアップを

これらの測定ができるようになったところで，次のレベルにステップアップしてみませんか？　筆者はよく研修医の先生たちに「visual EF（駆出率）やIVCだけを診る心エコーから卒業しよう」と伝えています．それでは，ステップアップとしてどのような項目が診られるようチャレンジしていけばよいでしょうか？　筆者の場合，循環器内科の先生方に教えていただいて，現在は図1，2の項目などを参考にしています．

それぞれの項目の意味，実際の測定の方法の詳細については，さすがに本コラムの紙面では書ききれないので，他の心エコーの入門書や

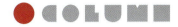

C-07

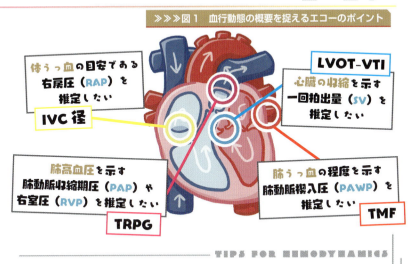

>>> 図1 血行動態の概要を捉えるエコーのポイント

TIPS FOR HEMODYNAMICS

動画などをご覧ください（今はよいものが様々出回っています）．

　　ただし，図2に示したような数値だと，取り分け非専門家の立場では絶対値が正しくない，真の値とずれることは正直よくあります．ただ経時的に測定することでトレンドを把握することはできます．絶対値を過信せず，治療介入での変化のトレンドに使うことが望ましいと言えるでしょう．

　　また，実際に測定のコツを指導してもらったり，フィードバックを受けることはとても重要でしょう．循環器内科などの心エコーの得意な医師や検査技師さんからそういった情報を教えてもらえる環境，あるいは関係性を作ることも大事ですね．

#POCUS　#心不全　#血行動態

LVOT-VTI 測定のイメージ

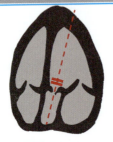

大動脈弁直下に
サンプルボリュームを置いてPWを押す
波形をトレースし測定

▶ 5チャンバーや3チャンバーで測定
　ビームが流出路となるべく平行になるように
▶ 15以下でSV低下の目安

TRPG 測定のイメージ

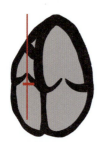

三尖弁の方向に合わせてCWを押す
TRVmaxを測定し、そこから演算

▶ 4チャンバーで測定
　ビームがなるべくTRと平行になるように注意する
▶ 40以上で肺高血圧の目安

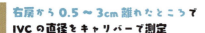

IVC径測定のイメージ

右房から0.5〜3cm離れたところで
IVCの直径をキャリパーで測定

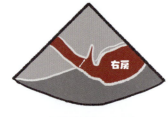

▶ 血管壁の内側から内側で測定
▶ 21mm以上（日本人だと19mm以上という報告も）
　呼吸性変動40〜50%以下（30%以下という報告も）
　で右房圧（RAP）の高度上昇の目安

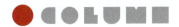

図2 各項目測定のイメージ

CW：連続波ドプラ, LVOT-VTI：左室流出路速度時間積分値, IVC：下大静脈, PW：パルスドプラ, SV：一回拍出量, TMF：左室流入血流速度, TRPG：三尖弁逆流圧較差, TRV：三尖弁逆流最大血流速度

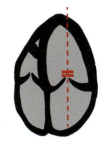

TMF 測定のイメージ

僧帽弁の先端にサンプルボリュームを置いて PW を押す

▶ 4チャンバー, 2チャンバー, 3チャンバーで測定

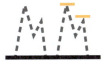

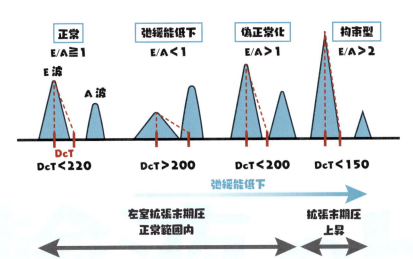

Case 当直 8 ショックの対応を任された!! どんな準備をして待っておく？

HYPOVOLEMIC SHOCK

> キーワードは、〝ROSD〟!!

―― START!! ――

本項からは輸液の適応〝3R〟のうち，「Resuscitation（蘇生）」の輸液を扱います．ICU などでの重症の患者さんで循環動態が崩れているケース——そのような場面で輸液を中心に状態を立て直してみせるのは，若手の医師の憧れの一つですよね．

さて，そんな Resuscitation の輸液は，近年急速に発達してきている分野で，古典的な輸液の理論では説明できないことが発見され，新たな概念が提唱されています．そこで，Case に入る前に，歴史的背景や前提知識をお伝えし，情報を整理しておきたいと思います．

輸液の知識は温故知新
特に研究の舞台はICUセッティング

輸液の最も古い記録は 1832 年のイギリスで，コレラの下痢で生じる脱水患者を救命するために講じられた薄めの食塩水投与だとされています[1]．さて，そこから時代を経ること約 200 年．この間で輸液についての知見はどう深まったでしょうか？

試みに，筆者が PubMed で "IV fluids" で検索してみたところ，ヒットする論文数は 1980 年代までは少なく，1990 年代からちょっと増加，しばらく横這いでしたが，2000 年代後半からは急激に増加していることがわかりました．

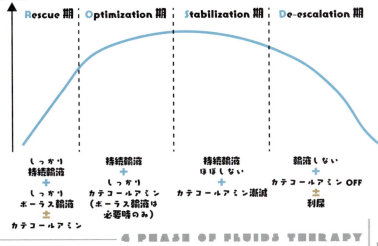

>>> 図 C8-1　重症患者の輸液の4つのフェーズ

Hoste EA, et al.：Four phases of intravenous fluid therapy：a conceptual model. Br J Anaesth 2014；113：740-747 を基に作成.

まさに温故知新——この 20 年ほどで過去の知見が見直され，新たな知見が判明しはじめているというのが，輸液を巡る世界の知識なのです．そんな日進月歩の輸液の世界の研究ですが，研究の主な舞台となるのは重症患者が対象となる ICU・集中治療の領域です．

集中治療の輸液はフェーズで分ける
謎の呪文?!〝ROSD〟

重症患者の輸液の研究は，特に敗血症に対する治療を中心に発達してきました．研究が進むにつれてわかってきたことは，患者さんの状態によって「適切な輸液はダイナミックに，フェーズごとに大きく変わる」ということです．

現在の知見では，重症患者さんの状態は 4 つのフェーズに分けるのが一般的です [図 C8-1] [2].

① **R**escue 期
　（文献によっては Salvage 期としているものもあります）
② **O**ptimization 期
③ **S**tabilization 期
④ **D**e-escalation 期
　（文献によっては De-resuscitation 期や Evacuation 期としているものもあります）

　Rescue 期は患者さんの循環が大きく崩れている状態で，循環を回復するためにボーラス輸液が必要なフェーズです．Optimization 期では Rescue 期である程度の量の輸液が入ったところで，身体に害を生じさせずに循環を保つための，ケースバイケースの輸液が必要です．また，カテコールアミンを過量になりすぎない程度にしっかり使うことが重要なフェーズです．

　Stabilization 期は循環が安定しはじめたため，必要最小限の輸液のみとし，無為な輸液は避けるフェーズです．De-escalation 期は一度血管外に漏れた水分が血管内に再びしっかり戻るフェーズです．輸液は原則ほぼせず，しっかり尿を出してあげるフェーズでもあります．必要に応じて利尿薬を使います．

　〝ガツン〟とボーラス輸液してみたり，逆に輸液を一切せず利尿をかけてみたりなど，重症患者さんの輸液戦略はダイナミックに変える必要があるというのは興味深いですよね．重症患者の輸液の基礎となる 4 つのフェーズ〝ROSD〟は，ぜひしっかり覚えましょう．

︙

Case8 Ch1　　　　救急隊を待ちながら

62 歳，男性．来院前日から心窩部不快感を自覚していた．来院当日の夕方に椅子から立ち上がった際に失神した．すぐに

意識は回復したが，倦怠感が著しく，動くことができなくなったため，家族が救急要請した．既往歴に特記すべきものはなく，内服薬も特にない．

救急隊接触時のバイタルサインは以下の通り．

　　意識レベル：クリア　　　血　圧：76/62 mmHg
　　心拍数：118回/分，整　　呼吸数：24回/分

SpO_2 と腋窩での体温は末梢が冷たく，冷汗でうまく測定できなかった．

救急隊からショックバイタルの患者の応需依頼があった．幸い，今日の夜間当直は少し落ち着いている．指導医から「よし，これは重症そうだから一緒に対応しよう．搬送まであと15分らしい．その間に作戦会議だ．先生ならどんな準備をして待っておく？」と言われた．

さて，自分だったらどんな準備をしようか？

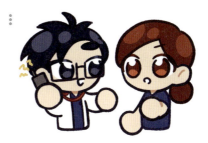

▶ ORDER!! ◀

▶ CHOICE!!

- "ABCアプローチ" を徹底する
- なるべく太いゲージでルートを2～3本とり，細胞外液を全開で投与する
- 血液ガス含めた採血・心電図（ECG）・エコーの準備をしておく
- 念のため，救急カートもすぐ近くに持ってきておく

▷ REASON!!
- 重症患者の初期対応は〝ABC アプローチ〟で系統的に
- ショックでは輸液のスピード感が大事
  | なるべく太いゲージを複数とる
- ショックは 4 つに分類し対応を決めていく
  | 特に身体所見とエコーが大事

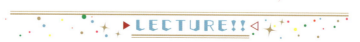

重症患者の初期対応は〝ABCアプローチ〟で系統的に

Case 7 で扱った心不全の例でも述べましたが，一般的に，重症患者，急変したケースでは〝ABC アプローチ〟を施行し，まずは（細かい診断より先に）生理学的な安定，バイタルサインの安定を目指します [図 C8-2].

ショックでは輸液のスピード感が大事
なるべく太いゲージを複数とる

今回は輸液の適応〝3R〟では，当然，「Resuscitation（蘇生）」の輸液です．迅速にショックを立て直す必要があります．後述するようにショックは 4 つに分類され，その病態ごとに対応は変わってきますが，ある程度の量の輸液を急いで入れるところは共通です．

輸液速度の考え方
氾濫停蓄——輸液の速度を決める要素は

「心原性ショックだと急速な輸液をしてはいけない」と誤解している研修医をよく見かけますが，決してそんなことはありません．確かに「大量の」輸液をしすぎると病態が悪化することはありえますが，通常，初期の 250〜500 mL 程度の輸液を「急速に」入れても，どのショックでも極端な悪化はとても少ないです．

>>> 図 C8-2　ショックでの ABC アプローチ

A AIRWAY　気道

身体所見
嗄声，stridor，痰絡みの音（rattle）など
陥没呼吸，シーソー呼吸

処置
酸素投与（本質的ではないが緊急避難的に），吸引
用手的気道確保 → エアウェイ・気管挿管

B BREATHING　呼吸状態

身体所見
呼吸音，胸郭運動の左右差

処置
酸素投与 → 重度の呼吸不全ならネーザルハイフロー
呼吸努力が強いなら NPPV，気管挿管（気胸除外して）

簡単な検査
POCUS，ポータブル胸部 X 線

C CIRCULATION　循環動態

身体所見
手足の触診（冷感，脈拍の触れ / 左右差），浮腫など
外頸静脈（臥位で虚脱ないか，座位で怒張ないか）
心雑音

簡単な検査
POCUS，ECG/ モニター管理

処置
末梢ルート確保，細胞外液の輸液
ショックなら，カテコールアミン
※特に心不全＋ショック（≒心原性ショック）
　の場合は
・ドブタミンなどの強心薬
・IABP や VA-ECMO などの機械的循環補助
　　　　　　　　　　　　　　　　　　など

「身体所見＋POCUS（RUSH exam）＋ECG」であたりをつける

ショックでは，四病態の分類が大事!!

ABC APPROACH ON SHOCK

ECG：心電図, IABP：大動脈バルーンパンピング, NPPV：非侵襲的陽圧換気,
POCUS：point of care ultrasound, VA-ECMO：静脈脱血 – 静脈送血体外式膜型人工肺

Case 8　ショックの初期対応：ABC で診る病態をどう評価し，どうまとめて対応している？

—————————————————————————— 輸液速度の安全域 —

　実際，輸液速度の安全域は実は思ったより広いということは，BaSICS trial というランダム化比較試験（RCT）で証明されています[3]．

　ICU 入室した低血圧などの急性腎傷害（AKI）リスクのある患者で，999 mL/ 時と 333 mL/ 時という輸液速度を比べたところ，90 日死亡率や重症度スコア（SOFA スコア）に差がなかったという研究です[3]．

　この研究では心不全患者は除外されておらず，むしろ患者の約 2 割を心不全が占めています．心不全でサブ解析しても輸液速度で死亡率などは変わっていないことも報告されています．

　輸液速度での有害性については，神経質にならなくてもよさそうです．むしろ，速度以上に大事なことは，入れる輸液の種類と量なのだと言われはじめてもいます．

—————————————————————————— 輸液速度の調節法 —

　さて，輸液速度が速すぎることの有害性はさほど気にしなくてよいことがわかったところで，少しでも早くショックを立て直すためには，どのように輸液したらよいでしょうか？

　具体的にはクレンメを全開し，なるべく早く輸液を入れる，通称〝輸液全開〟でまずは 500 mL 程度を入れつつ，ショックの四病態の鑑別を進めていきます．

　ここで，この〝輸液全開〟についても，もう少し深掘りしておきたいところです．クレンメを全開にすると，輸液はスピード感をもって滴下していきますが，この速度は何に影響されるか，皆さんはイメージが湧きますか？　輸液バッグの位置を高くすると，輸液速度が早くなることは皆さんも経験的に知っていることと思います．実は輸液速度の変化の仕方は，完全に物理の法則で説明がつきます．それが流体力学の方程式〝Hagen–Poiseuille の式〟です [図 C8-3]．

　輸液バッグを高く上げる以外にも，ルートを太くする，短いルートを使うなどが，輸液速度を上げるポイントです．そして，このなかで，最も効果的な要素が〝ルートの太さ〟なのです．図 8-3 に示した式を

> **≫≫≫図 C8-3　Hagen-Poiseuille の式**

$$Q = \Delta P \times \frac{\pi r^4}{8 \mu L}$$

Q：定常流量　　　　△P：圧較差≒滴下落差
r：カテーテル半径　L：カテーテルの長さ
μ：流体粘度

輸液速度を上げるならば,

①滴下落差を上げる　②太いルートを使う　③短いルートを使う
→　このうち "ルートの太さ" が最も効果的（∵4乗に比例）

HAGEN-POISEUILLE EQUATION

ご覧の通り, ルートの太さ「r」だけが 4 乗に比例しています. そのため, 〝輸液全開〟の際の輸液速度は, ルートの太さに最も影響されるといっても過言ではありません. 実際, 動物実験などで, このルートの太さと輸液速度の関連に着目した研究があります [図 C8-4] [4].

　感覚をイメージしていただくためにも, 敢えて研究の内容を大まかにお伝えします. ルートの太さ（ゲージ数）が 1 段階上がることに, 〝輸液全開〟の輸液速度はだいたい 1.5 〜 2 倍程度になると覚えてください. なので, 例えば, ショックで 16 G のルートが 1 本とれれば安心ですが, より細いルートしかとれないような状況では, 同等の効果を得るには 18 G で 2 本とったらよいというイメージです.

　筆者なら今回の Case のようなショックならば, 理想的には 18 G で 2 本, そうでなくとも, できれば 20 G で複数のルートを確保したいところです.

ショックは4つに分類し対応を決めていく
特に身体所見とエコーが大事

ABC アプローチで, A（気道）, B（呼吸）に問題がないことを確

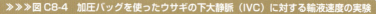

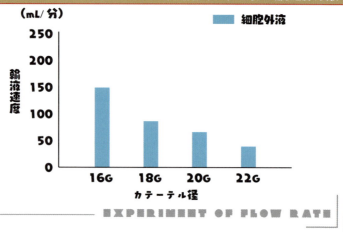

>>> 図 C8-4　加圧バッグを使ったウサギの下大静脈（IVC）に対する輸液速度の実験

Hu MH, et al.：Effect of External Pressure and Catheter Gauge on Flow Rate, Kinetic Energy, and Endothelial Injury During Intravenous Fluid Administration in a Rabbit Model. Shock 2016；45：98-103 を基に作成.

認したら，サッと C（循環）を評価し，速やかに立て直しを図ります．

　今回の Case では血圧が低く，いわゆるショックが疑われます．ショックは次の4つの病態に分けます．

・循環血液量減少性ショック
・血液分布異常性ショック
・心原性ショック
・閉塞性ショック

　これらの分類は，今後の輸液戦略はもちろん，そこから先の原因疾患の鑑別，根本治療へのアプローチが異なっているため，実臨床の観点でもとても有用です．

ショックの種類を見抜くわざ

｜水到渠成──分類は身体所見から瞬時に診立てる

　4つのショックの分類をサッと1～2分で把握するにはどうしたら

よいでしょうか？ 研修医の先生，あるいは看護師の皆さんは，簡単な身体所見から大まかなあたりをつけられるようになってほしいところです．そのための合言葉は「ショックを診たら，〝首胸手足〟」です [図 C8-5].

―――――――――――――――合言葉は 〝首胸手足〟―

　　ショックの際の身体所見でポイントになるのは，まず〝首の外頸静脈〟です．通常，外頸静脈は臥位だと，ある程度，うっすら見えるのが普通です．これが完全に虚脱してしまい，見えないようであれば，循環血液量減少性ショックを疑います．また，外頸静脈はうっ血に気がつくきっかけにも有用です．

　　心原性ショックの場合は心臓そのものが原因で，閉塞性ショックの場合には，循環を妨げるものがあるせいで，右心系から左心系に，そして左心系から全身にうまく血液が流れていかない状態です．そのため，心原性ショックや閉塞性ショックでは，外頸静脈が怒張しやすいのがポイントです．ただ，外頸静脈を診る際には注意が必要で，一瞬でよいので，患者さんの身体を起こし，（半）座位にします．これでも隆々と拡張した外頸静脈が目立っていれば，怒張の可能性が高いです．

　　なお，血液分布異常性ショックについては，「外頸静脈は虚脱しやすい」と書いてある教科書もありますが，個人的な経験では，判断に悩ましい外頸静脈の所見，一見正常（臥位である程度外頸静脈が見えている状態）であることが多い印象です．

　　首の外頸静脈であたりをつければ，後は〝胸の視診や聴診〟，〝手足を触診〟で，確からしさをより高めていきます．その詳細は図 C8-5の通りです．なお，手足が冷たいかどうかに関しては，冬場などでは外気温の影響も受けることでしょう．慣れてくれば，バイタルサインの脈圧も参考になります．脈圧は収縮期血圧と拡張期血圧の差ですが，この脈圧が大きい状態（目安：収縮期血圧の半分の値以上）であれば，末梢が温かいショック＝血液分布異常性ショックの可能性が高そうです．逆に脈圧が小さい状態（目安：収縮期血圧の 1/4 以下）であれば，末梢が冷たいショックの可能性が高そうです．

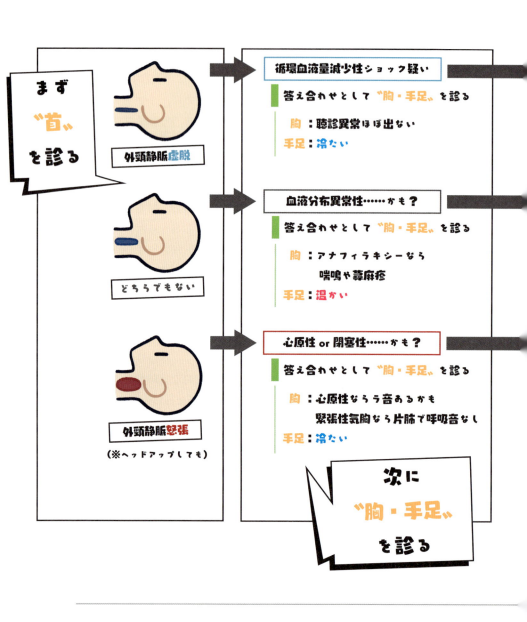

≫≫≫図C8-5　ショック診療の身体所見〝首胸手足〟

適切な処置を判断!!

循環血液量減少性ショック

- 輸液を迅速に大量に
- 出血なら出血源探し & 止血急ぐ

血液分布異常性ショック

- 輸液を迅速に大量に
- 敗血症で特に迅速なカテコールアミン
- 原因の根本治療を

  ex）アナフィラキシー → アドレナリン筋注
  ex）敗血症 → 抗菌薬

心原性ショック

- 輸液は必要に応じて
- 強心薬
- 機械的循環補助

閉塞性ショック

- 輸液は必要に応じて
- 原因の根本治療 / 緊急処置を急ぐ

  ex）緊張性気胸 → 緊急脱気
  ex）心タンポナーデ → 心嚢穿刺
  ex）肺塞栓 → tPA や手術

FIRST APPROACH FOR SHOCK

—————————————————————————— RUSH exam —

「いやいや，身体所見だけではとても心配だ」「もう少し確証がほ
しい」という方もいらっしゃるでしょう．さらに確証を得るためには，
エコーが要となります．特に〝RUSH exam〟と呼ばれる POCUS のテ
クニックを習得できるとかなり自信がつきます [図 C8-6].

ショック時の POCUS として有名になった RUSH exam は，もと
もと「Pump」「Tank」「Pipe」に分けて考えて，エコーをあてましょう
というコンセプトでした．ただ，個人的にはこの言葉の語感がピンと来
ず，また，プローブをあてる順番がやや非効率的な感じがしたので，**図
C8-6** に示した通り，次のようなイメージ・順番であてています．

①心臓（左室長軸，心窩部）
②下大静脈（IVC）
③ FAST
④大動脈
⑤肺
⑥深部静脈血栓症（DVT）
　− RUSH exam での DVT 検索は，肺塞栓が疑わしいときに
　　限定して，普段は省略も可

特にこれらを覚えるのに，有名な語呂合わせとして〝HIMAP〟
というものがあります．〝Heart：心臓〟，〝IVC：下大静脈〟，〝Morrison：
Morrison 窩〟を中心とした FAST，〝Aorta：大動脈〟，〝Pulmonary：肺〟
といった具合です．MAP は〝mean artery pressure（平均動脈圧）〟の略
として，循環管理の際によく使われる用語と掛けており，血圧が低い，
いわゆる「Low MAP」な状態であれば，「Hi(gh) MAP になるように」
RUSH exam で HIMAP の場所にエコーをあてようというわけです．個
人的にはこの語呂は覚えやすいですが，皆さんはどうですか？

—————————————————— RUSH exam の感度・特異度 —

　　ここからは複数のヒントを基に，ショックの四病態のうち，どれに該当するのかを考えていきます．

　　RUSH exam の性能は優秀です．ショックの分類について感度が88％，特異度が96％と報告されています[5]．ただ，ショックの種類によって，以下のように得意・不得意が明確に分かれます[6]．

　　循環血液量減少性ショックでは感度ほぼ100％，特異度94％．心原性ショックでは感度89％，特異度97％，閉塞性ショックは感度94％，特異度98％．これら3つは感度・特異度ともに高い——つまりRule in（診断）にも，Rule out（除外）にも結構使えることを意味します．

　　一方で，血液分布異常性ショックは特異度が100％近いものの，感度は73％です．つまり，敗血症性ショックなどの血液分布異常性ショックは RUSH exam からのヒントで Rule in（診断）はできそうですが，Rule out（除外）は難しいと言えます．

　　また，リアルワールドでは，ショックの病態が複数混在することもあります．例えば，敗血症性ショックで血液分布異常性ショックがありながら，敗血症性心筋症もあり心原性ショックも合併するといった類です．RUSH exam は混在したショックは当然苦手で，感度70％と先程の文献では報告されています[6]．

—————————————————— 筆者のタクティクス —

　　これら RUSH exam の特性から，筆者個人は「RUSH exam で診断できない，何かよくわからないショックなら，血液分布異常性ショックをまず疑い，その治療を開始する．それでも改善がいまいちならば，他のショックの病態が合併していないかもう一度エコーをあてなおす」と言うようにしています．

　　いずれにせよ，ショックの患者では，病態の分類を迅速に把握することが重要ですが，首胸手足の身体所見やエコーが大事な武器になるということを改めて強調させてください．

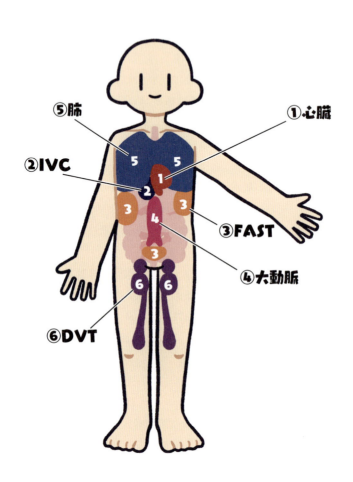

>>> 図 C8-6　RUSH exam の概要

1　心臓（左室長軸，心窩部）

左室収縮能，心囊水，右室圧排
→ 心原性，閉塞性のヒント

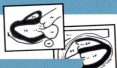

2　下大静脈（IVC）

怒張，虚脱がないか
→ 怒張なら心原性，閉塞性のヒント
　虚脱なら循環血液量減少性のヒント

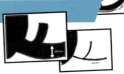

3　FAST

エコーフリースペースがないか
→ あれば
　循環血液量減少性や心原性のヒント

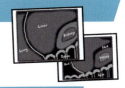

4　大動脈

腹部大動脈瘤がないか
→ あれば循環血液量減少性のヒント

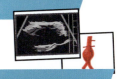

5　肺

Lung slide あるか，B line ないか
→ Lung slide がなければ気胸かも
→ B line あれば，肺炎や心不全かも

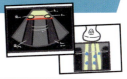

6　深部静脈血栓症（DVT）

圧迫で下肢静脈がつぶれるか
→ つぶれなければ DVT かも

※ RUSH exam で DVT 検索は，
　肺塞栓が疑わしいときに限定して，普段は省略可

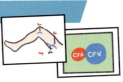

RUSH EXAM

Case8 Ch2

Midnight Manager

ルートや採血，エコーはもちろん，念の為，救急カートも近くに持ってくるなどの準備をした．看護師とも初動をどうするかの事前相談をして，救急車の到着を待った．当院に患者到着時は，幸いバイタルサインはほぼ横ばいであった．

意識レベル：JCS 1-1　　　血　圧：82/68 mmHg

心拍数：122 回 / 分，整　　呼吸数：28 回 / 分

SpO_2 と体表温は測定できなかった．救急隊はショックということで 10 L リザーバーマスクを着けてくれていた．救命士がルート確保を試みたが，ショックのため，確保できなかったとのことだった．

あなたは改めて ABC アプローチを施行した．気道は問題なし，呼吸は胸にラ音はなかった．ただ，呼吸回数は早く SpO_2 が測定できなかったため，血液ガスが採れるまでは呼吸も不安定かもしれないとして 10 L リザーバーマスクを継続した．

循環を評価すると，外頸静脈が臥位でも虚脱していた．胸部にラ音なく，手足は冷たい状態だった．〝循環血液量減少性ショック〟を強く疑った．まずエコーガイド下で両肘正中皮静脈に 20 G でルートを 2 本とった．輸液全開の速度で投与しながら，引き続き，RUSH exam を行った．

RUSH exam では，左室や IVC が虚脱しており，同様に循環血液量減少性ショックでよいだろうと判断した．腹腔内にエコーフリースペースはなく，腹腔内出血は否定的であった．

循環血液量減少性ショックのため，まずは出血を疑い，特に消化管出血の除外が必要と考えた．改めて身体所見に戻り，直腸診をしたところ，タール便が指に付着した．どうやら消化管出血による循環血液量減少性ショックでよさそうだ．そうこうしている間に 1,000 mL 弱のラクテック® で状態は改善傾向

になった. 血圧は102/80 mmHg, 心拍数100回/分であった.

　あなたは, オンコールの消化器内科に緊急上部内視鏡検査の適応についてコンサルをした.

「すぐに輸液で状態が改善しているのであれば, 今日の夜は乗り切って, 明日朝一番の上部消化管内視鏡でもいけそうな感じはしますね. PPI（プロトンポンプ阻害薬）を入れて, 適宜, 輸血などしながら, 今晩の管理をお願いできますか？ 朝一番で引き継ぎますので」

　一緒に当直に入っている指導医に報告したところ, 次のような返答であった.

「OK. じゃあ, その作戦で行こう. 先生なら, この一晩の循環管理をどうする？」

　さて, どうしよう？

▶ORDER!!◀

▶ CHOICE!!

- 動脈ライン（Aライン）挿入し, 血圧をモニタリングする
- 〝静脈瘤出血らしさ〟がないことを確認し, プロトンポンプ阻害薬（PPI）を以下のように投与する

  | オメプラゾール1V＋生食2ポート
  | 30分かけて　1日2回

- ソルアセト®D 60 mL/時とし, 〝輸液必要性〟があれば, 適宜250 mLボーラス輸液を追加する
- Hb＞7となるように赤血球濃厚液（RBC）の輸血をする

▷ REASON!!

- 上部消化管出血の緊急内視鏡は, バイタル安定すれば翌朝でもよいか

もしれない
- Optimization 期では，輸液を入れすぎず，メリハリが大事
- RBC 輸血の閾値は原則 Hb 7.0 g/dL

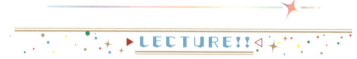

上部消化管出血の緊急内視鏡はバイタル安定すれば翌朝でもよいかもしれない

　　皆さんの施設では上部消化管出血の際に緊急上部内視鏡はどのタイミングで行っていますか？　実はこの問題について，2020 年に The New England Journal of Medicine（NEJM）という医学雑誌に大変示唆に富んだ論文が報告されています[7]．

　　この論文では，「Glasgow–Blatchford score」という上部消化管出血の再出血や死亡率を見積もるリスクスコアで，12 点以上の上部消化管出血の患者さんを対象としています．これは，決して軽くない，リスクの高い上部消化管出血です．この患者群に対し，PPI を十分に投与したうえで，（静脈瘤出血疑いの場合は血管作動薬や抗菌薬投与も併用），〝6 時間以内に緊急内視鏡を行う群〟と〝6 〜 24 時間に準緊急で内視鏡を行う群〟で比べると，30 日死亡率の差がなかったという結果が報告されました．

　　非軽症なら，緊急内視鏡は夜中でもやらないといけないと習った筆者からすると，とても衝撃的な論文でした．なお，この論文では，ショックからすぐに安定しなかった患者さんは除外されています．当然，そういった患者さんはこの論文の結果は適応できませんので，輸液ですぐに安定しない上部消化管出血は，速やかに緊急内視鏡を行うべきでしょう．

　　また，この論文では肝硬変による静脈瘤出血も含まれていますが，その数は多くないため，本当に静脈瘤出血全般に当てはめてよいかは議論が分かれているところのようです．

　　「この論文を基に，輸液ですぐにショックから安定する静脈瘤出

血ではない上部消化管出血の緊急内視鏡は翌朝でよい」と言い切りたい，……ところではあるのですが，少し悩ましい日本特有の問題もあります．というのも，諸外国では，上部消化管出血でのPPIは大量投与＋持続投与されることが一般的ですが，日本ではそのような使い方は保険適用が通っていないのが現状なのです．ちなみに先程ご紹介したNEJMの研究もご多分に漏れず，エソメプラゾールというPPIを80mg静注した後に，8mg/時で持続投与するというプロトコルになっています．

　　一方で，内視鏡で止血後の場合，PPIを大量投与と，標準量投与で再出血率に差はないという研究がある一方[8)]，日本人は欧米人に比べてPPIの代謝が遅く，血中濃度が高くなりがちなので，そのまま欧米のデータを当てはめないほうがよいという議論もあるようです．

　　PPIの使い方——意外に悩ましいですね．そのため，少なくとも日本の標準的なPPIの使い方に準じると，この研究を当てはめてよいかは議論が分かれます．恐らく施設ごとに消化器内科医が中心に指針を事前に決めているでしょう．現場ではその指針に従いましょう．

——————————————— 筆者のタクティクス —

　　今回のCaseでは，消化器内科と相談して翌朝一番の緊急内視鏡ですが，その間の状態悪化を夜間でも迅速に知るために，筆者であれば観血的動脈圧測定——いわゆる〝動脈ライン（Aライン）〟を入れておきます．

　　Aラインを入れておけば，リアルタイムの血圧（正確には動脈圧）が測定でき，心拍出量（CO）などの推定もできます．加えて，簡単に血液ガスが採れるので，ヘモグロビン（Hb）などのデータを気軽に追うことができるのもAラインを入れる大きな利点でしょう．

Optimization期では
輸液を入れすぎずメリハリが大事

　　本項の冒頭でも紹介しましたが，「Resuscitation（蘇生）」の輸液ではフェーズを分けることが大事です．いったん循環動態が安定したの

であれば，Rescue 期は抜けて，次の Optimization 期に入っています **[図 C8-7]** [9)].

Optimization期の輸液

鉤縄規矩──実践知に学んで大外しを避ける

この時期でも再度循環が崩れるリスクがあるため，24 時間の持続輸液をしますが，輸液を入れすぎないことが最大のコツです．輸液過多はどの疾患でも有害事象を招きます．消化管出血も例外ではありません．

では，入れすぎないための Optimization 期の輸液速度はどうしたらよいでしょうか？　明確に定まった答えはありません．ただ，大外ししない輸液速度という意味で 40 ～ 80 mL/ 時程度で行われることが経験的に多いと思います．

──────────────────────── **ボーラス輸液** ─

もちろん，上記の対応で，血圧が下がる，心拍出量（CO）低下，mottling が出現する，乏尿になるなど，循環の問題が生じるようであれば，適宜，少量短時間輸液の側管からの追加投与──〝ボーラス輸液〟を行います．

ボーラス輸液にはコツがあります．少なくとも 4 mL/kg 以上の輸液を 10 分程度で投与するというのが，集中治療医にとって一つのコンセンサスになっているようです [10)]．この基準には，輸液を実際にしてみて循環が改善するか──かっこよく専門用語で言うと〝輸液反応性〟があるかどうかを同時に確認したいという狙いもあります（詳細は Case 9 で扱います [p.178]）．

漫然と輸液するのではなく，メリハリをつけて輸液するのが今のトレンドなのです．

──────────────────────── **輸液反応性** ─

短時間の投与ではなく長く時間をかけすぎた輸液投与をしてしまうと，他の要素が修飾をかけてしまい，輸液反応性の判断ができなくなっ

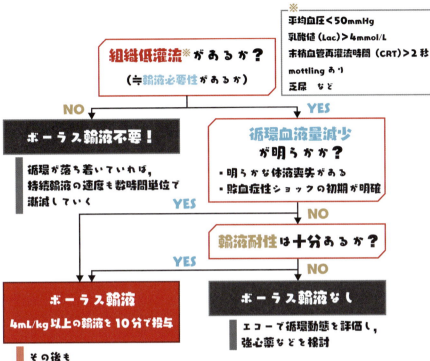

図 C8-7 Rescue 期〜 Optimization 期の輸液の〝簡略対応〟イメージ

Monnet X, et al.：Prediction of fluid responsiveness: an update. Ann Intensive Care 2016；6：111 を基に作成.

てしまうと言われています.

　そのため，ボーラス輸液をするなら〝10 分程度で〟というのがポイントです．何となく 60 mL/ 時から 120 mL/ 時に上げて経過を診る……といったやり方は，少なくとも重症な患者では，今はやられなくなってきているのですね.

　このあたりの〝Optimization 期の輸液〟，〝輸液必要性〟，〝輸液反応性〟などの用語については，Case 9 でも詳しく扱いますので，ここでは「へー」と何となく理解する程度で大丈夫です.

赤血球濃厚液（RBC）輸血の閾値は原則Hb 7.0 g/dL

　輸液について扱うとき，輸血も無視できない大事な問題です．ここでは赤血球濃厚液（RBC）輸血について少し紹介したいと思います．

　Hb > 7.0 g/dL で輸血をするのが一般的です．特に消化管出血では有名な研究があり，Hb > 9.0 g/dL と Hb が高めになるように比較的じゃんじゃん輸血した群と，Hb > 7.0 で輸血制限をした群を比べると，輸血制限をした群の方が，6 週間後の死亡率，再出血率が低く，有害事象も少なかったという結果です[11]．

輸血速度の目安

鞭辟近裏——併せて学んでおきたい輸血の知識

　もし，Hb < 7.0 g/dL となったら，RBC をどれくらい輸血すればよいでしょうか？　RBC に限らず，他の輸血製剤——新鮮凍結血漿（FFP）や濃厚血小板（PC），いずれも一般的な成人の血液量の 5% 程度に相当する 200 mL の献血 1 単位から，それぞれの製剤の 1 単位が精製されています．そのため，例えば，RBC 1 単位であれば，健常成人の Hb 値（15 g/dL）の 5% である 0.75 g/dL を上昇させる程度の Hb が含有されているとイメージするとよいでしょう．

　通常，RBC は 2 単位から輸血することがほとんどですので，RBC 2 単位で 1.5 g/dL 程度の上昇という覚え方でもよいかもしれません．

　さらに正確に Hb 上昇を予測したい場合は，日本赤十字社から「輸血用血液製剤投与早見表」が web ページなどに公開されていますので，参考にするとよいでしょう[※1]．

※1　例えば，以下のものがあります．
輸血用血液製剤投与早見表．日本赤十字社．
　https://www.jrc.or.jp/mr/relate/info/pdf/yuketsuj_0706-107.pdf　……①
赤血球製剤（各製剤の紹介（自動計算・投与早見表））．日本赤十字社．
　https://www.jrc.or.jp/mr/blood_product/about/red_blood_cell/　……②
（上記の web サイトには，他に「血小板製剤」「血漿製剤」のページもあります）

①

②

赤血球濃厚液（RBC）輸血のコツ

　　RBC輸血を実際に行う場合，投与に関して，いくつか注意点があります．

　　1つ目は原則，末梢の静脈ルートから投与が望ましいとされている点です．どうしても末梢の静脈ルートがとれない場合，中心静脈カテーテル（CVC）からの投与も可能ではありますが，既に往々にして複数の薬が投与されていると思われるので，事前に生食でフラッシュする配慮が必要です．これは，輸血製剤と薬剤の相互作用を避けるためです．また，CVC用フィルターを通すと目詰まりする懸念があるため，フィルターの下流から投与するといった注意も必要です．

　　2つ目に，末梢の静脈ルートの太さです．古典的には20Gが望ましいとされています．これは輸血製剤の溶血に関係するとされ，細いゲージ数で，輸血の滴下速度が速いと溶血する懸念があるためです．例えば，24Gであれば，0.3 mL/秒＝18 mL/分≒100 mL/時程度以上の速度だと溶血しやすいとされています．

　　逆に言えば，輸血速度を抑えれば，どうしても細いゲージの静脈ルートしかとれなくても，投与することは可能と言えます．22Gであれば，1.5 mL/秒＝90 mL/分≒5 L/時程度以下の速度であれば，溶血しないとされているため，ポンピングでもしない限り，事実上，RBC輸血の投与に問題ありません．

　　RBC輸血は古典的には20G以上が望ましいとされていますが，22Gでもほぼ問題なく，やむを得ず24Gを使う場合にも100 mL/時以下の速度，RBC1単位が約140 mLなので，1単位を約90分以上かければ投与できるとは言えそうです．

　　3つ目のコツとして，投与速度の一般論についてぜひ知っておきましょう．2つ目の内容とも一部重複しますが，輸血は投与速度が速すぎると溶血を起こしてしまうという懸念があります．一方で，ゆっくりならよいかというと，そうでもなく，投与速度が遅すぎればルート内から輸血バッグへの細菌汚染・感染リスクが上がると言われています．

　　そのため，慣習的にRBC1単位（約140 mL）は30〜60分かけ

て行うのが一般的とされています．

⋮

Case8
Ch3
Morning Glory

救急外来では一旦，血圧などのバイタルサインは落ち着いたが，翌朝の内視鏡とのことで，夜間の状態悪化を迅速に把握できるようにＡラインを挿入して管理する方針とした．

病歴や身体所見上から肝硬変を疑うものはなく，静脈瘤出血の可能性は低いと判断し，PPI投与の方針とし，オメプラゾール IV（20 mg）1日2回投与とした．メインの輸液はソルアセト®D 60 mL/時で24時間持続投与とし，組織低灌流の所見があれば，生食250 mLを10分で適宜ボーラス投与する方針とした．

幸い，夜間の循環動態の悪化はなく，あなたは翌朝に消化器内科に引き継いだ．準緊急内視鏡をしたところ，胃角部にA2ステージの胃潰瘍があり，自然止血している状態だった．

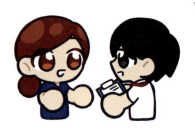

■引用文献

1) Finfer S, et al. : Intravenous fluid therapy in critically ill adults. Nat Rev Nephrol 2018；14：541-557. PMID 30072710
2) Hoste EA, et al. : Four phases of intravenous fluid therapy : a conceptual model. Br J Anaesth 2014；113：740-747. PMID 25204700.

3) Zampieri FG, et al.：Effect of Slower vs Faster Intravenous Fluid Bolus Rates on Mortality in Critically Ill Patients：The BaSICS Randomized Clinical Trial. JAMA 2021；326：830-838. PMID 34547081.
4) Hu MH, et al.：Effect of External Pressure and Catheter Gauge on Flow Rate, Kinetic Energy, and Endothelial Injury During Intravenous Fluid Administration in a Rabbit Model. Shock 2016；45：98-103. PMID 26674456.
5) Jammal M, et al.：The diagnosis of right heart thrombus by focused cardiac ultrasound in a critically ill patient in compensated shock. Crit Ultrasound J 2015；7：6. PMID 25995832.
6) Keikha M, et al.：Diagnostic Accuracy of Rapid Ultrasound in Shock (RUSH) Exam；A Systematic Review and Meta-analysis. Bull Emerg Trauma 2018；6：271-278. PMID 30402514.
7) Lau JYW, et al.：Timing of Endoscopy for Acute Upper Gastrointestinal Bleeding. Reply. N Engl J Med 2020；383：e19. PMID 32706541.
8) Chen CC, et al.：Randomised clinical trial：high-dose vs. standard-dose proton pump inhibitors for the prevention of recurrent haemorrhage after combined endoscopic haemostasis of bleeding peptic ulcers. Aliment Pharmacol Ther 2012；35：894-903. PMID 22369682.
9) Monnet X, et al.：Prediction of fluid responsiveness: an update. Ann Intensive Care 2016；6：111. PMID 27858374.
10) Messina A, et al.：Consistency of data reporting in fluid responsiveness studies in the critically ill setting：the CODEFIRE consensus from the Cardiovascular Dynamic section of the European Society of Intensive Care Medicine. Intensive Care Med 2024；50：548-560. PMID 38483559.
11) Villanueva C, et al.：Transfusion strategies for acute upper gastrointestinal bleeding. N Engl J Med 2013；368：11-21. PMID 23281973.

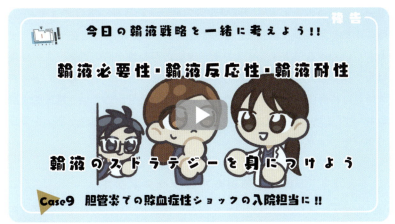

【Case8】ショックの対応を任された！！ どんな準備をして待っておく？

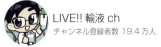

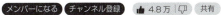
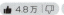

身体所見から〝静脈瘤出血らしさ〟を見積もる

　　　　上部消化管出血のなかでも〝静脈瘤出血（食道静脈瘤・胃静脈瘤）〟は特殊な病態です．背景には肝硬変があることが多く，凝固能低下・血小板低下なども相俟って大量出血をきたしやすいこと，止血処置が独特なこと，止血後も特発性細菌性腹膜炎や肝性脳症を合併しうることなど，特殊たらしめている要因は一つだけではありません．だからこそ，上部消化管出血を診たら，〝静脈瘤出血らしさ〟を〝迅速に〟判断することが重要です．特にこの〝迅速に〟というのがポイントです．大量出血によって循環動態が崩れやすい状況のため，悠長に時間をかけられないことが多いからです．

〝静脈瘤出血らしさ〟のエビデンス

　　　　上部消化管出血を診て，静脈瘤出血らしくないか，肝硬変が背景にないかを迅速に判断するには，身体所見が武器になります．肝硬変に関連する身体所見について，有名なものの感度・特異度を表1[1]にまとめました．

　　　　ご覧の通り，感度が勝れて高い所見はほぼありません．そのため，単一の所見のみをもって〝肝硬変否定的〟という使い方はできません．顔の毛細血管拡張は感度82％ではありますが，単一の研究での報告であり，いわゆる〝チャンピオンデータ〟の可能性が高いです．真の感度はもう少し差し引いて考えた方がよいでしょう．一方で，ほとんどの身体所見は特異度が高いです．なので，上部消化管出血という臨床的文脈において，これらの所見が1つでもあれば，肝硬変の可能性が高いと言ってよいでしょう．

迅速診断のためのタクティクス

　　　　さて，上部消化管出血の緊迫した現場で，この知見をどう使うかは臨床医の腕の見せ所です．筆者は次のようにしています．

　　　　まず，サッと〝手〟を診て，手掌紅斑と white nail の有無を調べ

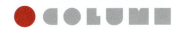

>>> 表1 肝硬変を疑う身体所見の感度・特異度

所見	統合した研究数	感度	特異度
腹水	7	34%（22〜49%）	95%（89〜98%）
側副血行路	3	42%（26〜61%）	94%（71〜99%）
肝性脳症	3	15%（6〜33%）	98%（97〜99%）
黄疸	3	36%（25〜48%）	85%（80〜89%）
くも状血管腫	8	50%（39%〜61）	88%（75〜95%）
顔の毛細血管拡張	1	82%（68〜91%）	92%（88〜95%）
white nail（Terry's nail）	1	43%（29〜58%）	98%（95〜99%）
手掌紅斑※	-	-（12〜63%）	-（49〜98%）

※ 異質性が高くメタアナリシスに適さず．
de Bruyn G, et al.：A systematic review of the diagnostic accuracy of physical examination for the detection of cirrhosis. BMC Med Inform Decis Mak 2001；1：6 を基に作成．

ます．その後，サッと〝頭頸部〟を診て，黄疸，顔の毛細血管拡張，クモ状血管腫（首の周りが好発部位）の有無を調べます．感度は低いなりにも少しでも感度の高い所見，あるいは，パッと見ただけでわかる所見を中心にとるのがポイントです．これらの手順は慣れれば1分で診られるようになります．いずれかの所見が1つでもあれば，「肝硬変があるかも」「静脈瘤出血かも」と考えます．先程述べたように，どの所見も特異度が高いからです．

皆さんは肝硬変の身体所見をサッと1分でとることができますか？

■引用文献
1）de Bruyn G, et al.：A systematic review of the diagnostic accuracy of physical examination for the detection of cirrhosis. BMC Med Inform Decis Mak 2001；1：6. PMID 11806763.

#肝硬変 #静脈瘤出血 #身体所見

Case 病棟 9

胆管炎での敗血症性ショックの入院担当に!!
今日の輸液戦略を一緒に考えよう!!

> 〝輸液必要性〟〝輸液反応性〟〝輸液耐性〟より始めよ。
> 　　　　　　　　　　　　　　　　　　　　　　　　柴

— START!! —

　Case 8 からは輸液の適応〝3R〟のうち，「Resuscitation（蘇生）」の輸液を扱っています．皆さんには「輸液って奥深いな，面白いな」と感じていただけているでしょうか？

　この勢いそのままに，重症患者のフェーズ〝POSD〟のうち，今回は奥が深い〝Optimization 期〟を取り扱っていきます**［図 C9-1］**[1]．少しでも皆さんがスムーズに Case に入れるように，あらかじめ前提となる知識を共有していきましょう．

Optimization 期はどんなフェーズ？

　Optimization 期はどんなフェーズでしょうか？　大まかにそのイメージを伝えるとすれば，ER や病棟急変で初期対応が終わって少し状態が改善したくらい，ICU や HCU などに入室した後から数日の時期というイメージです．重症な患者のため，多くは中心静脈カテーテル（CVC）や動脈ライン（A ライン）が挿入されていることでしょう．場合によっては，気管挿管などもされているかもしれません．この時期には通常，24 時間の持続輸液が何かしら投与されていて，カテコールアミンなどの循環作動薬をしっかり使っているような状況です．

　「じゃあ，ここからは輸液の理論に基づいて維持輸液ですよね．

>>> 図 C9-1 重症患者の輸液の4つのフェーズ

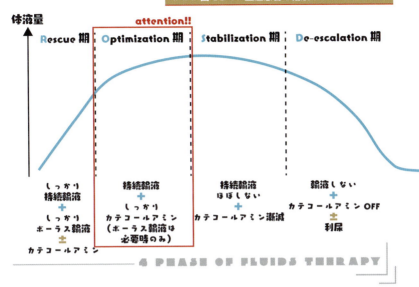

Hoste EA, et al.：Four phases of intravenous fluid therapy：a conceptual model. Br J Anaesth 2014；113：740-747 を基に作成．

維持輸液だから 30 mL/kg，だいたい 2,000 mL/ 日の維持輸液とカテコールアミンを使っていればいいんですよね？」なんてお思いの方，ちょっとお待ちください！　実はそうは問屋が卸しません．むしろ，Optimization 期は画一的な時期ではなく，症例によってかなり差が出る，小難しいところ──いや，医師にとって腕の見せ所なのです．

　〝optimization〟という単語は「最適化」という意味です．考えられる手段のなかから，最も適切な対応ができるようになるためには，どんなポイントを押さえていくべきなのか，確かめていきましょう．

歴史に学ぶ難しさ

覧古考新──最新のトレンドをキャッチアップ

　それでは，Optimization 期の輸液のポイントは……と早速核心に迫りたいのですが，その前に，敢えて敗血症診療の進歩を皆さんと共有

させてください.「え, まどろっこしい!」と思うこと勿れ! ストーリーで理解すると, その後の知見の解像度が変わってきますし, 現在, なぜこういったトレンドになっているのかを理解することもできるからです.

敗血症診療のエビデンス

さて, 敗血症は 2000 年以前の死亡率がとても高かったことが知られています. 現在で言うところの Optimization 期に循環や細胞への酸素需給バランスを意識した輸液がなされず, 漫然とした輸液管理がされていたからと推察します. 過少輸液, 過少介入が主な要因だったようです.

そのようななか, 2001 年に衝撃の論文が The New England Journal of Medicine (NEJM) に登場します. Rivers らの報告で, 最初の 6 時間以内 (Rescue 期から Optimization 期に相当しますね) に中心静脈圧 (CVP), 平均動脈圧 (MAP), 中心静脈血酸素飽和度 (ScvO2) などに目標値を設定し, それらの目標がクリアできるように輸液戦略を組む方法, つまり, そのゴールを意識した初期治療 〝early goal-directed therapy (EGDT)〟を行うことで, 敗血症性ショックの院内死亡率が 46.5% から 30.5% に下がったというものです [2].

46.5% から 30.5% という劇的な低下, 〝治療必要数 (NNT) = 6〟という驚異的な数字は当時とても注目されました. ここから, 「輸液も含めてエビデンスに基づく敗血症診療を!」という流れが加速し, 2004 年には, 「Surviving sepsis campaign : international guidelines for management of sepsis and septic shock (SSCG)」という世界的なガイドラインが出ています [3]. 公刊以降, このガイドラインは定期的な改訂が加えられ, 現在, 広く活用されているというのは衆目の一致するところでしょう.

しかしながら, EGDT に準じた, Rescue 期から Optimization 期相当の輸液戦略のおかげで, 敗血症の死亡率がどんどん下がって万々歳……とは, 実はなりませんでした.

Rivers らの報告から約 10 年経過した頃から, 「本当に EGDT に

効果があるのかは懐疑的」という研究が立て続けに出はじめ，終には「EGDT は恩恵がない」というメタアナリシスすら出たのです[4]．これらの反証からは，EGDT に準じた輸液戦略をとることで，輸液過多が増え，胸腔穿刺や利尿薬の使用率，院内死亡率の上昇に関連することがわかりました[5]．

　　過少輸液に対する反動から過剰輸液が増加してしまう帰結を導いたというのは歴史の皮肉ですね．反面，過去の偉人たちも Optimization 期の輸液に関して，様々な苦労，失敗を重ねてきたとも言えます．それだけ Optimization 期の輸液が一筋縄ではいかないということですね．

―――――――――――――――――― 輸液戦略のトレンド ―

　　そんな「過剰輸液が害」とわかりだした 2010 年前後くらいから，輸液をすることで循環がどのように反応するか―― 〝輸液反応性（fluid responsiveness）〟 に関する研究が一段と進み出しました[6]．

　　これに加えて，現在では，どんなときに輸液が必要かを定義する 〝輸液必要性（循環不全，組織低灌流：hypoperfusion とほぼ同義）〟，どんなときに輸液をすると却って害になるか，どんなときなら輸液に耐えられるのかを判別する 〝輸液耐性（fluid tolerance）〟 といった概念が，新たな輸液戦略の枠組みとして並んでいます．

　　歴史の失敗を基に出てきた 〝輸液必要性〟〝輸液反応性〟〝輸液耐性〟――現在はこの 3 つを考慮しながら，メリハリのある輸液をするのがトレンドになっています．

Optimization期で
輸液反応性は大事……だけど

　　Optimization 期の輸液の方法論は，極論すれば，「輸液必要性があり，輸液反応性があり，輸液耐性があれば，ボーラス輸液をする」「状態が安定していれば，数時間単位で持続輸液の速度をどんどん下げていく」というものです．言い換えれば，「輸液を入れるときにはガツンと 1 回入れる」という超メリハリをつけた戦略が現在のトレンドなのです．

蘇生の輸液に3つの秘鑰

┃益者三友——概念を整理して現場のための臨床知を

重要なキーワード〝輸液必要性〟〝輸液反応性〟〝輸液耐性〟が出てきました．あまり聞き慣れない言葉かもしれません．ただ，「Resuscitation（蘇生）」の輸液では極めて重要な用語になるのでいったんここで整理しておきましょう．

なお，これらの用語を学術的に厳格に定義するとかなり小難しい話になり，現場に実装しづらくなってしまいます．そのため，臨床で使いやすくするためには，イメージで概要を捉える方が現実的でしょう．

〝輸液必要性〟は，末梢の組織までの血流が十分ではない状態を指します．末梢の組織の代表，かつ，変化がわかりやすい臓器として，腎臓と四肢の皮膚があります．そのため，高度の腎前性腎不全を拾うためには尿量に注目し，四肢の皮膚の血流という意味では膝周りの mottling や爪の末梢血管再灌流時間（CRT）に注目します．あるいは，十分に血流がないと組織では嫌気性代謝が進んで，type A の乳酸アシドーシスが進行しやすいです．そのため，血液ガスでは乳酸値（Lac）にも注目します．

次に〝輸液反応性〟です．輸液反応性は輸液をすることで，循環が改善する状態です．循環の改善としては，1回拍出量（SV）や心拍出量（CO）が指標であり，血圧ではないというのが最大のポイントです．「どうやったら SV や CO の変化がわかるの？」という疑問については，次項をご確認ください．

最後に〝輸液耐性〟です．輸液をすると，うっ血が生じたり，総体液量（TBW）が過多になることで臓器浮腫が生じたりして有害な状況が生じることがあります．このような有害事象を防ぎつつ，輸液による負荷へどれだけ耐えられるのかを指す概念が輸液耐性です（なお，輸液耐性は後述するように近年生まれた考え方です）．事前にリスクを見積もる意味では心臓の駆出率（EF）をエコーで確認し，うっ血が生じだしているかは肺や IVC などをエコーで確認します．いずれにせよ，エコーが重要ですね．

これらの用語の詳細は**図 C9-2** をご覧ください．

≫≫≫図C9-2 〝輸液必要性〟〝輸液反応性〟〝輸液耐性〟

輸液必要性 fluid necessity

循環不全，〝組織低灌流 hypoperfusion〟と同義
恐らく輸液が必要だと予想される状況

臨床的判断 以下のいずれかの項目が陽性で輸液必要性があると判断する

① 動脈血液ガスで乳酸値（Lac）＞4mmol/L
② 昇圧薬を使っても平均動脈圧（MAP）＜50mmHg
③ mottling が強い
④ 末梢血管再灌流時間（CRT）＞2秒
⑤ もともと腎不全はないが，尿量＜0.1mL/kg/時

輸液反応性 fluid responsiveness

輸液をすることで，
1回拍出量（SV）・心拍出量（CO）※が増える状況
※ 決して血圧ではないことに注意

臨床的判断 以下のいずれかの項目が陽性で輸液反応性あり※と予測する

① 受動的下肢挙上試験（PLR）で1回拍出量（SV）が15%以上増加
② 陽圧換気中の1回拍出量変動立（SSV）が13%以上あり
③ 陽圧換気で自発呼吸がない状態での
　　下大静脈（IVC）変動が12%以上あり
　　自発呼吸では下大静脈（IVC）変動が50%以上あり
　　※ 他にも様々な指標はあるが，ここでは代表的なものを紹介

輸液耐性 fluid tolerance

輸液をすることで，
（血行動態的または臨床的）うっ血を生じたり，
総体液量（TBW）が過剰になったりし，有害な状況（＝輸液耐性なし）

臨床的判断 以下の所見を参考に，総合的に輸液耐性なし（輸液が有害）と判断する

① リスク：駆出率（EF）の低下
② 臨床的うっ血※の有無：肺エコーで複数個所に B line がある
　　　　　　　　　　　　　下大静脈（IVC）が拡張している
　　　　　　　　　　　　　胸腹水が目立つ

　　※ エコーに慣れていれば，『③血行動態的うっ血の評価』を加えると，
　　　より望ましいと理論的には考えられる．詳細はコラム参照 [p.202]

KEY CONCEPT FOR FLUID RESUSCITATION

183

── 輸液反応性 ─

　リアルワールドでは輸液反応性の予想や判断が，時にネックとなり，悩みの種となります．受動的下肢挙上試験（PLR）や 1 回拍出量変動率（SVV）などで使う 1 回拍出量や心拍出量をエコーで測定するのは，非循環器科医には難しいですし，SVV は自発呼吸のない陽圧換気をしている患者が対象なので，事実上，挿管管理が必須です．

　エコーを使わなくても 1 回拍出量や心拍出量を気軽に測定するデバイス──Swan-Ganz カテーテルや，フロートラックなどの arterial pressure-based cardiac output（APCO）などを使うという方法もありますが，こういったデバイスを自由に挿入できるのは中規模病院以上の ICU や HCU ばかりでしょう．小規模病院などでは「当院では，Swan-Ganz カテーテル入れられません．フロートラック取り扱っていません．挿管の敷居が高いです」ということもありうるでしょう．

　実際，敗血症は高齢者の増加に伴って頻度が増えている疾患です[7]．高齢者の多い，地方の病院，小〜中規模病院でこそ，敗血症の管理の必要性が増していますが，そのような病院で最新のデバイスが使えないというジレンマは往々にして生じがちです．

　筆者自身，地方の小規模病院でも勤務経験があるので，そのジレンマは痛いほど経験しました．本書では読者の皆さんの多くが卒後 2 〜 3 年目の若手医師や診療看護師（NP）などであることを鑑みて，敢えて〝特殊なデバイスなし〟での Optimization 期の基本を共有します．

　読者のなかには，特殊なデバイスを挿入したより本格的な循環管理・輸液についてももっと知りたいという方もいらっしゃると思います．最近では，集中治療医の先生方の手になる良書が複数出ていますので，本書を卒業した後にぜひチャレンジしてみてください［「文献案内」参照］．

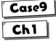

Case9 Ch1　　FLUID HOUR
58歳，男性．胆石の既往があった．来院前日夜までは元気だっ

たが，来院当日朝から悪寒戦慄，夕方には体動困難となり，夜間に救急搬送された．救急外来の対応で総胆管結石によって閉塞起点のある急性化膿性胆管炎での敗血症性ショックと判断された．

　ルートを2本確保し，十分な輸液と，末梢ルートからのノルアドレナリンが開始され，抗菌薬も血培採取後にピペラシリン/タゾバクタム（PIPC/TAZ）が早期に開始された．夜間のうちに，内視鏡的逆行性胆道膵管造影（ERCP）が行われ，プラスチック・ステントが留置され，ソースコントロールがなされている．循環は一時よりは改善したが，まだ不安定なためHCUに入室し，Aラインが挿入された．

　朝の時点でのバイタルサインは以下の通り．

　　意識レベル：JCS 1-1
　　動脈圧：92/46 mmHg（MAP：62 mmHg）
　　心拍数：102回/分，整　　呼吸数：22回/分
　　SpO₂：96％（1 L）　　　体温：37.8℃

　メイン輸液はソルアセト®D 120 mL/時が1本目のルートから投与されており，2本目のルートもソリタ®-T1が40 mL/時で流れていた．ソルアセト®Dが流れているルートからノルアドレナリンが0.15γで投与されている．動脈血液ガスで大きな電解質異常はなく，Lac 5.2 mmol/L．

　あなたは現在，消化器内科をローテーションしている．消化器内科の指導医から「今日の午前中の輸液戦略を一緒に考えよう！」と言われた．

　さて，自分だったらどんな戦略を立てようか？

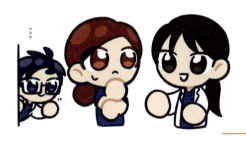

▶ORDER!!◀

▶CHOICE!!

- 末梢からのノルアドレナリンの速度を上げて，平均動脈圧（MAP）≧ 65 mmHg にする
- 2 本目のルートはロックし，1 本目の輸液も漸減してみる
- エコーで血行動態を評価，特に輸液耐性について評価する

▶REASON!!

- 敗血症性ショックでは早期にノルアドレナリンを使って血圧を管理する
- 末梢からのノルアドレナリンも注意をすれば安全に使える
- 循環の安定のひとまずの目安は平均動脈圧（MAP）≧ 65 mmHg
- Optimization 期のメイン輸液は 1,000 〜 1,500 mL/ 日程度に抑える
- ボーラス輸液を行うかどうかも輸液耐性次第

▶LECTURE!!◀

敗血症性ショックでは早期にノルアドレナリンを使って血圧を管理する

先述した敗血症の世界的なガイドライン「SSCG」は 2024 年の執筆現在，2021 年が最新版です[8]．「SSCG 2021」では様々な提言がなされていますが，昇圧薬の使用についても記載されています．

敗血症では特にそうですが，末梢血管抵抗が不適切になっており，輸液でも十分に血圧が上がらないことが多く，早期から昇圧薬を使います．昇圧薬の第一選択はノルアドレナリンです[8]．二昔前までは昇圧薬としてドパミンを使っていたこともあったようですが，ノルアドレナリンはドパミンに比べて，血行動態の安定率，死亡率が優れており，有害事象もより少ないとされています[9]．現在では，ドパミンを使うことはまずありません．

末梢からのノルアドレナリンも注意をすれば安全に使える

　一昔前までは「ノルアドレナリン使うなら CVC は必須」と言われていましたが，最近ではこのような方法論も変わってきています．

　「SSCG 2021」の推奨事項では「平均動脈圧（MAP，≒血圧）を担保するために，CVC を待たずに，末梢静脈ルートからの昇圧薬投与を提案する」とされています[8]．ただし，備考に「末梢からの昇圧薬投与は短時間のみの投与とし，肘かその周囲の静脈（※引用者註　上肢でもなるべく中枢寄り）からの投与とすること」と記載されており，全体の提案も弱い推奨になっています[8]．

　投与時間が長期になると，どうしても輸液漏れが問題になりえます．特にノルアドレナリンなどの昇圧薬が血管外に漏れると，重篤な壊死をきたすことが多く，厄介です．

　そこで，筆者の所属する組織では，Yerke らの観察研究のプロトコルを参考に，病棟での末梢静脈ルートからの昇圧薬使用継続に一定のルールを設けています [図 C9-3][10]．

循環の安定のひとまずの目安は平均動脈圧（MAP）≧65 mmHg

　循環の安定は，臓器・組織への十分な灌流を意味します．最低限必要な臓器灌流を表す指標には〝平均動脈圧（MAP）〟があります．

　敗血症の循環管理における 1st step は MAP ≧ 65 mmHg にすることです．MAP < 65 の状態では，十分な圧がかかっていないため，全身の臓器に血流を届けることができません．10 分単位で，なるべく速やかに MAP ≧ 65 mmHg を目指しましょう．

Optimization期のメイン輸液は1,000～1,500mL/日程度に抑える

　さて，これまでの議論では過剰輸液は問題であるということでしたが，Optimization 期での適切な輸液量を完全に画一化することは困

> ≫≫図C9-3　病棟での末梢静脈ルートからのノルアドレナリン使用継続ルールの1例(私案)

適応 ノルアドレナリン継続が必要な患者で，以下の2つを満たす

① 22G以上のルート
② 前腕でルートが確保できている

※ これらを満たさないケースでのノルアドレナリン投与は，
　 必ず迅速に中心静脈カテーテル (CVC) をとって切り換える

運用基準 以下を必ず守る

① ノルアドレナリンの最大投与速度は0.2γ※
② 輸液漏れがないかを4時間ごとにチェックする
③ 最大48時間まで
　 → 以後もノルアドレナリン継続なら
　　　中心静脈カテーテル (CVC) への切り替えを

※ 0.2γのタイミングで，中心静脈カテーテル (CVC) へ切り替え，
　 また，敗血症の場合は抗利尿ホルモン (ADH) やステロイド併用も開始

TERMS OF DOSING NOREPINEPHRINE

Yerke JR, Mireles-Cabodevila E, Chen AY, Bass SN, Reddy AJ, Bauer SR, et al.：
Peripheral administration of norepinephrine：a prospective observational study.
Chest 2024；165：348-355 を基に作成.

難です．というのも，本体の疾患の種類や重症度，患者の基礎疾患など
によって，考慮すべき要素がさらにあるためです．

　そうは言っても，参考までに，大まかな目安を示しましょう．敗
血症性ショックでのOptimization期に制限した輸液群（制限輸液群）と
自由に輸液した群（自由輸液群）の二者間での血行動態や腎障害の発症・
悪化などを比べたランダム化比較試験（RCT）にCLOVERSという研究
があります[11]．この研究における制限輸液群では，入院24時間の時点
での平均輸液量は1,267 mLでした[11]．

　ここから，Optimization期の輸液はだいたい1,000～1,500 mL/
日程度が目安と考えています．ただし，これはあくまで目安であり，患
者の状態によってはこれ以上の輸液が必要になることは当然ありえます．

ボーラス輸液を行うかどうかも 〝輸液耐性〟次第

　　　Optimization 期の輸液は 1,000 ～ 1,500 mL/ 日程度——循環が落ち着いてくれば，輸液速度をどんどん下げていき，40 ～ 60 mL/ 時程度にできないかトライしていきます．これで循環が悪化したり，輸液必要性（MAP < 50 mmHg，膝周りに mottling が出る，CRT > 2 秒など）が出てくれば，ボーラス輸液を考えます．

　　　集中治療では，輸液必要性があった場合，次に輸液反応性を予想してからボーラス輸液を行うことが本来理想的です．しかし，先述の通り，輸液反応性を予測するには，特殊なデバイスがないと敷居が高いのが現実です．

　　　輸液反応性は一般的に心機能に大きく影響され，低心機能だとある程度の輸液投与後に，すぐに輸液反応性がなくなってしまいます [図 C9-4]．逆に言えば，正常な心機能ならば，輸液量がある程度入っても，しばらくは輸液反応性が残っているでしょう．

ボーラス輸液の考え方
一瀉千里——素早く的確なリスク評価を心する

　　　筆者は低心機能を除外し，すでに過剰な輸液になっていなければ，ある程度は輸液反応性の判断は省略することも許容範囲なのではと実臨床の経験から考えています [図 C9-5] [12]．なお，ボーラス輸液を行う場合は，Case 8 でも扱いましたが，4 mL/kg 以上の輸液を 10 分程度投与します．4 mL/kg 以上は成人だと事実上ほとんどの場合 250 mL 以上と言えるでしょう．ですので，筆者は 250 mL の生理食塩液（生食）を 10 分で投与する方法を好みます．

　　　ただし，ボーラス輸液が明らかに害になるだろうというときにはさすがに控えます．そのためには，〝輸液耐性〟を評価します．輸液耐性は比較的最近の概念で，どうやら 2020 年前後くらいから提唱されはじめたもののようです [13]．生まれたばかりの概念ですから，発展途上です．輸液耐性でどの項目を評価するのかはまだ厳密には固まっていま

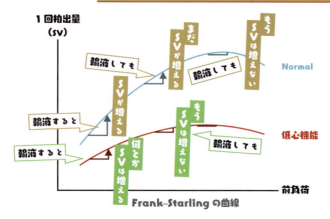

≫≫≫図 C9-4　輸液反応性と Frank-Starling の曲線の関係

輸液反応性あり
輸液をして，SV が（十分に）増える
前負荷が増えて，SV が（十分に）増える

 Frank-Starling の曲線と
現在の前負荷（≒それまでの輸液量）で決まる

―――― FRANK-STARLING'S CURVE

せん．筆者としては，Kattan らの総説を基に，以下に述べるような方法を考えています．

―――― リスクの評価 ―

まず慣れるまではリスクと臨床的うっ血の評価だけでもよいでしょう [図 C9-6] [13]．リスク評価としては，〝輸液耐性が高くない＝リスクである低心機能〟――つまり，EF が低いかどうかを見積もります．ここで低心機能とわかれば，輸液耐性が低め，つまり，リスクが高い患者と認識し，輸液の入れすぎは避けなくてはと心づもりをし，ボーラス輸液の回数が多くなりすぎないよう慎重になります．

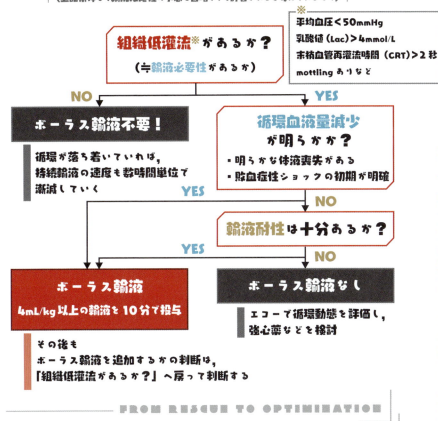

≫≫≫図 C9-5 Optimization 期の輸液の〝簡略対応〟イメージ

Monnet X, et al.：Prediction of fluid responsiveness: an update. Ann Intensive Care 2016；6：111 を基に作成.

―――――― うっ血の評価 ―

次に〝臨床的うっ血＝臓器のうっ血〟をエコーで評価します．具体的には次の2つで絞ります．

>>> 図 C9-6 輸液による有害性の概念と各ステージでの評価のポイント

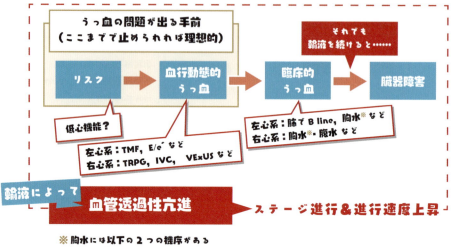

IVC：下大静脈，TMF：左室流入血流速度，TRPG：三尖弁逆流圧較差，VExUS：venous excess ultrasound
Kattan E, et al.：The emerging concept of fluid tolerance：A position paper. J Crit Care 2022；71：154070 を基に作成．

①肺エコーで B line を複数箇所で引く
②エコーで胸腹水があるかを診る

　臨床的うっ血――臓器のうっ血が出ていれば，それ以上のボーラス輸液は原則控えるという感じです．なお，さらにエコーが得意になってくれば，うっ血のなかでも，臨床的うっ血の前段階である血行動態的うっ血を評価できようになり，さらにきめ細かい管理ができるでしょう．
　具体的には「コラム　循環動態の概要を把握するエコーにチャレンジ!!」[p.146] でお伝えした左室流入血流速度（TMF，左心系の血行動態的うっ血）や三尖弁逆流圧較差（TRPG，右心系の血行動態的うっ血）の

ほか，〝VExUS〟という右心系の血行動態的うっ血を評価する方法も筆者は多用します．

　血行動態的うっ血の詳細な評価は本書のレベルを超えてしまいますが，その概要については，この後のコラムで紹介しますので，興味がある方はそちらもご覧ください〔p.202〕.

輸液の午後は

　あなたは，まずはノルアドレナリンの速度を上げて，MAP ≧ 65 mmHg を保つようにした．その後，輸液過多にならないように，また，シンプルに管理するために，2本目のルートはロックとし，1本目のルートのメイン輸液であるソルアセト®D も数時間ごとに速度を漸減していき，40 mL/ 時まで下げた．エコーをしたところ，見た目の EF は 50% 以上ありそうで，低心機能は否定的であった．現時点で肺エコーでの B line はなく，胸腹水もなかった．

　指導医にここまでの循環動態と輸液の経過を報告した．
「お，いい感じだね．抗菌薬も PIPC/TAZ を続けておいてね．では，引き続き，午後の管理も任せたよ」

　そんななか，病棟の看護師さんから次のように訪ねられた．
「徐々に状態安定してきましたね．今後，ノルアドレナリン下げていきますか？　ちなみに直近の動脈血液ガスでは乳酸値が 3.0 mmol/L ですけど，どうします？」

　さて，どうしよう？

193

▶ ORDER!! ◀

▶ CHOICE!!

- 平均動脈圧（MAP）≧ 70 mmHg なら順次，ノルアドレナリンを 0.02 γずつ程度漸減していく
- 乳酸値（Lac）も参考値として 8 時間ごとに経過を診ていく

▶ REASON!!

- 平均動脈圧（MAP）≧ 65 mmHg は原則死守！
  | 10%程度の余裕をみておく
- γ計算の感覚を掴もう
  | 成人だとだいたい 1 時間に 3 mg の薬が入れば 1 γ
- 漸減の間隔は半減期次第
  | ノルアドレナリンの漸減なら 30 〜 60 分の間を空けて
- 乳酸値（Lac）は予後予測マーカー
  | 順調に下がっているかも大事

▶ LECTURE!! ◀

平均動脈圧（MAP）≧ 65 mmHg は原則死守
10%程度の余裕をみておく

　先述の通り，臓器灌流を保つ意味では，MAP ≧ 65 mmHg は死守です．なので，見方を変えると，MAP が 65 mmHg を〝安定して大きく超えていれば〟ノルアドレナリンなどの昇圧薬を漸減することが可能です．

　しかし，この〝安定して大きく超えている〟というのがどのくらいの数値なのかについて，明確なコンセンサスは必ずしもありません．が，筆者は一つの目安として〝ターゲット MAP の＋ 10％〟と考えています．また，実際，筆者は慣習的にノルアドレナリンの漸減は 0.02 〜 0.03 γ（μg/kg/ 分）程度ずつ下げていっています（施設によってはもっと慎重に，またはもっと大胆に下げるところもあるようで，施設差が大きいとは思います）．

この程度のノルアドレナリンの漸減の場合，漸減して定常状態に達すると10％程度，MAP が下がることを時折経験します[14]．そのため，10％下がっても少し余力があるように，65 mmHg の＋10％である71 mmHg——さらに，きりがよいように〝70 mmHg〟を超えていれば〝安定して大きく超えている〟としてノルアドレナリンの漸減をしています．

γ計算の感覚を掴もう
成人だとだいたい1時間に3 mgの薬が入れば1γ

　さて，ここでノルアドレナリンを中心とした重症患者の持続静注の薬の話題にときどき出てくる単位〝<ruby>γ<rt>ガンマ</rt></ruby>〟について取り扱います．

$\gamma = 1 \, \mu g/kg/$ 分

　γは毎分あたり体重あたりの流量を表します．が，γ計算を苦手にしている人はきっと多いことでしょう．苦手な理由としては，普段使わない次元である μg（よく使うのは mg）や分 min（よく使うのは時 h）などが入っているためだと思われます．そこで，図 **C9-7** のように単位を変換するとイメージが湧きやすいでしょう．

　また，ノルアドレナリンなどの循環作動薬をはじめ，集中治療で使う薬の多くは，施設ごとに希釈の仕方を統一しているのが一般的です．これは医療事故を防ぐためです．なお，筆者の今までの経験では，次のような希釈の仕方がよくある例のようです．

・ノルアドレナリン3A（1Aが1mL）＋生食47 mL ＝合計50 mL
　（いわゆる〝3A溶き〟）
・ノルアドレナリン5A ＋生食45 mL ＝合計50 mL
　（いわゆる〝5A溶き〟）
・ノルアドレナリン1A ＋生食19 mL ＝合計20 mL
　（いわゆる〝1A生食20溶き〟）

Case 9　昇圧薬での脱血症性ショックの入院担当に！！ 今日の輸液速度を一緒に考えよう！！

195

>>> 図C9-7 γ計算の概要

$1γ = 1μg/kg/分$

　　分→時に変換

$= 60μg/kg/時$

　　μg→mgに変換

$= 0.06mg/kg/時$

　　小柄な成人の体格（50kg）
　　にしてみると……

$= 3mg/50kg/時$

小柄な成人（50kg）で1時間に薬剤が3mg入れば，約1γ
（後は体重で補正．60kgなら1.2倍の3.6mg/60kg/時が1γ）

 γ計算の感覚を概略で掴もう!!

―――――――――――――― CALCULATION OF F

　筆者の施設では，現在，〝3A溶き〟を採用しています．これは，体重÷10mL/時＝0.1γとなるような希釈の仕方なので，計算がしやすいというメリットがあります．例えば，体重60kgならば，この希釈法だと60÷10＝6mL/時でちょうど0.1γという感じです．皆さんの施設ではどうですか？

　　　　　　　　　漸減の間隔は半減期次第
　　　　　　　ノルアドレナリンの漸減なら
　　　　　　　　　30〜60分の間を空けて

　ノルアドレナリンなどの薬の持続投与の際，漸減・漸増の間隔を意識できると，安定した薬の管理ができます．輸液の周辺知識としてここで取り扱いましょう．

　漸減・漸増の間隔を把握するためには半減期について知っておく必要があります．実は，持続投与の場合，投与開始や投与速度変更後

≫≫≫表 C9-1　各薬剤の半減期	
薬剤名	半減期
ノルアドレナリン	数分程度
ピトレシン®	約 20 分
ニカルジピン	約 120 分
ミオコール®	数分程度
オノアクト®	4 分

から薬が安定するまでには半減期の約 4 〜 5 倍の時間がかかります[15]. 言い方を変えれば, 持続投与速度変更後から半減期の 4 〜 5 倍の時間が経過すれば, 薬の血中濃度は定常状態で安定しています. そのため, よく使う薬の半減期はメモして知っておくとよいでしょう.

　　例えば, ノルアドレナリンは半減期が数分です [表 C9-1]. そのため, 投与速度変更後から 10 〜 20 分もすれば, 理論上は定常状態に達します. 実臨床では, 安全域を少し考慮して, 筆者は 30 〜 60 分間隔でノルアドレナリンを漸減します.

　　ピトレシン® に注目してみましょう. この薬は敗血症性ショックでノルアドレナリンでは十分な血圧が保てないときに併用する薬ですが, 半減期は約 20 分です. つまり, 投与速度変更後から 100 分程度しないと血中濃度は安定しません. ノルアドレナリンと同じ感覚で, 30 〜 60 分で漸減すると, 血中濃度安定前にどんどん漸減してしまうことになり, 「あれ, 急に血圧が下がった」なんてことが起きやすいのです.

　　なお, 今回は状態が安定した後の漸減は半減期を意識してという話をしましたが, 状態が安定するまでの, 漸増をするとき——特に緊急時の場合には, 半減期をあまり意識してはいません. ショックで血圧が低い際に「ノルアドレナリンをいじってから, 後 30 分は待って……」などといった悠長な処置はしないという意味です. なぜなら, ショックは緊急事態だからです.

　　緊急事態時のノルアドレナリンの漸増はベッドサイドで医師が張

り付いて，5分単位程度でどんどん行います．もし，漸増しすぎて血圧が上がりすぎたら，そこから漸減するというスタイルが一般的でしょう．繰り返しますが，ショックは緊急事態です．

〝乳酸値（Lac）〟は予後予測マーカー
順調に下がっているかも大事

　救急外来やICUなどで動脈血液ガスを測定すると，必ず出てくるのが乳酸値（Lac）．乳酸値の上昇機序，解釈などの詳細はまた別の項目で扱いますが [p.328]，ここでは，大まかに〝乳酸値が下がらない〟あるいは〝上昇傾向〟という要素は予後不良の予測マーカーだということを知っておいてください．

　例えば，ICU入室24時間後に乳酸値がベースラインより上昇していた場合，1.0 mmol/L上昇するごとに院内死亡率が15％上昇するという報告はその好例でしょう [16]．

　逆に，順調な経過の場合も紹介しましょう．敗血症性ショックでは，初期治療で乳酸値が10〜20％下がることは順調な経過とされています [16]．言い方を変えれば，順調な経過でも1時間で10％程度しか低下しないので，患者さんの重症度によりますが，筆者は乳酸値のフォローだけなら8時間ごとにしていることが多いです．

Case9
Ch3

ようこそ輝く時間へ

　看護師さんが報告してくれた「乳酸値3.0 mmol/Lの直近の血液ガス」は入院してから4時間後であった．順調に乳酸も低下していると判断した．MAP ≧ 65 mmHgを死守するため，MAPが70 mmHgを超えれば，順次ノルアドレナリンを漸減していくことにした．当院ではノルアドレナリン3A＋生食47 mLの〝3A溶き〟がノルアドレナリンの希釈組成だ．

体重60 kgの患者さんで，引き継ぎ時は9 mL/時，0.15γのノルアドレナリンの投与速度であった．0.02γ弱にあたる1 mL/時ずつ漸減していった．1時間ごとに順調に漸減でき，夕方の回診では4 mL/時，0.06γ強にまでノルアドレナリンを漸減できた．夕方の動脈血液ガスでも乳酸値は1.6 mmol/Lと正常化した．

指導医からは次のように言われた．

「お，もうStabilizationのフェーズに入って，順調だね！明日までにはノルアドレナリン終了できそうだ．よい管理をしたね．明日も頼むよ!!」

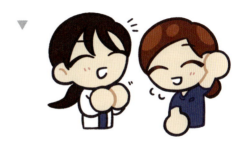

■引用文献

1) Hoste EA, et al.：Four phases of intravenous fluid therapy：a conceptual model. Br J Anaesth 2014；113：740-747 PMID 25204700.
2) Rivers E, et al.：Early goal-directed therapy in the treatment of severe sepsis and septic shock. N Engl J Med 2001；345：1368-1377. PMID 11794169.
3) Dellinger RP, et al.：Surviving Sepsis Campaign guidelines for management of severe sepsis and septic shock. Crit Care Med 2004；32：858-873. PMID: 15090974.
4) Angus DC, et al.：A systematic review and meta-analysis of early goal-directed therapy for septic shock：the ARISE, ProCESS and ProMISe Investigators. Intensive Care Med 2015；41：1549-1560. PMID 25952825.
5) Kelm DJ, et al.：Fluid overload in patients with severe sepsis and septic shock treated with early goal-directed therapy is associated with increased acute need for fluid-related medical interventions and hospital death. Shock 2015；43：68-73. PMID 25247784.
6) Marik PE, et al.：Hemodynamic parameters to guide fluid therapy. Ann Intensive Care 2011；1：1. PMID 21906322.

7) Girard TD, et al. : Insights into severe sepsis in older patients : from epidemiology to evidence-based management. Clin Infect Dis 2005 ; 40 : 719-727. PMID 15714419.

8) Evans L, et al. : Surviving Sepsis Campaign : International Guidelines for Management of Sepsis and Septic Shock 2021. Crit Care Med 2021 ; 49 : e1063–e1143. PMID 34605781.
〔英語版〕https://journals.lww.com/ccmjournal/fulltext/2021/11000/surviving_sepsis_campaign__international.21.aspx（2024 年 10 月閲覧）
〔日本語版〕https://sccm.org/sccm/media/PDFs/Surviving-Sepsis-Campaign-2021-Japanese-Translation.pdf（2024 年 10 月閲覧）

9) Avni T, et al. : Vasopressors for the Treatment of Septic Shock : Systematic Review and Meta-Analysis. PLoS One 2015 ; 10 : e0129305. PMID 26237037.

10) Yerke JR, Mireles-Cabodevila E, Chen AY, Bass SN, Reddy AJ, Bauer SR, et al. : Peripheral administration of norepinephrine : a prospective observational study. Chest 2024 ; 165 : 348-355. PMID 37611862.

11) The National Heart, Lung, and Blood Institute Prevention and Early Treatment of Acute Lung Injury Clinical Trials Network : Early Restrictive or Liberal Fluid Management for Sepsis-Induced Hypotension. N Engl J Med 2023 ; 388 : 499-510. PMID 36688507.

12) Monnet X, et al. : Prediction of fluid responsiveness: an update. Ann Intensive Care 2016 ; 6 : 111. PMID 27858374.

13) Kattan E, et al. : The emerging concept of fluid tolerance : A position paper. J Crit Care 2022 ; 71 : 154070. PMID 35660844.

14) Persona P, et al. : Dynamic Arterial Elastance to Predict Mean Arterial Pressure Decrease after Reduction of Vasopressor in Septic Shock Patients. Life (Basel) 2022 ; 13 : 28. PMID 36675977.

15) Wadhwa RR, et al. : Steady State Concentration. In : StatPearls. StatPearls Publishing, 2024.
https://www.ncbi.nlm.nih.gov/books/NBK553132/（2024 年 10 月閲覧）

16) Nichol A, et al. : Dynamic lactate indices as predictors of outcome in critically ill patients. Critical Care 2011 ; 15 : R242. PMID 22014216.

17) Jones AE : Lactate Clearance for Assessing Response to Resuscitation in Severe Sepsis. Acad Emerg Med 2013 ; 20 : 844-847. PMID 23879729.

◆ **文献案内**

- 川上大裕：時系列で紐解く 有益な輸液の話．金芳堂，2023．
  > 初心者〜中級者向けに平易な表現で，なおかつ丁寧に輸液必要性や輸液反応性など重症患者の輸液について解説されています．この本からの次のステップアップとしてオススメです．
- 増山智之，他：輸液必要性と輸液反応性─その考え方と指標について．Intensivist 2017；9：311-326．
  > 中級者以上向け．輸液必要性と輸液反応性をかっちり定義し，現場でのピットフォールまで含めて解説しています．概要をすでにある程度わかったうえで読むと，さらに理解が進むでしょう．

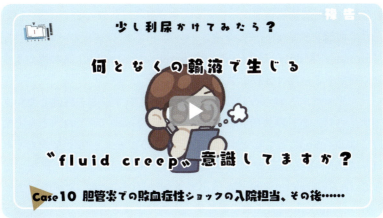

【Case9】胆管炎での敗血症性ショックの入院担当に!! 今日の輸液戦略を……

LIVE!! 輸液 ch
チャンネル登録者数 35.2万人

VExUSって何?

〝venous excess ultrasound（VExUS）〟は，右心系うっ血（体うっ血）の概要の把握，そしてその後の輸液戦略・利尿薬戦略を教えてくれる，ベッドサイドで非常に有用な point of care ultrasound（POCUS）の技術です．Case 9 でもお伝えした通り，うっ血は，〝臨床的うっ血（clinical congestion）〟と〝血行動態的うっ血（hemodynamic congestion）〟に分けられます．

うっ血は血行動態的うっ血→臨床的うっ血の順で進行し，さらにうっ血が進むと臓器障害が著しくなります．臨床的うっ血の手前である血行動態的うっ血を早期に拾い上げられると，一歩上の，より繊細な管理ができるようになります．

VExUSの読み方

VExUS は腹部エコーで使うプローブを使います．右心のうっ血を表す下大静脈（IVC）を皮切りに，肝臓，腸，腎臓のうっ血をそれぞれ，肝静脈，門脈，腎静脈の血流パターンで半定量的に評価します [図1] [1]．

血流パターン——つまり，パルスドプラ（PW）のパターンで，〝Normal〟，〝Mildly abnormal〟，〝Severely abnormal〟と各静脈のうっ血の程度を 3 段階に分けます [図2] [1]．

そして，これらの組合せで，血行動態的うっ血を評価していきます．当然，血行動態的うっ血がない状態（Grade 0）では，そもそもIVC は 20 mm 以下でしょうし，血行動態的うっ血が強くなってくれば，Mildly abnormal がポツポツ出始め（Grade 1），さらに悪化すると Severely abnormal が 1 か所出てきます（Grade 2）．2 か所以上の Severely abnormal だと血行動態的うっ血は重度と考えてよいでしょう（Grade 3）．

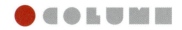

COLUMN

現場のVExUS

　実際の現場では，敗血症性ショックや重症心不全，急性腎傷害（AKI）で特にVExUSを多用します．例えば，敗血症性ショックで「Resuscitation（蘇生）」の輸液をしている際――特にOptimization期に，「だいぶ累積で輸液過多になったけど，輸液反応性がありそうだ」という場合に，そのまま輸液を入れてよいのかどうかの判断に役立ちます．

　Stabilization期からDe-escalation期になり，いわゆる〝漏れた水が血管内に戻ってくる時期〟になると，臨床的うっ血から血行動態的うっ血にうっ血の段階が戻ってきます．

　VExUSの活用としては，この時期の徴候を早期に見つけて，利尿タイミングを掴むといった方法も，筆者はよく行います．あるいは心不全でAKIになっているときに，AKIが心拍出量（CO）低下のせいで起きているのか，うっ血のせいで起きているのか，前者ならドブタミンなどの強心薬を，後者だと利尿薬を使うという風にその先の戦略が分かれてきますが，VExUSはこの際の判断材料として使うこともできるでしょう．

　実際にやってみると，VExUSで行う測定のうち，腎静脈の測定はやや難しいです．というのも，うまくドプラがのらないことがままありうるからです．ただ，他の箇所――肝静脈，門脈のドプラ評価については，比較的容易に測定できるようになるでしょう．ぜひ，エコーに慣れてきたという人はVExUSにトライしてみてください．

■引用文献

1) Dinh V：VExUS Ultrasound Score – Fluid Overload and Venous Congestion Assessment. POCUS 101.
　https://www.pocus101.com/vexus-ultrasound-score-fluid-overload-and-venous-congestion-assessment/（2024年10月閲覧）

#POCUS　#うっ血　#急性腎傷害

>>> 図1　VExUS のイメージ

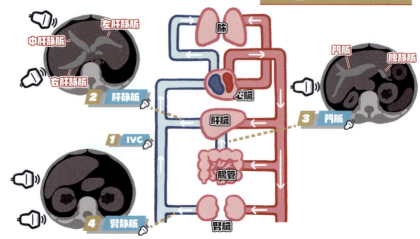

2 肝静脈の評価法

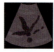

① IVC につながる肝静脈（多くは中肝静脈）を描出
② カラードプラをのせて青い血流（プローブから離れていく方向）を確認
③ なるべくビームと平行になるように
　　IVC 手前の肝静脈にサンプルボリュームを置いて, PW 評価

3 門脈の評価法

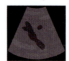

① 門脈（多くは右枝）を描出
② カラードプラをのせて赤い血流（プローブから近づいていく方向）を確認
③ なるべくビームと平行になるように
　　比較的門脈の太いところにサンプルボリュームを置いて, PW 評価

4 腎静脈の評価法

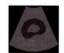 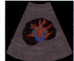

① 腎臓を描出
② カラードプラをのせて腎実質中央寄りにある葉間動静脈を探す
　　（ドプラスケールを 10～25cm/秒程度に調節するとよい）
③ なるべくビームと平行になるようにサンプルボリュームを置いて, PW 評価
　　（血管が細いため動脈・静脈ともにドプラを拾うことが多い. このうち静脈だけを評価）

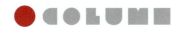

≫≫≫図2　VExUS の解釈

Step 1　下大静脈（IVC）≧21mm か？

Step 2　肝静脈のドプラ

Step 3　門脈のドプラ

Step 4　腎静脈のドプラ（下成分に注目）

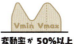

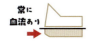

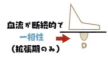

解釈

Grade 0	Grade 1	Grade 2	Grade 3
（うっ血なし）	（軽度のうっ血）	（中等度のうっ血）	（重度のうっ血）
IVC≦20mm	IVC≧21mm ＋Normal か Mildly abnormal の組み合わせ	IVC≧21mm ＋1つの Severely abnormal	IVC≧21mm ＋2つ以上の Severely abnormal

INTERPRETATION OF VEXUS

Dinh V：VExUS Ultrasound Score – Fluid Overload and Venous Congestion Assessment. POCUS 101 を基に作成.

〝輸液反応性あり〟 ≠ 〝有効循環血漿量低下〟

　本書でもこれまでに何度か〝輸液反応性〟という単語が出てきました．〝輸液反応性あり〟というのは，輸液をすることで臨床的に有意に1回拍出量（SV）または心拍出量（CO）が増える状態のことを指します．多くの場合，具体的には，細胞外液500 mLを10分程度の短時間でボーラス投与し，SVまたはCOが10〜15%増加することを意味します．

　このような話をすると，「つまり，〝輸液反応性あり〟というのは脱水ということですね」という反応をしてくれる若手の方が多いのですが，実はこれ，違います．そこで，今回はこの〝輸液反応性あり〟が何を意味するのか，少し深堀りをしてみましょう．

Frank-Starlingの曲線から考える

　輸液反応性の考え方については〝Frank-Starlingの曲線〟を見るとイメージがしやすいでしょう [図1]．心臓のSVは，心臓の収縮力だけでなく前負荷や後負荷との関係性も含めて決まりますが，これらの要素のうち，前負荷とSVの関係性をグラフにしたものがFrank-Starlingの曲線です．

　この曲線を用いて輸液反応性がある状態を表現するとすれば，輸液をして前負荷が右に移動したとき（→），SVが十分に増えてSVの値がしっかり上に移動する（↑）位置に今いる，という状態が〝輸液反応性あり〟を意味することになります．逆に，輸液反応性がない状態は，座標のうえでは，輸液をして前負荷が右に移動したとき（→），SVがほとんど増えずにSVの値が上に移動しない（↑）位置に今いることで表されます．

　言い換えれば，〝輸液反応性あり〟の状態はFrank-Starlingの曲線で正の傾きが急な〝上行脚〟の位置のいずれかにおり，〝輸液反応性なし〟の状態は，傾きがほぼない，または負の〝水平脚から下行脚〟の位置のどこかにいる状態と言えます [図2]．なお，この曲線そのもの

COLUMN 2-07-2

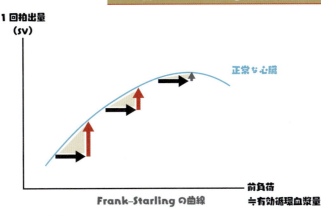

》》》図1　Frank-Starlingの曲線と輸液反応性

は患者の心臓の状態によって固有に決まるものです.

有効循環血漿量と体液量

　一方,〝有効循環血漿量が正常〟,または〝体液量が正常〟というのはどういう状態でしょうか？　日常臨床でよく使われる用語でありながら,〝有効循環血漿量が正常〟,または〝体液量が正常〟である状態を厳格に定義することは困難です.

　そこで,ここでは,どの体液分画の水分量も一般的な基準値内で

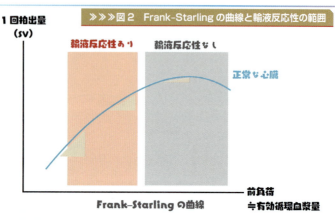

≫≫≫図2 Frank-Starlingの曲線と輸液反応性の範囲

輸液反応性あり
Frank-Starlingの曲線で
正の傾きが急な〝上行脚〟の位置のどこかにいる

輸液反応性なし
Frank-Starlingの曲線で
傾きがほぼない〜負の〝水平脚〜下行脚〟の位置のどこかにいる

―――― FRANK-STARLING'S CURVE ――――

あり，SVをはじめ，すべての循環に関わる指標や血清ナトリウム（Na）値が基準値内である状態を〝体液量が正常〟としましょう．同様に，〝有効循環血漿量が正常〟である状態は，SVをはじめ，すべての循環に関わる指標が基準値内である状態といったん定義しましょう．また，有効循環血漿量が正常な状態は，決して1か所の点で表現されるものではなく，幅があるものです [図3]．

　そして，有効循環血漿量はもともとの心収縮力に影響を受けますが，〝有効循環血漿量が正常な範囲〟と〝輸液反応性がある範囲〟は一定の範囲で重複していることが多いです [図3]．つまり，有効循環血

208 / 209

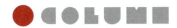

>>>図3 Frank-Starlingの曲線と輸液反応性・有効循環血漿量の範囲

（図中）
1回拍出量（SV）
有効循環血漿量正常
正常な心臓
輸液反応性あり
Frank-Starlingの曲線
前負荷
≒有効循環血漿量

"輸液反応性あり"と"有効循環血漿量正常"の範囲は重なる!!

――― FRANK-STARLING'S CURVE ―――

漿量が正常な範囲内にある場合，ある程度の輸液反応性があることが一般的なのです．

　言い換えれば，輸液反応性があったとしても，循環が正常ではない――すなわち，組織低灌流の所見がない状態であれば，積極的な輸液は必要ないとも言えます．「輸液が必要かも」と判断するのは，バイタルサイン，尿量，mottling，type A の乳酸上昇，SV やエコーでの左室流出路速度時間積分値（LVOT-VTI）などの指標の低下がある状態を基にします．

　"輸液反応性あり"を脱水，有効循環血漿量減少と勘違いしたりして，何でもかんでも輸液をしてしまうことのないようにぜひ注意しましょう．

Case 病棟 10 胆管炎での敗血症性ショックの入院担当、その後……
少し利尿かけてみたら？

> 輸液を絞る時期を見逃すな!!

―― START!! ――

　Case 9 は，〝輸液の適応 3R〟における「Resuscitation（蘇生）」の輸液――その 4 つのフェーズ〝ROSD〟のうち，O にあたる〝Optimization 期〟についてお伝えしました．本 Case ではその続きである S と D――〝Stabilization 期〟と〝De-escalation 期〟について扱います[図 C10-1]．

　これら 2 つのフェーズについて理解するうえで，前提となる知識があった方がこの先に続く Case を読み進めやすいかと思いますので，まずはそれら事前知識をお伝えしましょう．

Stabilization 期はどんなフェーズ？

　Stabilization 期は文字通り，血行動態が安定したフェーズです．具体的にはカテコールアミンが漸減でき，終了に向かっている状態です．疾患によってこのフェーズに至るまでに要する期間は多少違いますが，例えば，敗血症性ショックであれば，順調に行けば 1 〜 3 日程度でこの Stabilization 期に入っているはずです．

　この時期で大事なことは兎にも角にも〝無駄な輸液は一切やめる〟ことです．「いやいや，安定した患者では維持輸液はだいぶ絞っているから，自分は大丈夫」とお思いの皆さんも，油断は大敵です．ちょっと

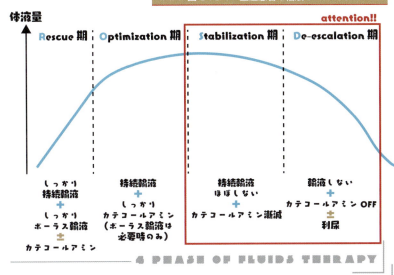

>>> 図C10-1 重症患者の輸液の4つのフェーズ

した落とし穴があるかもしれません——それこそが〝fluid creep〟です．

　何となくラインキープのためにメイン輸液を 10 〜 20 mL/ 時で流していませんか？　実はそれ，輸液過多の原因かもしれません．

Stabilization期の輸液過多は〝fluid creep〟が隠れた原因かも？！

　敗血症において輸液過多は独立した死亡のリスク因子となる[1]，あるいは敗血症では 3 日目の体液バランスが生存者における ICU 入室期間および機械的換気期間の延長と関連する[2]，など輸液過多が予後を悪くするという知見は枚挙に暇がありません．

　Optimization 期では，カテコールアミンをうまく使いつつ，輸液必要性がなければ安易に輸液を増やさずに輸液を制限する戦略が現在注目されています．同様に，現在は Stabilization 期でもなるべく無駄な輸液を減らすことが望ましいと考えられています．

　輸液を減らしているつもり……が，実はできてないというケース

をしばしば見かけます．その代表例が〝fluid creep〟です（fluid creep については，「Basic 2」でも簡単に触れました［p.032］）．creep という単語は聞き慣れないかもしれませんが，「這う」とか「忍び寄る」とかいった意味の語で，語感としては「そっと」「知らぬ間に」というニュアンスがあります．ここでは，ラインキープや持続静注の後押しなどで，わずかに流している持続点滴などを指す用語です．

　　fluid creep は意外に馬鹿にならず，fluid creep 1 日分の平均総液量（中央値 645 mL ［308 ～ 1,039 mL］）が総輸液量の 32.6 ％を占めたという驚くべき報告すらあったりします [3]．知らぬ間に結構な輸液量の原因になっていますね．裏を返せば，Stabilization 期は「いつになったら点滴をやめられるか？」を積極的に考えるフェーズ——無駄な輸液を減らす機会があると捉え返せるというわけです．

　　実際，筆者は Stabilization 期では，経腸栄養が使えない状況や体液喪失が持続的にあるなど，一部の例外を除き，原則として，メイン輸液は一切使っていません．持続静注の後押しの点滴も，大事なカテコールアミンだけは多少使いますが，それ以外では一切使っていません．なるべくシンプルに，"less is more" を目指した管理をしています．

De-escalation期は
どんなフェーズ？

　　De-escalation 期は〝ROSD〟の最後のフェーズで，今までの輸液で体内に溜まった水分を，尿として体外へ出し，疾患発症前の状態に戻っていく段階です．Stabilization 期をさらに過ぎたタイミングですので，敗血症性ショックで順調な経過の場合，時期としては，3 ～ 5 日以後というところでしょう．このフェーズで大事なことは〝利尿をかける？〟，〝かけるならいつ？〟を考えることでしょう．

De-escalation期は利尿を待つ
必要に応じて利尿薬を補助で使おう

　　Stabilization 期はカテコールアミンを漸減し，思い切ってほとんど

の点滴を終了するフェーズでした．カテコールアミンが完全に切れた De-escalation 期は，集大成のフェーズです．それまでの輸液が溜まった状態から回復し，元の状態にもっていくことがこの時期の目標になります．

　　De-escalation 期は，炎症などで傷ついていた血管内皮が回復し，今まで血管外に漏れやすかった水分が血管内へ再び留まるようになるフェーズです．この時期になると，心機能・腎機能ともに問題がなければ，自然と利尿がついてくることが多いです．結果として，ここまでの間で体液過多になっていても，自然な利尿でマイナスバランスが数日続いて，最終的には適正な体液量に戻っていきます．極端な話，心臓・腎臓の状態がよければ，De-escalation 期は輸液など何もせずに放っておいても自然と回復することが多い印象があります．

　　ただし，心臓が悪ければ心不全のトラブルが起こったり，あるいは腎臓が悪ければ利尿がつかなかったりすることがあります．現在，そのような自然に利尿がつかない De-escalation 期に関しては，利尿をかけることがトレンドとなりつつあります．

　　それでは，もし利尿を意識的にかけるなら，いつからがよいのでしょうか？　この辺りは Case を通して考えてみましょう．

Case10
Ch1

輸液のかけひき

　　Case9 の続きの 58 歳，男性の総胆管結石，閉塞起点のある急性化膿性胆管炎での敗血症性ショック．内視鏡的逆行性胆道膵管造影（ERCP）が行われ，プラスチック・ステント留置，ソースコントロールがなされた．抗菌薬はピペラシリン／タゾバクタム（PIPC/TAZ）で開始されていた．

　　現在，メイン輸液は末梢ルートからソルアセト®D が 40 mL／時が投与されており，その側管からノルアドレナリンが投与されている．ノルアドレナリンは漸減が順調で，現在は 0.05 γ（ノルアドレナリン 3 A ＋生食 47 mL の合計 50

mLの組成で3 mL/時）まで漸減できている．経過も順調で食事も開始になっているが，腹部症状の悪化はない．

今日もこの患者の日中の担当はあなただ．消化器内科の指導医は次のように言った．

「だいぶ安定したから，今日明日の輸液戦略は先生に任せようかな」

さて，自分だったらどんな戦略を立てようか？

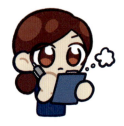

▶ORDER!!◀

▶ CHOICE!!

- メイン輸液を20 mL/時に落とし，ノルアドレナリンを終了してみる
  - 終了後も安定ならメインを完全に終了する
- 尿量に注目し，尿量が少なければ利尿を検討する

▷ REASON!!

- 半減期の短い循環作動薬では後押しは20 mL/時はあった方が無難
- Stabilization期ではイン・アウトのバランスが±0からややマイナスのバランスにしたい

▶LECTURE!!◀

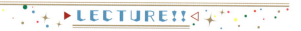

半減期の短い循環作動薬では
後押しは20 mL/時はあった方が無難

カテコールアミンなどの循環作動薬は安定して血中に投与される

必要があります．これはエビデンスがあるわけではないのですが，例えばノルアドレナリンのような半減期の短い薬をごく少量，持続投与している際に，カテコールアミンの後押しでのメイン輸液を行っているとします．その後，20 mL/ 時からこの後押しメイン輸液を終了すると，循環が不安定になる例を時折経験します．全身に届く前に途中である程度分解されてしまうのでしょうか．残念ながら，その詳細について調べても，管見の限りではありますが，判然としませんでした．

　　ただ，上記のような経験から，筆者はノルアドレナリンのような半減期の短い循環作動薬では，最低限，後押しのメイン輸液を 20 mL/ 時は流すようにしています．なお，逆に半減期の長めの薬——ピトレシン ® やニカルジピンなどでは，後押しメイン輸液がなくなって困る経験がないので，筆者は fluid creep をなくすために後押しメイン輸液はやめます．

Stabilization期では
イン・アウトのバランスが±0から
ややマイナスのバランスにしたい

　　Stabilization 期ではイン・アウトのバランスがほぼ± 0 のところから，ややマイナスのバランスになるくらいに輸液を管理します．8 時間の尿量を診て，1 日のアウトの量を推算し，輸液などのインの量の推算量と合わせて，ペースを見積もります．そのペースでイン・アウトのバランスが± 0 程度に見込めるなら静観しますし，明らかなインオーバーの場合は少量の利尿を検討します．

　　Stabilization 期だと，少量のノルアドレナリンなどが残っていることがあると思いますが，ノルアドレナリンを使っていても，例えば利尿はかけられるのでしょうか？　この疑問に対してはある程度の答えが出ており，循環動態が安定し，漸減開始になっている状態でノルアドレナリンは 0.2 γ 以下程度であれば，利尿はかけられそうです．実際，集中治療患者での積極的利尿の代表的な研究 RADAR-2 試験もそのようなプロトコルで利尿を開始しています [4]．

Case10
Ch2

ダイウレティック・ドラッグ

　メイン輸液を 20 mL/ 時とし，ノルアドレナリンを 0.05 γのままにしたが，MAP 75 mmHg 程度と安定していた．そのため，ノルアドレナリンを完全に終了とし，安定したことを確認した後，メイン輸液も完全に終了とした．

　抗菌薬の PIPC/TAZ 1 V ＋生食 100 mL2 ポート注1日4回の使用で 400 mL が入り，また食事は1食あたり半分程度を食べている状態であった．1食あたり 500 mL 程度の水分を含有していると概算すると，1食で 250 mL 程度，1日3食で 750 mL 程度の水分が入ると予想された．総合すると 1,000 〜 1,200 mL 程度の水分が入りそうだ．

　尿量は8時間で 250 mL 程度であった．尿量はちょっと少なめで，ややプラスのバランスではあるが，1日は経過を診た．結局，翌日も尿量はなかなか増えてこない．

　指導医からは「どうする？　少し利尿かけてみたら？」と言われた．

　さて，どうしよう？

▶ ORDER!! ◀

▶ CHOICE!!

- 血行動態的うっ血が出てきているかエコーで評価し，出てきていれば，ラシックス®0.5 A で反応を診る

▷ REASON!!

- 血行動態的うっ血が出てきたら血管内に水分が留まるフェーズのサイン

>>> 図 C10-2　De-escalation 期とうっ血の関係

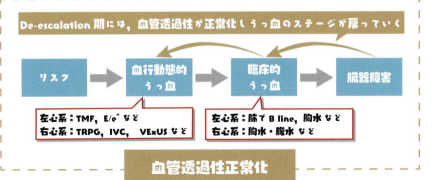

IVC：下大静脈，TMF：左室流入血流速度，TRPG：三尖弁逆流圧較差，VExUS：venous excess ultrasound
Kattan E, et al.：The emerging concept of fluid tolerance：A position paper. J Crit Care 2022；71：154070 を基に作成.

| 理論的には利尿薬のよいタイミング

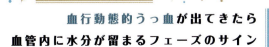

血行動態的うっ血が出てきたら
血管内に水分が留まるフェーズのサイン
理論的には利尿薬のよいタイミング

　輸液過多はうっ血を引き起こしますが，うっ血は〝血行動態的うっ血〟，〝臨床的うっ血〟に分かれます．後者がより進んだうっ血であり，より悪化したステージです．臨床的うっ血を呈している状況でさらに輸液をすると，臓器障害が出てきます．

　このようなうっ血のステージのは De-escalation 期には逆順に戻っていきます［図 C10-2］[5]．

　臓器障害や臨床的うっ血から回復して，再び血行動態的うっ血になりはじめたということは，再び血管内に水が戻りだしているサインで

す．そのため，再度，血行動態的うっ血が出はじめ，尿量が不十分なら利尿薬のよい適応になりそうです．

「なりそう」とややぼかしている理由は，この辺りの領域はエビデンスの蓄積がまだ不十分だからです．De-escalation 期に積極的に利尿をかけることで予後が改善するかどうかを調べたランダム化比較試験（RCT）はすでにいくつか出ていますが[4,6)]，いずれも「累積のインオーバーが○○ kg 以上になれば利尿する」といううっ血のステージを考慮していないものばかりです．なお，うっ血のステージを考慮せずに何となくで利尿薬を使っても，あまり恩恵はなさそうだということは引用元の 2 つの研究で大まかにわかっています．さらなる研究が待ち遠しい領域ですね．

重症患者において利尿をかける場合，ループ利尿薬，特にラシックス®静注を使います．ラシックス®は腎機能が正常なら 0.5 ～ 1 A（1 A = 20 mg），腎機能が悪ければ，〝Cre × A〟が初期投与量の目安です．例えば，Cre が 2.0 mg/dL ならラシックス®を 2 A から使うと大外ししないという意味です．

通常，ラシックス®は打つとすぐに利尿があり，15 ～ 30 分で反応が出ます．目標とする尿量次第ではありますが，100 mL/ 時程度以上の尿量に増えない場合，何となくでそのまま同じ量を使っても効果はイマイチです．ですから，ラシックス®の静注では，そのような場合，1 回投与量を倍に増やして反応を診て，反応が乏しければ前回の投与から 1 ～ 2 時間後にさらに倍にして打ってまた反応を診て……と，数時間のうちに適切な量を探るという使い方をします（それほどこまめに尿量確認するのは面倒だし，もっとゆっくりで大丈夫という状況なら，そもそもラシックス®は静注ではなく内服で対応できるでしょう．静注するからには，投与量が確定しづらい，または速く効果を出したいといった状況だと思われます．ここでも，メリハリのある使い方をしたいところです）．

このようにして十分な利尿効果が得られるラシックス®の 1 回量が決まったら，同量を 1 日 2 ～ 3 回の複数回投与にします．複数回投与とするのはラシックス®の作用時間によるものです．原則，ラシッ

クス®は1日1回投与という使い方はしません．詳細はコラムにて紹介しますので，興味がある方は一読してみてください［p.222］．

利尿と安心

エコーで血行動態的うっ血があるか評価してみたところ，E/A 1.0，TRPG 30 mmHg，IVC 21 mmで，VExUSをすると，腎静脈はうまく評価できなかったが，肝静脈・門脈ともに〝Mildly abnormal〟のパターンであった．血行動態的うっ血が再度出はじめ，血管内に水が戻りだしているのだろうと推定された．

腎機能が正常なため，ラシックス®0.5 Aを静注したところ，30分後には希釈尿が出はじめ，100 mL/時の尿が出た．0.5 Aで十分な1回量だと確認できたため，0.5 Aを1日2回投与とした．

翌日までに2,000 mL/日の尿量が出て，マイナス800 mL程度のバランスとなった．累積のインオーバーが2 L程度だったため，そこを回収するために，さらに翌日までラシックス®投与を行った．

その後はラシックス®なしでもイン・アウトバランスがほぼ0で推移した．

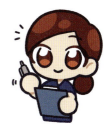

■引用文献

1) O'Malley CMN, et al. : A randomized, double-blind comparison of lactated Ringer's solution and 0.9 % NaCl during renal transplantation. Anesth Analg 2005 ; 100 : 1518-1524. PMID 15845718.

2) Saugel B, et al. : Hemodynamic monitoring in the era of evidence-based medicine. Crit Care 2016 ; 20 : 401. PMID 27993153.

3) Van Regenmortel N, et al. : Maintenance fluid therapy and fluid creep impose more significant fluid, sodium, and chloride burdens than resuscitation fluids in critically ill patients : a retrospective study in a tertiary mixed ICU population. Intensive Care Med 2018 ; 44 : 409-417. PMID 29589054.

4) Silversides JA, et al. : Feasibility of conservative fluid administration and deresuscitation compared with usual care in critical illness : the Role of Active Deresuscitation After Resuscitation-2 (RADAR-2) randomised clinical trial. Intensive Care Med 2022 ; 48 : 190-200. PMID 34913089.

5) Kattan E, et al. : The emerging concept of fluid tolerance : A position paper. J Crit Care 2022 ; 71 : 154070. PMID 35660844.

6) Bollaert PE, et al. : Fluid balance control in critically ill patients : results from POINCARE-2 stepped wedge cluster-randomized trial Crit Care 2023 ; 27 : 66. PMID 36810101.

Case 10 胆管炎での敗血症性ショックの入院担当、その後…… 少し利尿かけてみたら？

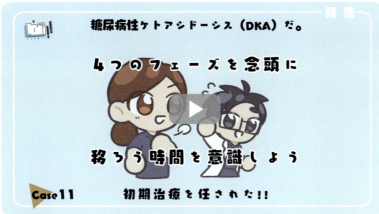

【Case10】胆管炎での敗血症性ショックの入院担当、その後…… 少し利尿……

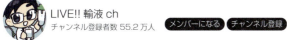
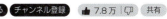

221

ラシックス®は〝last six hours〟利尿薬の大事なエッセンスを深堀り

　　ラシックス®は若手の医師が比較的よく使う薬の1つでしょう．気軽に尿量を確保でき，心不全や腎不全，肝硬変，重症患者の利尿期などでとても重宝します．

　　さて，そんなラシックス®ですが，皆さんはこだわりをもって使っていますか？　実際，〝もったいない使い方〟をしているラシックス®使用例を見かけます．ぜひ，皆さんには明日からより切れ味のよいラシックス®の使い方を知ってほしいと思います．

ラシックス®の作用時間

　　まずは作用時間からお話ししましょう．ラシックス（lasix）®の商品名の由来は皆さんご存知でしょうか？　〝last six hours〟──「6時間作用が続くよ」という意味から名付けられています．その名の通り，ラシックス®の内服製剤は，効果持続時間は6時間程度とされていますが，静注薬はだいたい2時間程度が効果作用時間とされています．

　　ポイントは，ラシックス®は作用時間が短いということです．作用が切れている残りの時間で，腎臓は頑張ってナトリウム（Na）を再吸収するとされています．特に若年の健常成人の場合（＝腎機能がほぼ正常）で，Na摂取量が多いと，1日1回のラシックス®投与だと，Na利尿とNa再吸収が1日でほぼ±0近くなるということが知られています[1]．

　　つまり，塩分摂取量制限なしでのラシックス®1日1回投与は，腎機能正常だとほぼ意味がないということです．そのため，ラシックス®をしっかり効かせるためには，①塩分制限をしっかりすること，②1日複数回投与することが必須だとされています．

　　もちろん，腎機能が悪くなると，ラシックス®が切れている時間でのNa再吸収量も落ちるからなのでしょうか，1日1回のラシックス®で何となく効いてしまうことは臨床上経験しますが，やはり〝もっ

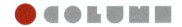

たいない使い方〟だと思います．特に急性期病棟で，ラシックス®を静注で切れ味よく使いたいのであれば，1日複数回投与は必須です．

ラシックス®の1回投与量

もう1つは1回投与量です．Case 10でも紹介しましたが，腎機能が悪い例を中心にラシックス®静注をしても利尿がはっきりしないことがあります．その場合には回数を増やしてもしょうがありません．まずは必要な1回量を確定させる必要があります．

重症患者，尿道カテーテルが入って尿量が厳密に管理できているケースでは，ラシックス®を1回投与したら，まず1～2時間後に尿量をチェックします．目標の尿量は文脈次第でケースバイケースですが，最低でも50 mL/時以上，心不全はじめ，うっ血や体液過多が目立つケースでは100～150 mL/時以上が目標でしょう．目標量に到達していない場合は，1～2時間ごとくらいに倍々にして投与します．通常，推算糸球体濾過量（eGFR）が20～50 mL/分程度であれば，1回投与量80 mg程度，eGFR＜20 mL/分の進行した腎不全であれば，200 mgが1回投与量の最大の目安です．

上記のように増量していきますが，逆にそこまでしても利尿がつかない場合は，利尿薬抵抗性の原因を探り，対処します．それでも尿量が増えなければ，透析なども検討が必要かもしれません．

■引用文献

1) Wilcox CS, et al.：Na+, K+, and BP homeostasis in man during furosemide：effects of prazosin and captopril. Kidney Int 1987；31：135-141. PMID 3550214.

#利尿薬　#薬理作用　#急性腎傷害

Case 病棟 11 初期治療を任された!! 糖尿病性ケトアシドーシス(DKA)だ。

輸液はどうする?

> DKAの治療は待てば甘露とは進まない。 柴

—— START!! ——

　Case 10 までは敗血症を例に，「Resuscitation（蘇生）」の輸液——特に4つのフェーズ〝ROSD〟について皆さんと共有しました．ROSD という考え方は，疾患によっていくつかバリエーションがあるようです．そこで，今回は，若手の先生方も対応することが比較的多いであろう糖尿病性ケトアシドーシス（DKA）を例に，Resuscitation の輸液を見てみましょう．

糖尿病性ケトアシドーシス（DKA）治療は甘くない?!

　教科書を紐解き，DKA に関する記述を見ると，だいたいこういった文言から始まっています．

> 糖尿病性ケトアシドーシス（DKA）は，インスリンの絶対的または相対的な不足により生じ，体内の糖利用が障害され，脂肪が代替エネルギーとして利用される結果，ケトン体が産生されアシドーシスが進行する疾患で……

　確かにその通りなのですが，この文言を拡大解釈し，「インスリン投与が治療のすべて」かのように誤解している若手医師を時折見かけ

ます．DKA においてインスリン投与が最重要であることは紛れもない事実なのですが，実は輸液もかなり大事な要素なのです．

　例えば，浸透圧利尿や状態悪化で水分などが摂れないことが影響してか，DKA では来院時にだいたい 5 L 程度の水分欠乏があるとされています．実際，DKA の多くで，来院時に頻脈，場合によっては血圧低下を伴っている例なども経験されます．また，インスリンを投与すると血管内脱水が助長されることがあります．これはインスリンに血管内の糖と水，カリウム（K）を一緒に細胞内に押し込む機能があるからです．そのため，血管内脱水がある状態でインスリンが静注されてしまうと，一気に血管内容量が低下して難治性のショックを起こすことがあるとされています．

　DKA は緊急疾患であり，現代でも適切な治療をしなければ死に至ってしまう疾患です．「DKA はとりあえずインスリン」と言い切れるほど，決してその治療は甘いものではありません．そして，治療に関して，実は輸液がとても重要な役割を担っているのです．

　それでは，Case と通しながら，一緒に考えていきましょう．

Case11
Ch1

Fluid, On Time

　62歳，女性．20年来の 2 型糖尿病でインスリン強化療法をしている．3日前から食事があまり食べられなくなっていた．来院前日から倦怠感が出現し，来院当日には体動困難になり，救急搬送された．

　来院時のバイタルサインは以下の通り．

　　意識レベル：JCS II-10　　　血　圧：86/64 mmHg
　　心拍数：128 回／分，整　　　呼吸数：40 回／分
　　SpO₂：95％（室内気）

　すぐに血液ガスを採ったところ，以下の所見であった．

【動脈血液ガス】

pH ：6.98   PaO₂ ：86 Torr
PaCO₂ ：18 Torr   Na ：139 mEq/L
K ：5.6 mEq/L   Cl ：110 mEq/L
HCO₃⁻ ：4.6 mEq/L   Glu ：424 mg/dL
Lac ：2.1 mmol/L

　血中ケトン迅速キットで測定すると 7.8 mmol/L と上昇しており，DKA と診断した．
　DKA の誘因検索をしたところ，心筋梗塞や感染症などははっきりせず，自己判断によるインスリン中断が原因と考えられた．DKA の治療のために HCU 病棟個室に入院となった．
　救急外来からは輸液としてラクテック® 500 mL が繋がり，持続インスリン静注が 5 U/ 時で開始となっていた（体重 52 kg）．
　HCU に入室後にあなたが診療を引き継いだ．指導医からは，「ちょっと忙しくて，1 時間後に話を聞くわ．ひとまず 1 時間の初期治療を開始しておいてくれない？」
　さて，どうしよう？

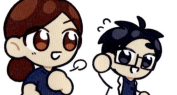

▶ORDER!!◀

▶CHOICE!!

- 動脈ライン（A ライン）を挿入する
- メイン輸液として，ラクテック® 500 mL（1 本目）を全開で投与

- | 15〜30分程度で投与できるように
- 血圧が回復してくることを確認しながら,ラクテック®(2本目)も同様に全開で投与する
- | 1時間のうちにラクテック® 1,000 mL が投与完了できるように
- 側管から持続インスリン(ヒューマリン®R 50単位+生食49.5 mLの合計50 mL)を5.2 mL/時=5.2 U/時にして継続する
- 1時間後に血液ガスを測定する
- 中心静脈カテーテル(CVC)挿入を考慮する

▷ REASON!!

- Aラインの適応はショックの急性期,頻回採血,SpO₂があてにならないとき
- 糖尿病性ケトアシドーシス(DKA)の輸液は〝1 day ROSD〟
  - | 最初の1時間はRescueのイメージで,1,000 mL程度の細胞外液をしっかり入れる
- pH<7.0,HCO₃⁻<5などの重症な糖尿病性ケトアシドーシス(DKA)では中心静脈カテーテル(CVC)挿入を考慮する

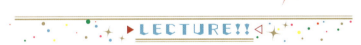

▶ LECTURE!! ◀

Aラインの適応はショックの急性期, 頻回採血,SpO₂があてにならないとき

　本書は決して集中治療入門の本ではないため,あくまで概論ではありますが,ここで一度,〝動脈ライン(Aライン)〟について紹介しましょう.皆さんの施設では,どのようなときにAライン挿入をしていますか?「ICUやHCU入室ではルーティンにやっている」というところもあるかもしれません.Aライン挿入は患者への負担が少ないとはいえ,合併症のリスクがあります.実際に「ICU入室だからといってルーティンにAライン挿入は好ましくない」とするエキスパートの意見もあります[1].筆者も同様に考えています.

〝Less is more〟——必要な介入は惜しみなくするけれど，不必要なことはしない方が，却って皆が幸せだと信じています．

さて，少し視点を変えましょう．Aラインがあることのメリットは何でしょうか？　一般的には，次の4つがAラインのメリットとされています．

①Aラインの圧波形から生体情報が読み取れる
　（心収縮力や輸液反応性など）
②頻回の動脈ガス採血が可能になる
③タイムラグのない連続的な血圧測定が可能になる
④非観血的血圧測定の代用になる

筆者の施設では，これらのメリットを基に，以下の3項目をAラインの主な適応としています．

①ショックの急性期
　絶え間ない血圧モニタリング，生体情報を輸液戦略に活かすため
②頻回に動脈ガス採血が必要な病態
　DKA，乳酸アシドーシス，重度の電解質異常，CO_2が貯留するII型呼吸不全，挿管患者など
③SpO_2があてにならないとき
　うまくSpO_2測定の脈波が検出できない，SpO_2とSaO_2のギャップが大きいなど

今回のCaseの患者さんでは，DKAで頻回な動脈ガス採血が必要になることはもちろん，循環が完全には安定しきっていないことも加味して，Aラインのよい適応と言えるでしょう．

糖尿病性ケトアシドーシス（DKA）の輸液は "1 day ROSD"

最初の1時間は "Rescue期" のイメージ

歳月不待——1,000 mL 程度の細胞外液をしっかり入れる

　　DKA の輸液戦略に関して，イギリス糖尿病学会（JBDS）のガイドラインでは，「Resuscitation（蘇生）」の輸液として，時間ごとに区切られた4つのフェーズを意識したうえで，輸液を含め，メリハリのある治療を行うことが提唱されています[2]．この JBDS のガイドラインでは，DKA の治療のフェーズについて，"ROSD" という表現こそされてはいないのですが，その本質はまさに本書でも紹介してきた集中治療における輸液の4つのフェーズ "ROSD" の考え方と重なるところがあります．もう少しわかりやすいように，今まで取り扱ってきた敗血症での輸液のフェーズと対比してみましょう [図 C11-1].

―――――――――――――――――― 改めて "ROSD" とは何か ―

　　敗血症での輸液のフェーズ "ROSD" における輸液のイメージは図 C11-1 の通りです（Case 8, 9 参照）．"ROSD" のそれぞれのフェーズで，それぞれのフェーズが占める時間の幅が変わってくるという点に，輸液戦略上，重要な特徴があります．

　　例えば，Rescue 期では，循環が不安定でしっかりとしたボーラス輸液が必要なため，"分〜時間" の単位でこまめに輸液を管理します．同様に，ある程度安定しはじめたものの，循環を適宜評価し，輸液が必要そうな状況であれば，輸液反応性を診て輸液を入れる対応をとるべき Optimization 期では "時間" を単位とし，輸液量を絞りはじめる Stabilization 期では "日" を単位として，輸液を調整します．そして，マイナスバランスに調整することで総体液量（TBW）が元に戻っていく De-escalation 期では "日〜週" の単位で輸液を管理していきます．

　　このように，"ROSD" の考え方では，それぞれのフェーズが占める時間の幅は単位が切り上がるように推移し，それに応じて輸液の調節の仕方も変化していくといったイメージです．参考までに "ROSD"

>>> 図 C11-1 敗血症と糖尿病性ケトアシドーシス (DKA) の輸液戦略のイメージの比較

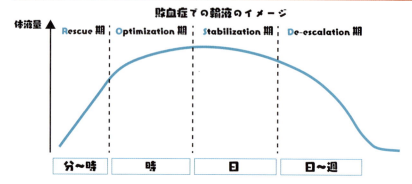

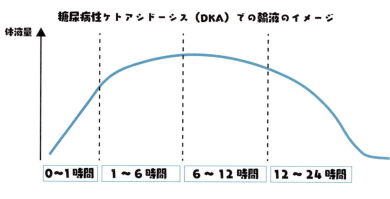

の要点を**表C11-1**[3)]にまとめます.

―――――― 糖尿病性ケトアシドーシス (DKA) の輸液戦略 ―

　これに対して，JBDSのガイドラインでは，DKAの輸液に関して〝0〜1時間〟〝1〜6時間〟〝6〜12時間〟〝12〜24時間〟の4つのフェーズに分けて考えることを提案しています[2)].

　例えば，最初の0〜1時間目のフェーズでは，細胞外液1,000 mLを投与し，特に収縮期血圧 (SBP) < 90 mmHgであれば，より早いボーラス投与――細胞外液500 mLを10〜15分で急速投与するよう提案

≫≫≫表C11-1 〝ROSD〟の要点

	Rescue期	Optimization期	Stabilization期	De-escalation期
調整間隔	分〜時間	時間	日	日〜週
輸液戦略	ボーラス輸液 カテコールアミン併用	循環動態が安定すれば,メイン輸液を数時間単位で漸減していく 輸液必要性があれば,ボーラス輸液を考慮	メイン輸液の中止を考慮 fluid creep をやめる (うっ血/体液過多があれば)利尿を考慮	(うっ血/体液過多があれば)利尿をかける
体液バランス	プラス	±0	ややマイナス	マイナス
大事な問い	いつ輸液を開始? いつカテコールアミン併用開始?	いつ輸液を減らせる? いつボーラス輸液開始?	いつ輸液をやめられる?	いつ利尿をかける?

Perez Nieto OR, et al.：Aiming for zero fluid accumulation: First, do no harm. Anaesthesiol Intensive Ther 2021；53：162-178 を基に作成.

しています.

　　　他方で，1〜6時間目のフェーズでは，塩化カリウム（KCl）を混注した細胞外液1,000 mL を2時間かけて投与（＝500 mL/時）し，状態が落ち着いていれば，さらに KCl を混注した細胞外液1,000 mL を4時間かけて投与（＝250 mL/時）という風に輸液量を漸減するよう提案しています．さらに，6〜12時間目のフェーズでは，KCl を混注した細胞外液1,000 mL を4時間かけて投与（＝250 mL/時）し，その後は6時間かけての投与（≒150 mL/時）に漸減するよう提案しています.

　　　12〜24時間目のフェーズになると，多くの DKA の症例が寛解に至っている状況です．寛解後は，患者の食事量に応じて，食事が食べられるまでは少量の維持輸液を行い，食事が食べられるようなら輸液を終了するよう提案しています.

　　　さらに，JBDS のガイドラインでは，後半のフェーズでは，尿量に注意し，体液過多にならないよう，輸液量を画一的にするのではなく，適宜調節するようにということまで踏み込んだ提言がなされています.

―――――――――――――――― 〝1 day ROSD〟という提案 ―

　　　JBDS の提唱する DKA 治療の輸液戦略では，メリハリのある治療の仕方が，だいたい 24 時間の間に，ダイナミックに移り変わっていくというのが特徴と言えます．このような JBDS ガイドラインの DKA 治療の輸液の仕方，そして，このメリハリのある考え方は，まさに〝ROSD〟の 4 つのフェーズを意識した輸液戦略と言っても差し支えないでしょう．

　　　そこで，筆者から提案したいのが〝1 day ROSD〟という考え方です．すなわち，JBDS の提唱する DKA の輸液戦略上の時間区分である〝0 ～ 1 時間〟〝1 ～ 6 時間〟〝6 ～ 12 時間〟〝12 ～ 24 時間〟を，それぞれ，敗血症の輸液の 4 つのフェーズ〝Rescue 期〟〝Optimization 期〟〝Stabilization 期〟〝De-escalation 期〟に類比的に当てはめることで，両者の考え方を総合し，DKA 治療の輸液戦略の骨子を掴みやすくしようというものです．

　　　このような DKA 治療の 1 日の間の移ろいをキャッチーなフレーズで若手に伝えるために，筆者は，自施設では「DKA の「Resuscitation（蘇生）」の輸液は〝1 day ROSD〟だよ」と教えています [図C11-2]．どうでしょう，イメージしやすくないですか？

糖尿病性ケトアシドーシス（DKA）治療の動き方
紫電一閃――Rescue 期のアクションを体得する

　　　さて，DKA の輸液戦略の大枠を共有できたところで，ここからはそれぞれのフェーズでとるべき具体的な動きについて取り上げたいと思います．まずはじめに，DKA での〝0 ～ 1 時間〟目の時期――〝1 day ROSD〟の R に相当する Rescue 期でのアクションを，JBDS のガイドラインを参照しつつ，細かく見ていきましょう [図C11-3] [2]．

―――――――――――――――――――――― 輸液の種類は？ ―

　　　DKA 治療の初動では，Rescue 期のような迅速なボーラス輸液が大事だということはすでに述べたところですが，それでは，輸液の種類

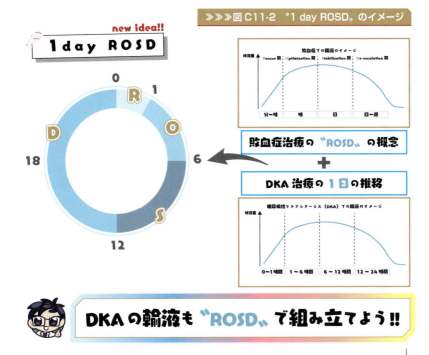

≫≫≫図C11-2 "1 day ROSD"のイメージ

DKAの輸液も"ROSD"で組み立てよう!!

―― 1 DAY ROSD ――

はどうしたらよいでしょうか？ 古典的には生理食塩液（生食）投与でしたが，輸液の種類についても，だんだんと考え方が変わりつつあり，近年の研究の傾向を踏まえると，Ringer（リンゲル）液に軍配が上がりそうです．

例えば，Ringer液では生食よりもケトアシドーシスの消失が早い可能性が示唆されています[4]．他にも，生食ではRinger液に比べて血清クロール（Cl）濃度が高く重炭酸イオン（HCO_3^-）濃度が低い，入院が長くなる傾向があるかもしれない，などの指摘もメタアナリシスでなされています[5]．

とはいえ，まだエビデンスレベルは高くなく，ガイドラインで強く推奨するためには，さらなる知見集積が必要な領域ではあります．現時点では，敢えて生食じゃなければいけない理由もないので，筆者はRinger液を基本としています．皆さんはどうされていますか？

≫≫≫図C11-3 〝1 day ROSD〟—R のアクション

R phase

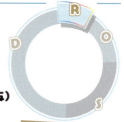

0〜1時間のアクション

1 循環の立て直しが最優先
　1時間で 1,000 mL の生食 or Ringer 液
　(SBP＜90 → 10〜15分で 500 mL を急速投与)

2 持続インスリン開始　　0.1 U/kg/時

3 K 4〜5 mEq/L を維持
　K≦3.5　　　　　高濃度 KCl 投与
　　　　　　　　　慣れている Dr に相談
　3.5≦K＜5.5　　KCl 40mEq/L 投与
　K＞5.5　　　　KCl 補充なし

4 こまめなデータチェックの指示を出す
　血糖　　　　　　1時間ごと
　HCO_3^-　　　　1時間後, 2時間後, 以後 2時間ごと
　K　　　　　　　 1時間後, 2時間後, 以後 2時間ごと
　その他の電解質　4時間ごと

5 中心静脈カテーテル (CVC) 考慮

——— 1 DAY ROSD, ACTION OF R ———

Dhatariya KK, et al.：The management of diabetic ketoacidosis in adults-An updated guideline from the Joint British Diabetes Society for Inpatient Care. Diabet Med 2022；39：e14788 を基に作成.

――――――――――――――――― 持続インスリン開始 ―

　　JBDS ガイドラインでは，輸液以外にも，持続インスリンを 0.1 U/kg/時で開始とあります．一般的に持続インスリンはヒューマリン®R 原液 50 U (0.5 mL) を生食 49.5 mL で希釈し，合計 50 mL，1 U/mL の濃度にして，シリンジポンプで使用します．

　　今回の Case では，上記のインスリン希釈をした後，体重が 52 kg なので 5.2 mL/時で開始します．

─ カリウム（K）管理の重要性 ─

　DKA の治療中は K の管理がとても大切です．というのも，インスリンの働きによって K が細胞内へとシフトし，血清 K の値が下がってしまうからです．高カリウム血症の治療で行われるグルコース－インスリン（GI）療法と同じ作用が生じているわけです．

　低カリウム血症は不整脈の誘因となり，突然死にも繋がりえます．そこで，DKA 治療においては，しっかりと K を補充しながらの治療が大切になってくるというわけです．低カリウム血症の怖さについては，Case 12 を参考にしていただければと思います〔p.258〕．

　今回の Case では K > 5.5 mEq/L なので，現時点での積極的な KCl の補充は不要です．逆に「K 5.6 mEq/L なら，高カリウム血症の治療を急ぐのでは？」と感じられた読者の方もいらっしゃるかもしれません．ですが，実際にはほとんどが心配無用です．DKA ではアシデミアにより，K が細胞内から血液中へシフトしているため，本 Case のように来院時に若干の高カリウム血症ということはよくあります．「食事が食べられていなかった」などの要因から，体内の K の総量はむしろ減っていることが多いとされています[6]．K 濃度は十分な輸液とインスリン治療によってあっという間に下がりはじめますので，心配は要りません．

　なお，蛇足ではありますが，心電図異常を伴う K 9.2 mEq/L という，DKA での高カリウム血症の case report もあります[7]．不整脈予防を目的としたグルコン酸カルシウム投与こそ行うものの，後は十分な輸液と持続インスリンのみで K をコントロールでき，緊急透析などの追加治療は一切不要だったとのことです[7]．

　DKA での持続インスリンについて，インスリン投与量の多さに比例して，血清 K 値を下げる力も著しく強いということがよくわかる case report ですね．

≫≫≫表C11-2　中心静脈カテーテル（CVC）挿入を考慮する因子

患者背景		
• 18〜25歳 • 心疾患の既往	• 高齢者 • 腎疾患の既往	• 妊婦 • その他重篤な既往
来院時のバイタルサイン		
• SBP < 90 • SPO₂<92%	• HR > 100 or < 60	• GCS < 12
採血データ		
• 重症DKA 　血中ケトン 6 mmol/L 　HCO₃⁻ < 5	• pH < 7.0	• 来院時のK < 3.5

DKA：糖尿病性ケトアシドーシス，GCS：Glasgow Coma Scale，HCO₃⁻：重炭酸イオン，HR：脈拍，K：カリウム，SBP：収縮期血圧，SPO₂：経皮的動脈血酸素飽和度
Dhatariya KK, et al.：The management of diabetic ketoacidosis in adults-An updated guideline from the Joint British Diabetes Society for Inpatient Care. Diabet Med 2022；39：e14788 を基に作成.

pH＜7.0，HCO₃＜5などの重症の糖尿病性ケトアシドーシス（DKA）では中心静脈カテーテル（CVC）挿入を考慮する

　　JBDS の DKA ガイドラインでは，DKA の治療に際して「一部の例では CVC を考慮しましょう」との提案がなされています[2].　CVC が考慮されるのは，具体的には，表C11-2[2] に示すような要素がある場合です．これらの各要素を大まかにまとめれば「重症DKA，バイタルサインが崩れている，基礎疾患もちの DKA では CVC を考慮しましょう」といった内容になるでしょう．

　　経験的にも，バイタルサインの崩れや基礎疾患がある場合には，他の薬剤を同時に併用することも多く，ルートが足りなくなりやすいと感じます．また，DKA が重症であれば，やはり複数の薬剤を使いますし，インスリンの投与量も多くなるので，結果として K の低下も著しい印象があります．K が著しく低ければ，高濃度 KCl の投与が必要になり，その濃度の高さから，末梢ルートでは不適であり，CVC が必要になってきます．

　　今回の Case では，pH < 7.0，HCO₃⁻ < 5 など，重症の DKA

であるため，CVC 挿入を考慮します．

⋮

Case11
Ch2

FLUID INSPIRATION

1時間の間にラクテック®を1,000 mL投与した．バイタルサインは以下の通りで，循環動態は改善傾向になった．

意識レベル：JCS I-3　　　血　圧：110/64 mmHg
心拍数：120 回／分，整　　呼吸数：32 回／分
SpO₂：96%（室内気）

また，1時間後の動脈血液ガスは次のような数値であった．

pH	：7.08	PaO₂	：82 Torr
PaCO₂	：22 Torr	Na	：139 mEq/L
K	：4.5 mEq/L	Cl	：108 mEq/L
HCO₃⁻	：6.6 mEq/L	Glu	：382 mg/dL
Lac	：1.9 mmol/L		

指導医にここまでの経過とともに，CVCを考慮する状況であることを伝えると，
「そうだね．ではCVCダブルを入れておこうか」
さて，以後の治療はどうする？

⋮

▶ORDER!!◀

▶ CHOICE！！

- 中心静脈カテーテル（CVC）を挿入して，以下のようにする

CVC白メイン：ラクテック®　500 mL
　　　　　　　＋塩化カリウム（KCl）40 mL 混注　250 mL/ 時
CVC白側管：持続インスリン

Case 11　初期治療を任された!!　糖尿病性ケトアシドーシス（DKA）で。

237

　　　　　（ヒューマリン®R 50 単位＋生食 49.5 mL の合計
　　　　　50 mL）を 6.2 mL/ 時＝ 6.2 U/ 時に増量
　　　CVC 青メイン：ラクテック®　500 mL 250 mL/ 時
- 今から 1 時間後（HCU 入室から 2 時間後）に再度，動脈血液ガスを確認する

▷ REASON！！

- 1 〜 6 時間の時期では，輸液量を絞りはじめる
- カリウム（K）の低下速度が早いため，多めの塩化カリウム（KCl）投与が必要そう
  　やはり中心静脈カテーテル（CVC）が安全
- HCO₃⁻ の改善速度が不十分なので，持続インスリンの速度を上げる

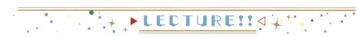

1 〜 6 時間目の時期では輸液量を絞りはじめる

　　　ここからは DKA での〝1 〜 6 時間〟目の時期──〝1 day ROSD〟では Optimization 期のアクションを細かく見ていきましょう．
　　　Optimization 期では，図 C11-4[2] にもあるように，この時期に至ると，通常，循環は安定しはじめていることが多く，最初に設定した輸液速度そのままにすることで，過剰輸液にならないかが危惧されるフェーズです．そのため，この時期から徐々に輸液速度を漸減していきます──JBDS のガイドラインでは，500 mL/ 時で 4 時間，その後 250 mL/ 時で 4 時間という数値を提案しています[2]．ただ，ここでも画一的な輸液ではなく，体液過多にならないように尿量や循環動態などを診ながら調整することが大切です．輸液戦略は画一的な〝one size fits all〟ではいかないのです．

≫≫≫図C11-4 〝1 day ROSD〟—O のアクション

O phase

1～6 時間のアクション

1 データチェックの**変更**が必要か考慮

血糖	1 時間ごと
HCO_3^-	1 時間後，2 時間後，以後 2 時間ごと
K	1 時間後，2 時間後，以後 2 時間ごと
	K が基準値外※になれば，1 時間ごとに変更
その他の電解質	4 時間ごと

1day ROSD

※ K 4.0～5.0 mEq/L 維持が極めて重要
　K＜3.5 慣れている Dr に相談
　　　　インスリン Stop して高濃度 KCl 投与を考慮する

2 輸液は以下が**目安**だが，患者次第で過剰にならないように調整を
　Ringer 液 ＋ KCl：500 mL/ 時　4 時間
　　　　　　　→　250 mL/ 時　4 時間に漸減

3 以下を**目標**に持続インスリン調整
　ΔHCO_3^-　＋ 3.0 mEq/L/ 時
　Δ血糖　　－ 50 mg/dL/ 時
　　→　達成できない場合
　　　　＋1.0 U/ 時のインスリン増量

―――――――― 1 DAY ROSD, ACTION OF O

HCO_3^-：重炭酸イオン，K：カリウム，KCl：塩化カリウム
Dhatariya KK, et al.：The management of diabetic ketoacidosis in adults-An updated guideline from the Joint British Diabetes Society for Inpatient Care. Diabet Med 2022；39：e14788 を基に作成.

―――――――――――――――― ルート選びのタクティクス －

　　今回の Case では，後述のように CVC 挿入が無難だと考えられる状況です．CVC のルートをどのように使うかは施設ごとのお作法があるかとは思いますが，筆者の場合は，ノルアドレナリンなどを使っていれば循環作動薬ルート，鎮静薬などを使っていれば鎮静鎮痛ルート，その他に持続静注ルート，あるいは単味ルートというようにルートの役割を決めて使うようにしています．

今回の Case ではノルアドレナリンや鎮静薬などは使っていないため, 持続インスリンのための持続静注ルートと単味ルートに分けます. なお, 単味ルートの役割としては, 追加で使いたい薬 (例えば抗菌薬など) が発生した際に, 他の薬剤との相互作用などを気にせずに投与できるように設ける予備のルートといった目的があります.

カリウム (K) の低下速度が早いため
多めの塩化カリウム (KCl) 投与が必要そう
やはり中心静脈カテーテル (CVC) が安全

JBDS のガイドラインにもあるように, DKA の治療では K を適切に保つことが極めて大事です. 繰り返しになりますが, 致死性不整脈などを防ぐためにとても大きな意味をもちます.

さて, 今回の Case を見ると, 来院時には 5.6 mEq/L あった K の値は, 1 時間後の検査では 4.5 mEq/L と 1.1 mEq/L も低下しています. 後述するように持続インスリンの速度を上げることを考えると, このままでは K の低下速度はさらに加速しかねません.

しかしながら, 末梢ルートからの KCl 投与は 40 mEq/L の濃度で最大のため, 末梢ルートでは, 例えば生食 500 mL + KCl 20 mL 混注が濃度としては限界です. この濃度で KCl をどんどん投与したい場合には, 輸液量を増やすしかありません.

一方で, 先述の通り, Optimization 期は, 輸液過多を防ぎたい場面でもあります. そうです! DKA 治療では, 時に K と輸液量の間でジレンマが生じてしまうことがあるのです. このジレンマを解決するためには, KCl をより濃い濃度で投与することが必須です. お気づきの通り, そのための CVC というわけです. なお, CVC からの KCl の濃度の考え方などについては, Case 12 を参考にしてください [p.258].

HCO_3^- の改善速度が不十分なので
持続インスリンの速度を上げる

JBDS のガイドラインでは, 改善速度の目安として, HCO_3^- で

＋ 3.0 nEq/ 時, 血糖で－ 50 mg/dL といった数値が提案されています[2].

　　今回の Case では 1 時間で HCO_3^- の改善が「＋ 2.0 mEq/L」, 血糖の改善が「－ 42 mg/dL」で, 目標となる改善速度に達していません. そのため, 持続インスリンの速度を＋ 1.0 U/ 時上げることが望ましいでしょう. 今回であれば, 先述の希釈方法（50 U/50 mL）で 5.2 mL/ 時（＝ 5.2 U/ 時）であったため, 6.2 mL/ 時に速度を上げます.

　　なお, 既に述べてきたところですが, 持続インスリンの量が多いため, K の低下が心配です. 今から 1 時間後に K の値をチェックしますし, その後もよほど安定しない限り, しばらくは K を 1 時間ごとにチェックするほうが安全と言えるでしょう.

⋮

Case11
Ch3

Fluid Stabilizer

　さらに 1 時間の間で CVC 挿入し, ラクテック®250 mL/ 時をそれぞれ 2 本, 実質 500 mL が投与された. 持続インスリンの速度も上げた. 血圧 120/68 mmHg, 心拍数 110 回 / 分, 整, 呼吸数 34 回 / 分, SpO_2 94%（室内気）で, 尿量も 100 mL/ 時で出ており, 循環はさらに改善, 尿量もまずまず十分な量が出ていた. さらに 1 時間後（HCU 入室 2 時間後）の動脈血液ガスは以下の通りであった.

pH	: 7.20	PaO_2	: 78 Torr
$PaCO_2$	: 26 Torr	Na	: 140 mEq/L
K	: 3.4 mEq/L	Cl	: 106 mEq/L
HCO_3^-	: 9.8 mEq/L	Glu	: 320 mg/dL
Lac	: 1.6 mmol/L		

　K が下がりやすいため, 一時持続インスリン静注を止めながら, 高濃度 KCl（KCl 40 mEq/ 溶媒合計 100 mL を 2 時間かけて投与）などを入れ, K が 4.0 mEq/L になったことを確認したら, 持続インスリンを再開といった細かい調整を 1 時間

ごとに行ったところ, HCU 入室 6 時間の時点で,

pH	: 7.28	PaO₂	: 78 Torr
PaCO₂	: 32 Torr	Na	: 140 mEq/L
K	: 4.2 mEq/L	Cl	: 108 mEq/L
HCO₃⁻	: 17.2 mEq/L	Glu	: 248 mg/dL
Lac	: 1.6 mmol/L		

指導医に電話報告したところ, 次のように言われた.

「お, もう少しでゴールが近いね. 低血糖に気をつけてね」

さて, ここからさらにどう輸液を調整しよう?

▶ORDER!!◀

▶ CHOICE!!

- 以下のように輸液をする

    CVC 白メイン：ラクテック®500 mL ＋ KCl 40 mL 混注

    100 mL/ 時

    CVC 白側管：持続インスリンを 2.6 mL/ 時＝ 2.6 U/ 時に減量

    CVC 青メイン：ラクテック®500 mL　50 mL/ 時
- 1 時間後に血糖, 2 時間後に動脈血液ガスを確認する

▷ REASON!!

- 6 ～ 12 時間の時期では, 輸液量をさらに絞ることを検討する
- 血糖正常が目標ではない!

    pH, HCO₃⁻ などが目標値に達していないけれど, 血糖 ≦ 250 mg/dL なら, インスリン減量やメインの 10% ブドウ糖液への変更も検討する

>>> 図C11-5 "1 day ROSD" —Sのアクション

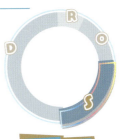

S phase

6～12時間のアクション

1 以下を順調に達成しているかを確認
- ΔHCO₃⁻　＋3.0 mEq/L/時
- Δ血糖　－50 mg/dL/時

＋そろそろ寛解が近いはず，寛解基準をチェック！ [図C11-6]

2 以下を目安に輸液を漸減（患者によって調整を）
- Ringer液＋KCl：250 mL/時　4時間
  → 150 mL/時　6時間に漸減

＋12時間目の時点で，「本当にさらに輸液が必要か？」評価する

3 血糖≦250で持続インスリンを減量
- 0.05 U/kg/時程度に

＋10%ブドウ糖液 100 mL/時にメイン変更も検討（低血糖を防ぐ）

— 1 DAY ROSD, ACTION OF S —

DKA：糖尿病性ケトアシドーシス，HCO₃⁻：重炭酸イオン，KCl：塩化カリウム
Dhatariya KK, et al.：The management of diabetic ketoacidosis in adults-An updated guideline from the Joint British Diabetes Society for Inpatient Care. Diabet Med 2022；39：e14788 を基に作成．

▶ LECTURE!! ◀

6～12時間の時期では輸液量をさらに絞ることを検討する

　ここからは，DKAでの6～12時間目の時期——"1 day ROSD"のS，つまりStabilization期のアクションを細かく見ていきましょう [図C11-5][2]．

　順調にHCO₃⁻や血糖が改善しているかを確認しつつ，輸液過多にならないようにさらに輸液を漸減していきます．例えば，250 mL/

時→ 150 mL/ 時といった具合です．この速度はあくまで目安であり，実際には循環動態を診て調整をしましょう．

そして，12 時間目の時点で，改めて循環を評価し，さらに積極的な輸液が必要かどうか，いったん立ち止まって考えなくてはなりません．

血糖正常が目標ではない！
pH，HCO₃⁻ などが目標値に達していないけれど
血糖≦250 mg/dLなら，インスリン減量や
メインの10％ブドウ糖液への変更も検討する

初学者が誤りがちなところですが，DKA の治療の目的は血糖の正常化では決してありません．〝ケトーシス＋アシドーシスの是正〟が目的です．そのため，一般的には図 C11-6[2] のような状態が DKA の寛解基準として知られています．

今回の Case は，pH 7.28，HCO₃⁻ 17.2 mEq/L です．アニオンギャップ（AG）を計算すると 15 であり，寛解まではもう一声です．となると，「よし！この調子でガンガン持続インスリンを続けよう！」としたいところですが，血糖が 250 mg/dL 以下になった場合，要注意です．急に血糖が下がりすぎ，低血糖になるリスクがあります．

エキスパートのなかでも賛否両論あるようですが，JBDS ではインスリン持続の量を減量し，場合によっては 10％ブドウ糖液で糖を補充することを提案しています[2]．

今回の患者さんに対しては，持続インスリンを 0.5 U/kg/ 時相当の 2.6 U/ 時に減量します．

⋮

Case11
Ch4

さよならの De-escalation

最終的に HCU 入室から 10 時間の時点で DKA は寛解になった．インスリン グラルギンをもともと打っていた量である 18

≫≫≫図 C11-6　糖尿病性ケトアシドーシス（DKA）の寛解基準

DKAの寛解基準

―――――――――――――――――― CRITERIA ―

・pH≧7.3　　・(血中ケトン<0.6mmol/L)

・AG≦12　　・HCO₃⁻≧18mmoL/時

以上のうち 2 項目以上 を達成したら寛解

―寛解したら―――
持効型インスリン開始
＋その 30～60 分後に持続インスリン終了（必ずかぶせる！）

　■ 持効型インスリン皮下注

　│ 初回なら　……………………………… 0.25U/kg/1 回
　│ 以前から使っているなら　…………… 同量程度で再開

※ 持効型インスリンをもっと早めに使いはじめるという流派もあり
　DKA 治療によってバイタルが落ち着いた 1～6 時間の時点で
　開始しておくということも

CRITERIA FOR REMISSION OF DKA

AG：アニオンギャップ，DKA：糖尿病性ケトアシドーシス，HCO₃⁻：重炭酸イオン
Dhatariya KK, et al.：The management of diabetic ketoacidosis in adults-An
updated guideline from the Joint British Diabetes Society for Inpatient Care.
Diabet Med 2022；39：e14788 を基に作成.

単位皮下注し，皮下注から 1 時間後の時点で持続インスリンを
終了した.

　次の日の朝の食事まではソルアセト®D 40 mL/ 時を
「Routine maintenance（維持）」として続けた. 翌朝には
食事が 8 割程度摂れたため，メイン輸液も完全に終了とした.

　胸部 X 線では，両側にわずかに胸水が溜まっている程度で
あった.

　指導医からは次のような言葉で褒めてもらえた.

「中高年の方のDKAだから，輸液を失敗すると，体液過多で泥沼になることもあるけれど，うまく乗り切ったね」

▼

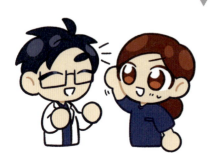

───────── De-escalation期のアクション ─

　　最後に，DKAでの12〜24時間目の時期──〝1 day ROSD〟のDにあたるDe-escalation期に関して，とるべきアクションの概要をお伝えします [図C11-7]²⁾．

　　この時期には通常，DKAは寛解していることが多く，寛解が維持できているかを確認します．また，このフェーズになると，食事（場合によっては経管栄養）を再開できます．そこで，食事再開までは「Routine maintenance（維持）」として最小限の輸液としますが，食事が食べられるようになれば，輸液を終了できることがほとんどです．

─────────────────── さいごに ─

　　いかがだったでしょうか？　DKAの輸液は24時間の間でダイナミックに変わっていきます．各フェーズに合わせて輸液をこまめに調節すると，合併症なく，短期間でDKAを退院にもっていくことができますので，皆さんの腕の見せ所です！

≫≫≫図 C11-7　"1 day ROSD" ─D のアクション

D phase

12 〜 24 時間のアクション
≒寛解後

１ 寛解を維持できているか確認

──────────────

２ 寛解後，食べられるまで維持輸液を継続

Routine maintenance（維持）の輸液

── 例 ──
Ringer 液　40 〜 60 mL/ 時
＝ 食事が食べられれば，輸液 OFF

──────────────

３ インスリン皮下注の調節

４ 体液過多になってないか評価

1 DAY ROSD, ACTION OF D

Dhatariya KK, et al.：The management of diabetic ketoacidosis in adults-An updated guideline from the Joint British Diabetes Society for Inpatient Care. Diabet Med 2022；39：e14788 を基に作成.

■引用文献

1) Garland A, et al.：Indwelling arterial catheters in the intensive care unit： necessary and beneficial, or a harmful crutch? Am J Respir Crit Care Med 2010；182：133-134. PMID 20634498.

2) Dhatariya KK, et al.：The management of diabetic ketoacidosis in adults-An updated guideline from the Joint British Diabetes Society for Inpatient Care. Diabet Med 2022；39：e14788. PMID 35224769.

3) Perez Nieto OR, et al.：Aiming for zero fluid accumulation: First, do no harm. Anaesthesiol Intensive Ther 2021；53：162-178. PMID 34006046.

4) Self WH, et al.：Clinical Effects of Balanced Crystalloids vs Saline in Adults With Diabetic Ketoacidosis：A Subgroup Analysis of Cluster Randomized Clinical Trials. JAMA Netw Open 2020；3：e2024596. PMID 33196806.

5) Alghamdi NA, et al.：Saline Compared to Balanced Crystalloid in Patients With Diabetic Ketoacidosis：A Systematic Review and Meta-Analysis of Randomized Controlled Trials. Crit Care Explor 2022；4：e0613. PMID 35018349.

6) Adrogué HJ, et al.：Determinants of plasma potassium levels in diabetic ketoacidosis. Medicine (Baltimore) 1986；65：163-172. PMID 3084904.

7) Abraham S, et al. : Rapid resolution of life-threatening hyperkalaemia in diabetic ketoacidosis with intensive insulin therapy. BMJ Case Rep 2021 ; 14 : e242536. PMID 33766978.

Case 11 初期治療を任された!! 糖尿病性ケトアシドーシス (DKA) だ。

▽新着

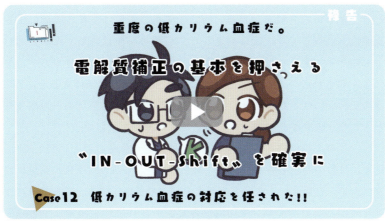

【Case11】初期治療を任された!! 糖尿病性ケトアシドーシス（DKA）だ。

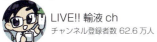

LIVE!! 輸液 ch
チャンネル登録者数 62.6万人

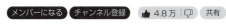

249

〝エコーでのIVC径評価〟の誤解あれこれ

　エコーでの下大静脈（IVC）径評価を巡って，多くの若手医師（場合によってはベテランも？）が誤解している事柄がいくつかあります．例えば，次のようなありがちな会話を見てください．

> 研修医：エコーを診るとIVC径が12 mmで，変動が50％程度なので，脱水と評価しました．
>
> 指導医：あの患者さんで本当に脱水？　エコーのIVC径測定は検者によって結果がだいぶ変わるからなぁ……．

　皆さんはこの会話に潜む誤解を見つけ出し，説明することが出来るでしょうか？

よくある誤解その1
〝正確に測定しさえすれば，下大静脈（IVC）径の解釈は簡単〟

　よくある誤解1つ目は「IVC径関連の測定は検者の技量による差が大きい一方で，正確に測定したIVC径の解釈は難しくない」というものです．確かに，IVC径の測定には一定程度のばらつきがあることはよく知られています．例えば，Randazzoraらの報告によると，IVC径の変動率について，救急医と心臓超音波専門家とで評価の一致率を見たところ，結果は68.1％とそれほど高くはありませんでした[1]．

　このように検者によって測定結果に差が生じることに関しては，確かに技量の問題もありますが，一方で，測定方法の標準化が完全にはなされていないという側面もあります．この標準化問題を巡る言説は枚挙に暇がないのですが，今回はそのなかからIVC径の測定部位と呼吸の標準化について紹介しましょう．

　皆さんはIVC径の測定をどの箇所で行っているでしょうか？アメリカ心エコー図学会（ASE）のガイドラインでは，右房とIVCの接

● COLUMN

C-11

合部から 0.5 〜 3 cm の範囲で IVC 径を測定することを推奨しています[2]. ただ, この範囲, 結構広いですよね.

　　実際, Caplan らは, 右房 – IVC 接合部からの距離別に IVC 径の変動率——〝collapsibility index of IVC（cIVC）〟を計測していますが, 結果を見ると, 1 cm 部分での測定と 3 cm 部分での測定との間で cIVC は 10 ％程度ずれています[3]. また, Caplan らは, この報告のなかで, 右房 – IVC 接合部から 4 cm の箇所が, cIVC を用いて輸液反応性を予測するのに最も適した測定部位だと報告しています[3]. つまり, Caplan らの論文では, ASE のガイドラインで推奨されている 0.5 〜 3 cm の範囲から逸脱した箇所が提案されているのです.

　　IVC 径のうち, 特に最小 IVC 径は吸気努力の影響をかなり受けるとされています. しかしながら, IVC 径についての研究報告の多くで呼吸についての記載がありません. 先程も引いた Caplan らの論文では, 患者に呼吸を標準化させた場合の cIVC と, そうでない場合の cIVC についても報告していますが, それぞれの群の間で 10 〜 20 ％程度の結果のずれがあります[3]. また, 標準化された呼吸条件下での cIVC 測定が, より正確に輸液反応性を予測することも報告されています（輸液反応性については後述します）.

　　ちなみに, ASE では標準化された呼吸として〝鼻をすする（sniff）〟ことを推奨しています. 鼻をすすることで短時間の吸気をさせ, このときに最大 IVC 径を, その後の呼気で最小 IVC 径を測定するのです. ただ, 重症患者や認知症患者などでは, 標準化した呼吸に協力してもらうことが難しいこともあるのが現状です.

　　色々配慮して測定した IVC 径は, 単純に有効循環血漿量を示唆するわけではありません. その解釈には患者の置かれた文脈や合併症の考慮といった, さらなる面倒くささの原因が実は潜んでいるのです.

　　図 1[4] にそんな IVC 径に影響する各種の要因をまとめています.

下大静脈〔IVC〕　# エコー　# 輸液反応性

>>> 図1 下大静脈（IVC）径の影響因子

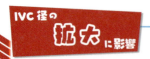
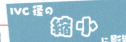

IVC径の拡大に影響

volume status
- 循環血漿量過多

心機能
- 三尖弁逆流 ・心不全
- 心嚢水貯留 ・肺塞栓 など

胸腔内圧
- 浅く早い呼吸 ・陽圧換気
- 緊張性気胸 ・ARDS など

腹腔内圧
（なし）

IVCコンプライアンス
- 若年者 ・敗血症 など

IVC径の縮小に影響

volume status
- 循環血漿量減少

心機能
（なし）

胸腔内圧
- 強い吸気努力
- 急性呼吸不全

腹腔内圧
- 腹水 ・腹部腫瘤
- 腹部コンパートメント症候群
- 妊娠

IVCコンプライアンス
- ノルアドレナリン など

― IVC径に影響する因子 ―

| volume status | 胸腔内圧 | 腹腔内圧 |

| 心機能 | IVCコンプライアンス |

AFFECTORS TO IVC DIAMETER

ARDS：急性呼吸促迫症候群，IVC：下大静脈
Di Nicolò P, et al.：Inferior Vena Cava Ultrasonography for Volume Status Evaluation：An Intriguing Promise Never Fulfilled. J Clin Med 2023；12：2217 を基に作成.

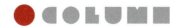

有効循環血漿量（volume status）だけでなく，心機能，胸腔内圧，腹腔内圧，IVCコンプライアンスが影響します．

極論すれば，IVC径の挙動というのは，様々な臨床的状況において同時に作用するvolume status，心臓，呼吸力学など，様々な相互作用の結果なのであり，IVC径の解釈自体もそれらの文脈を考慮しないといけない難解かつ複雑なものなのです．

よくある誤解その2
〝下大静脈（IVC）径から脱水を評価できる〟

それでは，誤解2つ目．それは，IVC径測定によってvolume statusから〝脱水〟を——もう少し正しく表現すれば，循環血漿量減少を評価できるというものです．これは，部分的に正しく，部分的に誤りを含みます．

例えば，外傷の場合，出血による循環血液量減少性ショックの患者さんでは，自発呼吸下で全例IVC最大径が9 mm以下，コントロール群では全例9 mm以上であったという報告があります[5]．一方で，500 mL献血した，つまり，500 mLの有効循環血漿量が減少した健常成人で，献血前後でIVC径を測定しても，有意な変化はなかったという報告があります[6]．

ショックになるほどの有効循環血漿量低下であれば，IVC径9 mm以下で推定することは可能でしょうが，重篤ではない有効循環血漿量の減少は評価困難と言えるでしょう．

よくある誤解その3
〝下大静脈（IVC）径の変動の評価があやふや〟

続いて誤解3つ目．それは，IVC径の〝変動〟を何となくで評価してしまっていることです．実はIVC径の〝変動〟の指標には大き

く2つあり，自発呼吸下で主に使う指標〝cIVC〟の他，陽圧換気下で主に使う指標〝distensibility index of IVC（dIVC）〟があります[4]［図2］．多くの方がこれらの指標を一緒くたにしてはいないでしょうか？cIVCとdIVCでは定義が微妙に異なり，使うべき状況とそのカットオフ値が変わってきます．

　　Nicoloらの総説を参考にすると，自発呼吸では主にcIVCを用い，40～50％以上のcIVCがあれば，輸液反応性ありという予測ができます[4]．輸液反応性は，輸液をすることで心拍出量（CO）が増える状態を意味します（〝輸液反応性あり≠有効循環血漿量減少〟なのですが，詳細は別のコラムをご参照ください［p.206］）．cIVCによる輸液反応性ありの予測は，特異度が8～9割くらいありますが，感度は3～7割程度です．このため，cIVC＜40％でも輸液反応性がないとは言い切れないところはポイントです．

　　同様に，陽圧換気下ではdIVCを使い，dIVCが12～18％以上であれば輸液反応性がありそうです[4]．ただし，陽圧換気下のdIVCは感度6～9割，特異度も6～9割とされ，自発呼吸下でのcIVCよりも臨床的有用性が疑問視されており，加えて，使用にあたっては両心機能が保たれているケースが望ましいとNicoloらは提言しています[4]．

　　筆者の場合，成人，特に高齢者の診療が多く，心機能が保たれていないケースが多いため，陽圧換気下でのdIVCによる輸液反応性予測の有用性は限定的なものだと感じています．

結　論

　　以上，エコーでのIVC径評価にまつわる3つの誤解を紹介しました．これらの誤解を正すと，冒頭の会話はこんな風になるでしょう．

研修医：エコーでIVC最小径が12 mm，cIVCが50％程度でした．

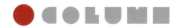

>>> 図2　下大静脈（IVC）径変動の指標―cIVCとdIVC

cIVC — collapsibility index of IVC

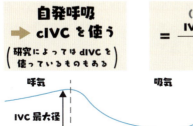

- 自発呼吸下
- cIVC≧40～50%　で"輸液反応性あり"と予測

ただし、cIVC 40以下でも輸液反応性がないとは言い切れない

dIVC — distensibility index of IVC

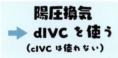

- 陽圧換気下
- dIVC≧12～18%　で"輸液反応性あり"と予測

ただし、dIVC 12以下でも輸液反応性がないとは言い切れない
また、陽圧換気下では両心機能が保たれていないと信頼性は落ちる

輸液反応性はありそうです.

指導医：ただ，バイタルサインや尿量も保たれているから，有効循環血漿量の低下を疑っていないし，現時点では輸液の負荷が必要なわけではなさそうだね.

　　研修医の発言から見ていきましょう. 〝変動〟でもよいですが，自発呼吸なので特に〝cIVC〟と表現した方がより正確です. 加えて，dIVCのこともわかっているよということが伝わりますね. また cIVC の値が大きいことは，輸液反応性があることを意味するのでしたね. 〝体液量が少ない＝脱水〟とは厳密には異なるのでした. ぜひ用語は正しく使いましょう.

　　続いて指導医の発言です. 先程の研修医の発言と同様に，cIVC は輸液反応性を示唆するものであり，必ずしも脱水を意味するものではありませんでした. 輸液が必要な脱水の状態かどうかは，その他の所見も合わせた総合判断が必要であり，バイタルサインや尿量などが大事ですね. いかがでしょうか？

筆者のタクティクス

　　最後に蛇足です. 様々な IVC 径の注意点・限界点を指摘しました.
「結局，どうしたらよいのか？」といった問いが読者の皆さんの頭の中に浮かんでいることでしょう. 筆者が IVC 径を測定するのは，

①ショック時
②右心系のうっ血を疑っているとき
　（心不全，肺高血圧，輸液過多など）
③自発呼吸下での輸液反応性を見るとき

以上の 3 つの場面に限定しています.

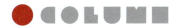

　測定する位置に関しては，右房とIVCの接合部から3cmの位置からさらにやや尾側で測定しています．また，標準化された呼吸に協力できるときには，鼻すすりをしてもらいます．ただし，呼吸の協力ができないときには無理をせず，その分，信頼性が落ちることを解釈の際に加味します．

　評価に際しては，修飾する因子を大まかに確認します．具体的には，患者の現在の病気の評価や呼吸状態，心エコーで大まかに三尖弁閉鎖不全症（TR）や心嚢水のチェック，また腹部エコーで腹水がないかを確認しています．さらに，IVC径の拡大に寄与するもの，縮小に寄与するものを加味し，過大評価しやすいのか，過小評価しやすいのかをチェックします．もし，IVC径の拡大と縮小に寄与するものが複数混在している場合には，IVC径は参考値とし，あまりあてにしないようにしています．気軽に測定できるIVC径——ですが，極めて奥が深いですよね．

■引用文献

1) Randazzo MR, et al.：Accuracy of emergency physician assessment of left ventricular ejection fraction and central venous pressure using echocardiography. Acad Emerg Med 2003；10：973-977. PMID 12957982.
2) Rudski LG, et al.：Guidelines for the echocardiographic assessment of the right heart in adults：a report from the American Society of Echocardiography endorsed by the European Association of Echocardiography, a registered branch of the European Society of Cardiology, and the Canadian Society of Echocardiography. J Am Soc Echocardiogr 2010；23：685-713；quiz 786-788. PMID 20620859.
3) Caplan M, et al.：Measurement site of inferior vena cava diameter affects the accuracy with which fluid responsiveness can be predicted in spontaneously breathing patients：a post hoc analysis of two prospective cohorts. Ann Intensive Care 2020；10：168. PMID 33306164.
4) Di Nicolò P, et al.：Inferior Vena Cava Ultrasonography for Volume Status Evaluation：An Intriguing Promise Never Fulfilled. J Clin Med 2023；12：2217. PMID 36983218.
5) Yanagawa Y, et al.：Early diagnosis of hypovolemic shock by sonographic measurement of inferior vena cava in trauma patients. J Trauma 2005；58：825-829. PMID 15824662.
6) Resnick J, et al.：Ultrasound does not detect early blood loss in healthy volunteers donating blood. J Emerg Med 2011；41：270-275. PMID 21421294.

Case 当直 12 重度の低カリウム血症だ。

体動困難……
アルコール依存症の既往……

低カリウム血症の対応を任された!!

> 低カリウム治療で、電解質補正の基本を押さえよ。
> 柴

― START!! ―

本Caseからは，これまでのCaseからはやや話題が変わり，輸液の適応〝3R〟のうち，「Redistribution（補正）」の輸液を扱っていきます．今回は電解質補正で頻度の多い，でも軽視されがちな〝低カリウム血症〟について，深堀りしてみましょう．まずは，スムーズにCaseに入っていけるように，いくつかの事前知識を皆さんと共有したいと思います．

低カリウム血症は軽視されがち?!

カリウム（K）濃度の異常は，電解質異常の代名詞といっても過言ではないでしょう．実際，研修医の先生方と話をしても，どの先生も高カリウム血症の怖さについてよく勉強していることがわかります．例えば，高カリウム血症には不整脈，引いては突然死のリスクがあり，とるべき対応は，Kの絶対値と心電図（ECG）異常から緊急度を判断し，各種の治療法〔グルコン酸カルシウム，グルコース-インスリン（GI）療法，β吸入薬，重炭酸，利尿薬，カリウム吸着薬〕を組み合わせる……といった具合です．

一方で，低カリウム血症はどうでしょうか？　入院患者の20％に見られるという，それなりに頻度の多い低カリウム血症ですが[1]，その重要度に関しては実は過小評価されている可能性がありそうです．

低カリウム血症を巡るデータのリアル

┃後車之誡──危険性を低く見積もるべからず

　　　低カリウム血症は，QT延長などを介して，torsades de pointes（TdP）や心室頻拍，あるいは心室細動といった致死性不整脈を誘発することが知られています．さらに，このような影響は，特に心疾患をもつ患者に対するものがよく知られています[2]．

　　　他にも，透析患者に対しても，その影響が大きいことが知られています．透析患者の死亡リスクは，K濃度に対してU字カーブの関係をとることが知られており，高カリウム血症と同様に，低カリウム血症にも死亡のリスクがあるというのです[3]．

　　　しかしながら，このようなK濃度と各種の疾患の影響関係の重要度は，必ずしも十分に世間に周知されているわけではありません．実際に，それを示唆するような，日本の研究データが存在します．それというのも，とある日本の単施設のERからの報告なのですが，重度の低カリウム血症患者のうち，30％では心電図検査が実施されず，また，約40％では静脈からのK補充が24時間以内に行われず，さらに17％では入院していなかったという驚愕の報告です[4]．これらの対応は不適切であると考えられますが，事実，この報告においても重度の低カリウム血症患者のうち16％がERでの対応後に死亡していることが述べられています[4]．

　　　どうでしょう？　〝低カリウム血症は頻度が多いのに軽視されがち，でも，軽視すると怖い目に遭う〟ということを，リアルなデータとして皆さんに実感いただけたでしょうか？

────────────────── 患者背景と陰性感情 ─

　　　なお，蛇足ではありますが，低カリウム血症が軽視されがちな要因の一つとして，患者背景が挙げられるかもしれません．というのも，特に重度の低カリウム血症の原因として，最も頻度の高いものは栄養失調とされています[4]．

　　　栄養失調を呈する患者さんの割合としては，癌などの慢性疾患の終末期，神経性食思不振症，あるいはアルコール依存症などといった疾

患を抱える患者さんが多くを占めるものと筆者は考えますが，こういった患者さんへの対応にどうしても不慣れな場合,時に陰性感情が芽生え，結果として，不適切な対応をとってしまいがちなのかもしれません.

電解質異常は 〝In-Out-Shift〟で考えよう

さて，低カリウム血症への対処として，足りない分のKを補充するのが大事だというのは言うまでもないことです．とは言いつつも，単に不足を補えばよいというわけではありません．闇雲にK補充をするのではなく，きちんとKの働きを押さえておくのが肝心です.

不足分に対する補充量を検討するうえでも，あるいは長期的な低カリウム血症の再発予防のために原因検索を行ううえでも，体内でのKの挙動をきちんと理解しておくことには重要な意義があります.

食事などからのKの摂取（In），大便や尿でのKの排泄（Out），このバランスで血清中のKの濃度が決まる……だけでなく，いくつかの刺激で，Kが血液から細胞内へ出入りします（Shift）．これらの〝In-Out-Shift〟のバランスで血清中のK濃度が決まっていきます．そのため，K濃度異常は〝In-Out-Shift〟で原因を鑑別していくとイメージがしやすいのです．より詳しく見ていきましょう.

電解質の〝In-Out-Shift〟
円融三諦——機序を掴んで深く遠くへ

Kの作用について見る前に，まずは一般的な電解質異常のイメージを整理しましょう [図C12-1].

体内でのカリウム（K）の挙動 −

続けて，さらに具体的に〝In-Out-Shift〟の図にKを当てはめて考えてみましょう [図C12-2].

「急に数字が出はじめた……．こんな数字,知っておく必要ある？」とお思いの読者もいるかもしれません．今は苦痛かもしれませんが，し

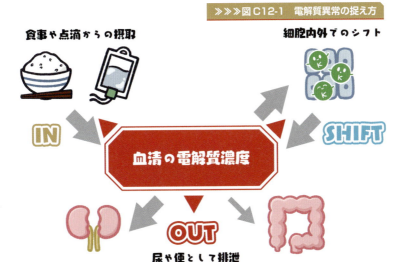

>>> 図 C12-1 電解質異常の捉え方

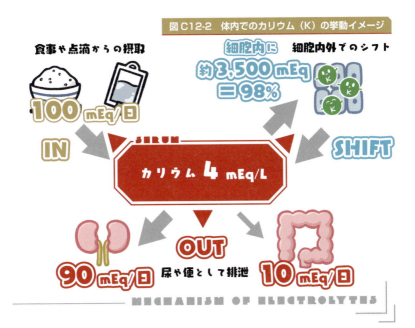

図 C12-2 体内でのカリウム（K）の挙動イメージ

Case 12 低カリウム血症の対応を任された!! 重症の低カリウム血症だ。

ばらくお付き合いください．というのも，これらの数字の意味するところを押さえておけば，きっと電解質異常を深く理解するうえでの助けとなり，低カリウム血症の原因診断やK補充の際に皆さんの役に立ってくることと思います．

Kの1日の摂取量は通常だいたい100 mEq程度ですが，そのうち，腎臓からは90 mEq程度を尿として排泄し，腸からは10 mEq程度を大便として排泄します．

血清K濃度を4 mEq/L程度の濃度に安定して保つためには〝Shift〟の機序が大事とされています．ほぼすべての細胞がKの〝リザーバー〟として働き，血中のK濃度が上がりはじめると，血液内のKは細胞内へ取り込まれ，反対に，血中のK濃度が下がりはじめると細胞内のKは血液内へ放出され，うまくバランスがとられます．なお，細胞内にリザーブとして溜まっているKは約3,500 mEq程度とされており，これは体内のKのうち，およそ98%に相当するとされます．つまり，血清中のKは，体内に存在するKのうちおよそ**2%**に過ぎないのです．

言い換えれば，血清Kは体内のKの総量のうち，わずかな量しか反映していないというわけです．つまり，血清K濃度の低下が一見軽くても，その背後に潜むKの欠乏総量は意外に多いということがありうるのです．

隠れたリスクを見逃さないためにも，ぜひ，このような体内でのKの振る舞いをイメージしてみてください．

⋮

Case12
Ch1

HYPOKALEMIA SUSPICION

56歳，男性．アルコール依存症の各種問題で入退院を繰り返している．精神科通院もドロップアウトしがちな方である．数日前から連絡がとれないとのことで，会社の同僚が見に行くと，患者は家で倒れて動けない状態であり，救急搬送された．既往歴はアルコール依存症で，現在，内服薬はないとの自己申

告であった.

来院時のバイタルサインは以下の通り.

意識レベル：JCS I-3　　血　圧：100/68 mmHg
心拍数：92 回/分, 整　　呼吸数：14 回/分
SpO_2：98％（室内気）

また, すぐに血液ガスを採ったところ, 以下の所見であった.

【動脈血液ガス】

pH ：7.51　　　　PaO_2：80 Torr
$PaCO_2$：44 Torr　　Na ：130 mEq/L
K ：1.4 mEq/L　　Cl ：88 mEq/L
HCO_3^-：34 mEq/L

ECG で QTc 0.58 の QT 延長が目立った.

あなたは今日の当直である. そして, 悲しいかな——今日も忙しい. 指導医は血液ガスをちらっと診ると, こう告げた.
「重度の低カリウム血症だね. 緊急補正が必要だ. CVC が必要になりそうだけど, それは後で一緒にやろう. CVC を挿れる前に, やれる範囲で K 補正を開始しておいて」

さて, どうしよう？

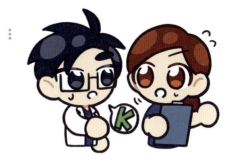

Case 12　低カリウム血症の対応を任された！！ 重度の低カリウム血症だ.

▶ORDER!!◀

▶CHOICE!!
- まずは尿電解質（特に尿 K・Cre・Cl）を提出する

- 看護師に輸液ポンプを用意してもらい，生食 500 mL ＋塩化カリウム（KCl）1 A を 500 mL/ 時で開始する
- 嚥下機能障害がないことを確認し，塩化カリウム（KCl）徐放錠 10 錠（80 mEq 相当）を小分けにして内服してもらう

▷ REASON!!

- 電解質異常の原因検索は尿電解質が大きな武器
  - ぜひとも輸液開始前に採ろう
- 重度の低カリウム血症は緊急補正が必要
- カリウム（K）製剤の 1 回大量投与は緊急時の一つの手

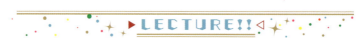

電解質異常の原因検索は尿電解質が大きな武器 ぜひとも輸液開始前に採ろう

　低カリウム血症の対応は K 補充して血清 K が正常となれば終わり……とはなりません．先を見越して，再発予防や慢性期管理という観点から，低カリウム血症の原因を詰める必要があります．低カリウム血症の原因検索の細かいところは成書を見ていただければと思いますが，ここでは大事な要点を共有したいと思います [図 C12-3]．

低カリウム血症の原因検索
追根究底──因を見透し至適のアクション

　低カリウム血症の原因検索では，基本的には先程掲げた〝In–Out–Shift〟を想い起こしてください．〝In〟の不足は主に病歴から，〝Shift〟は K の急な変動といった病歴，あるいは甲状腺疾患などの既往歴や採血データ，使用中の薬などから推定します．そして，〝Out〟，なかでも腎臓からの K 喪失が多いか否かは尿電解質で確認します．

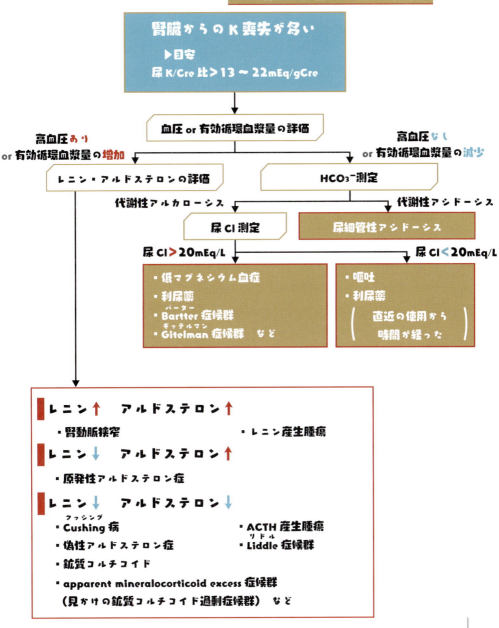

≫≫≫図 C12-3 低カリウム血症の原因検索

尿電解質の推算方法 −

　尿からの K 喪失が多いかどうかについては〝尿 K/ 尿 Cre 比〟を用いて評価することが多いでしょう．蓄尿で 1 日の K 排泄量が測定できれば理想的ですが，現在，感染対策などの理由から長時間の蓄尿が難しい病院も増えているものと思われます．また，救急外来では，とてもじゃないですが，蓄尿は現実的な方法ではありません．

　そこで，随時尿から 1 日排泄量を推算したいところですが，随時尿ではどうしても尿の濃さに大きく影響されてしまいます．その補正方法として挙げられるのが，尿 Cre との比をとる〝クレアチニン（Cre）補正〟という考え方です．具体的には，成人の多くで尿からの Cre 排泄量がだいたい 1 g であるということから，図 C12-4 に示すように比を用いて，K の 1 日排泄量をより正確に推算することが可能です．

　なお，これらの尿のデータは，輸液が入るとその輸液の修飾がかかってしまい，以後の解釈が難しくなります．そのため，可能であれば，「Redistribution（補正）」の輸液を開始する前に導尿で尿検査を提出しておくと，早期の診断に結び付けることができます．

重度の低カリウム血症は緊急補正が必要

　低カリウム血症では K < 2.5 mEq/L の場合や，心電図異常，筋力低下がある場合には急いで処置を施す必要があるとされています [図 C12-5]．今回の患者さんでは K の値は 1.4 mEq/L と 1.5 mEq/L 未満であるうえに，心電図異常や筋力低下もあり，最も急を要する状況です．

　低カリウム血症が重度の場合，中心静脈からの補正が一般的である一方，中心静脈カテーテル（CVC）の準備には少し時間がかかるのもまた事実です．診療所や小さな病院など，施設によっては CVC 挿入の敷居が高く，次の紹介先へ移るまでにいくらか時間がかかってしまい，その間に不整脈で急変してしまったらどうしよう……と対応に惑い，悩ましい場面も当然ありうるでしょう．

　もちろん，CVC を挿れる前からも末梢点滴から塩化カリウム

>>>図 C12-4 尿クレアチニン（Cre）補正でのカリウム（K）の1日排泄量の推定

随時尿での
　尿 K 濃度を　A（mEq/L）
　尿 Cre 濃度を　B（mg/dL）　とする
尿 Cre 濃度の単位を mg/dL → g/L に換算すると
　0.01 × B（g/L）

1日の K 排泄量を X（mEq/日）とすると
1日の Cre 排泄量は 1（g/日）なので

$$A\,(mEq/L) : 0.01 \times B\,(g/L)$$
$$= X\,(mEq/日) : 1\,(g/日)$$

が成り立つ

これを式変形すると

$$X = \frac{(100 \times A)}{B}\,(mEq/gCre)$$

——— CREATININE CORRECTION OF POTASSIUM

（KCl）を入れて補正を開始しますが，末梢点滴からの KCl 投与には限界もあります．これは研修医の先生が暗記しないといけない数値ですが，末梢からの KCl は濃度 40 mEq/L まで，投与速度は最大 20 mEq/ 時までとされています．通常，KCl のキットは1キット 20 mEq 製剤なので，500 mL のメイン輸液に溶解するとだいたい 40 mEq/L の最大濃度になるようにできています．仮に投与の際に急いでいたとしても，KCl は急速投与すれば心停止の事故が起こるハイリスクな薬です．そのため，輸

Case 12　低カリウム血症の対応を任せた!!　重度の低カリウム血症だ。

≫≫≫図 C12-5 　低カリウム血症の治療

KCl の希釈は生食が基本
[KCl 許容濃度]
末梢：40mEq/L
中心静脈：100 ～ 200mEq/L 程度

低カリウム血症

K > 2.5mEq/L
心電図正常
重篤な症状なし
＋尿 K 喪失が持続的
かつ高度ではない※

↓

原則，経口投与とする
KCl 20 ～ 100mEq/ 日
[維持期]
20 ～ 20mEq/ 日

※持続的な尿 K 喪失があれば，
スピロノラクトンなどの併用
を考慮しうる。
ただし，レニン・アルドステロン系の
採血にしばらく大きな影響を残す
ことに注意

K 1.5 ～ 2.5mEq/L
心電図正常
重篤な症状なし

↓

経静脈投与開始まで，
経口投与を考慮
KCl 40 ～ 120mEq を
2 回程度に分けて内服

経静脈投与
20mEq/ 時以下の
速度で補正

※モニター心電図必須

K < 1.5mEq/L
心電図異常
筋力低下

↓

嚥下障害がなければ，
経静脈投与開始まで，
経口投与を考慮
KCl 40 ～ 120mEq を
2 回程度に分けて内服

経静脈投与
40mEq/ 時以下の
速度で補正

※モニター心電図必須

低マグネシウム血症合併時にはマグネシウム補充も
[目標] 2mg/dL となるように
　例
生食 100mL ＋ 硫酸マグネシウム 20mEq　4 時間以上かけて

THERAPY OF HYPOKALEMIA

液ポンプの使用は必須です．

　　ただ，ここまで頑張って急いでも，点滴は 1 時間でせいぜい 20 mEq 入れられるかどうか．一方で，K の総喪失量はかなり多いという現実があります．先程ご覧頂いた通り，血液中の K は全体のせいぜい 2％程度です．実際のところは個人差が大きいのですが，だいたい血清 K 濃度が 0.3 mEq/L 低下すると，総 K 量は 100 mEq 程度喪失しているとされています [5]．

　　今回の患者さんでは血清 K の値が 1.4 mEq/L なので，基準値下限の 3.5 mEq/L から考えると 2.1 mEq/L の低下，総 K 量としてはもしかしたら 700 mEq 程度が足りないのかもしれません（あくまで個人差が大きいので大まかな推測です）．

　　数百 mEq 足りない状況で 20 mEq を入れても，雀の涙……と言わざるを得ません．そこで紹介したいのが，本 Case のような重度の低カリウム血症でも，内服 K 製剤をうまく利用するという意外に知られていないテクニックです．

カリウム（K）製剤の 1 回大量投与は
緊急時の一つの手

　　内服製剤であっても，40 〜 120 mEq の K 製剤を何回かに分けて短時間で内服すると，数時間後に血清 K 濃度が上昇することが知られています．このように比較的短時間で大量の KCl 内服製剤を服用してもらうテクニックを，筆者の施設では，〝K 製剤のオーラルパルス〟と呼んでいます．

　　実際にどれくらい上昇するでしょうか．一般に KCl 製剤を 20 mEq 摂取することで，血清 K 濃度は 0.2 mEq/L 程度上昇することが知られています [6]．ただ，この上昇幅は低カリウム血症の程度や個人差によるところが大きく，大まかな目安とされています．これらの作用はあくまで一時的なもので，数時間後にはまた低下してしまいますが，ひとまず急場を乗り切るという意味では，大きな武器になります．

　　そのため，筆者の施設では重度の低カリウム血症で内服ができる

方には，まず必ず 80 ～ 120 mEq 程度の KCl 徐放錠を内服してもらう
ことにしています．KCl 徐放錠は 1 錠 8 mEq なので，錠数で言うと 10
錠です．効果があるとはいえ，結構大量ですね．

　なお，内服製剤の服用に際して，筆者は予め嚥下障害がないかを
確認するようにしています．通常，低カリウム血症における筋肉の症状
は四肢が中心であり，他方で重篤時には呼吸筋症状とされており，嚥下
の筋群の障害は原則稀です．しかしながら，致死的な低カリウム血症に
おける嚥下障害の報告があるため[7]，筆者は念のため，嚥下障害の有無
を確認しています．また，若年者では問題になりませんが，高齢者では
もともと軽度の嚥下障害があり，KCl 徐放錠が大きくて服めないといっ
た問題もたびたび起こります．

⋮

Case12
Ch2

BEDSIDE CATHETER

　導尿で尿を採取し，尿電解質などの検査に提出した．

　静脈ルートを確保し，生食 500 mL ＋ KCl 1 A を混注した
輸液を輸液ポンプ使用下で 500 mL/ 時にて投与開始した．ま
た，嚥下障害がないことを確認して KCl 徐放錠を 10 錠内服し
た．

　これらの処置を開始後，30 分後の血液ガスでは K 1.7
mEq/L であった．

　指導医の手がようやく少し空いた．

「よし，今から一緒に CVC 挿入して，CVC から K 補正を続
けよう．先生は CVC からの K 補正はやったことある？」

⋮

▶ORDER!!◀

▶CHOICE!!

- 救急外来では,生食 100 mL + 塩化カリウム (KCl) 1 A (約 170 mEq/L) を輸液ポンプで 250 mL/ 時とする
  - 30 分後にカリウム (K) チェックしつつ,ICU での診療を引き継ぐ

▷REASON!!

- 中心静脈カテーテル (CVC) からであれば,高濃度塩化カリウム (KCl) 投与は可能
  - ただし,保険適用外であるため,院内ルールに従って

▶LECTURE!!◀

**中心静脈カテーテル(CVC)からであれば
高濃度塩化カリウム(KCl)投与は可能
ただし,保険適用外であるため,院内ルールに従って**

　KCl の濃度に関して,中心静脈による場合は,周囲の血流速度が速いため,末梢点滴の最大濃度 40 mEq/L よりさらに濃い濃度でも問題がないとされています.成書によってその記載内容に差異がありますが,CVC での KCl 投与の最大濃度は 200 ～ 400 mEq/L 以下とされているものが多いです.

　実際,ICU 管理の低カリウム血症の患者で,KCl をそれぞれ 200 mEq/L,300 mEq/L,400 mEq/L の濃度で CVC から補正した場合,血行動態の不安定化や不整脈などはいずれの群でも生じなかったという観察研究があります[8].さらに,CVC からとはいえ,KCl を原液投与した場合でも,厳格に管理すれば,200 mEq/L 濃度で投与した場合と同様に,不整脈や血行動態の変化は現れなかったという中国におけるランダム化比較試験 (RCT) すらあります[9].

　もちろん,KCl 濃度が高くなればなるほど,投与速度を誤った場合などに生じる事故のリスクが上がることは言うまでもありません.

Case 12 低カリウム血症の対応を使分けだ!! 重度の低カリウム血症だ.

KCI の添付文書では CVC 投与の際の濃い濃度での投与について言及はされておらず，厳密には保険適用外の使い方になります．そのため，多くの病院では CVC からの高濃度 KCI 投与に関して院内ルールを作っていると聞いています．

　なお，筆者の施設では，CVC からの高濃度 KCI による K 補正は，(ICU がなく，重症患者の管理を一手に行っている) HCU でのみ使用可能で，濃度は 400 mEq/L までを原則とし，必ず心電図モニター管理下で，輸液ポンプを用いることとするルールに従って行っています．

⋮

Case 12
Ch3

Stay The Normal Forever

　指導医監督の下，CVC を右内頸静脈から挿入した．CVC から高濃度の KCl 輸液〔生食 100 mL + KCl 1 A 20 mEq（約 170 mEq/L）〕を 250 mL/時（≒ 40 mEq/時）で開始した．

　30 分後の血液ガスでは K 1.9 mEq/L であった．QT 延長もあり，厳密な K 管理が必要なため ICU に入室し，治療を引き継いだ．Mg 欠乏が予想される患者背景のため，ICU では Mg 濃度を測定しつつ，Mg 投与も開始された．

　高濃度 KCl〔生食 500 mL + KCl 100 mEq（約 200 mEq/L）〕で補正を続けることとした．2 時間ごとに動脈血液ガスで K のチェックを行い，急な K 上昇がないことを確認しながら補正を行った．

　2 日かけて，K 4.0 mEq/L までに安定させた．四肢の脱力は消失し，歩行可能になり，心電図変化も消失した．

▼

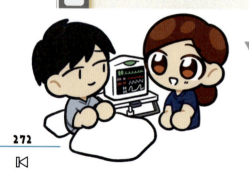

■引用文献

1) Udensi UK, et al.：Potassium Homeostasis, Oxidative Stress, and Human Disease. Int J Clin Exp Physiol 2017；4：111-122. PMID 29218312.
2) Kjeldsen K：Hypokalemia and sudden cardiac death. Exp Clin Cardiol 2010；15：e96-e99. PMID 21264075.
3) de Rooij ENM, et al.：Serum Potassium and Mortality Risk in Hemodialysis Patients：A Cohort Study. Kidney Med 2022；4：100379. PMID 35072043.
4) Makinouchi R, et al.：Severe hypokalemia in the emergency department：A retrospective, single‐center study. Health Sci Rep 2022；5：e594. PMID 35509383.
5) Sterns RH, et al.：Internal potassium balance and the control of the plasma potassium concentration. Medicine (Baltimore) 1981；60：339-354. PMID 6268928.
6) Kim MJ, et al.：Potassium Disorders: Hypokalemia and Hyperkalemia. Am Fam Physician. 2023；107：59-70. PMID 36689973.
7) Ogami T, et al.：A Case of Extreme Hypokalemia Whose Histologic Findings on Autopsy Resemble Distal Renal Tubular Acidosis. CHEST 2012；142：320A.
8) Hamill RJ, et al.：Efficacy and safety of potassium infusion therapy in hypokalemic critically ill patients. Crit Care Med 1991；19：694-699. PMID 2026032.
9) He Q, et al.：[Study on safety and efficacy of concentrated potassium chloride infusions in critically ill patients with hypokalemia]. Zhongguo Wei Zhong Bing Ji Jiu Yi Xue 2008；20：416-418. PMID 18611341.

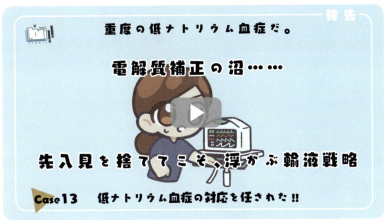

【Case12】低カリウム血症の対応を任された‼　重度の低カリウム血症だ。

LIVE!! 輸液 ch
チャンネル登録者数 71.6 万人

Case 当直 13 重度の低ナトリウム血症だ。

意識障害……
尿検査の提出……
3％食塩水の作成……

低ナトリウム血症の対応を任された!!

> 低ナトリウム血症の診療は、ずばり〝沼〟。　柴

— START!! —

　今回は，電解質異常のなかでも最も頻度の多い〝低ナトリウム血症〟の輸液がテーマです．低ナトリウム血症の診療は一言で言うならば〝沼〟です．その沼の深遠さ，そして沼のほとりに立つための事前知識などを Case に先立って共有します．

低ナトリウム血症は診断アプローチも治療法も未だに論争が尽きない

　低ナトリウム血症を巡っては，その診断アプローチから議論があります．現時点ではアメリカの腎臓内科医を中心とした〝体液量の分類から診断派〟[1] と，ヨーロッパの腎臓内科医や代謝内分泌科医たちを中心とした〝体液量の分類はなるべく後回しで診断派〟[2] の 2 つの派閥があります．今もこの論争は完全には決着が着いていない状況です．

— 診断・病因 —

　低ナトリウム血症の診断法は，いずれの派閥であっても，「○○が××なら，△△に進んで……」と，分岐を進んで診断していくアルゴリズム法が主流ですが，このアルゴリズム法を巡っても議論があります[3]．アルゴリズム法の前提には，病態の重複・合併がないこと，疾患

がすべて網羅されていることといった条件がありますが，リアルワールドの低ナトリウム血症の原因はそんなに単純ではありません．病態が合併することはよくありますし，既存のアルゴリズム法では出てこない低ナトリウム血症の原因もいくつか知られています．

—————————————————————————————— 治療法 —

　　　さらに対応方法にも様々な意見があります．ナトリウム（Na）補正式を使うかどうか，3％食塩水をどれくらい積極的に使うか，使うならボーラス投与か持続投与かなどなど．実際，各ガイドラインで提唱されている内容が微妙に異なることが知られています[4]．

　　　最近では3％食塩水のボーラス投与についての知見が増えてきたこともあり，浸透圧脱髄症候群（ODS）は実はかなり稀な合併症ではないか，現在提唱されているNa補正速度は過度に制限しすぎじゃないかという約20～30年前に論じられていた議論すら再燃しているそうです[5]．

　　　こういった事実を若手の医師に紹介すると，かなり驚かれます．「低ナトリウム血症は頻度が多いし，本を読むと小難しいことが書いてあるので，色んなことがほぼわかっており，確立しきった分野なのかと思っていました」という反応が大半です．何を隠そう，筆者である私自身も医師4～5年目のときに同様の感想をもちました．まさしく〝沼〟に譬えうる低ナトリウム血症診療の奥深さ，その一端を感じ取っていただけたでしょうか？

低ナトリウム血症は
誤解が多い

　　　低ナトリウム血症は〝沼〟だと紹介しました．その沼に本格的にのめり込むのは電解質の専門家の役目としても，低ナトリウム血症は最も頻度の多い電解質異常です．そのため，臨床に携わる人なら誰であれ，沼に近づくべく，大事なポイントだけは押さえておかないといけません．

　　　そこで，沼の淵に立つための事前知識を共有しましょう．現実に

は，残念ながら，沼の淵にすら立てていない若手医師を見かけることも少なくありません．

　ここでは，躓きやすい，よくある誤解を5つお伝えします．

〝In-Out-Shift〟に関する誤解 —

　まずは1つ目となる誤解です．Case 12でも扱った電解質異常を考えるための3つの機序〝In-Out-Shift〟ですが，低ナトリウム血症にも適用可能と考えてしまってはいないでしょうか？　実は低ナトリウム血症の診断のアプローチには，電解質全般でよく使う〝In-Out-Shift〟の考え方は使えません．

　電解質濃度は，ざっくり言うと「電解質量÷水分量」で表されるものですが，Na濃度異常では，Naの変化に伴って水分量まで変化してしまいます．これは，Naが細胞外液のなかで最多の割合を占める電解質であるため，浸透圧の構成成分となっていることに由来します．

　Naの移動には水の移動が伴うため，「電解質量÷水分量」の計算だけでは，分母と分子が同時に動いてしまい，病態を把握しづらいというわけです．そのため，低ナトリウム血症には，後述するような独特の診断アプローチが必要になってきます．

体液量判断に関する誤解 —

　2つ目の誤解は，体液量判断に関する誤解です．先程〝In-Out-Shift〟ではない独特の診断アプローチが必要だと述べましたが，それでは，どのようなアプローチが必要になるのでしょうか？

　低ナトリウム血症の診断には，2つの流派があります．先程紹介した〝体液量の分類から診断派〟[1]と，〝体液量の分類はなるべく後回しで診断派〟[2]の2派です．ちなみに，筆者の立場は後者の〝体液量の分類はなるべく後回しで診断派〟です．

　低ナトリウム血症でよくある原因に絞った場合の病因診断アルゴリズムとして，筆者は図C13-1[2]のようなアプローチで病因を判断し，治療へと繋げています．

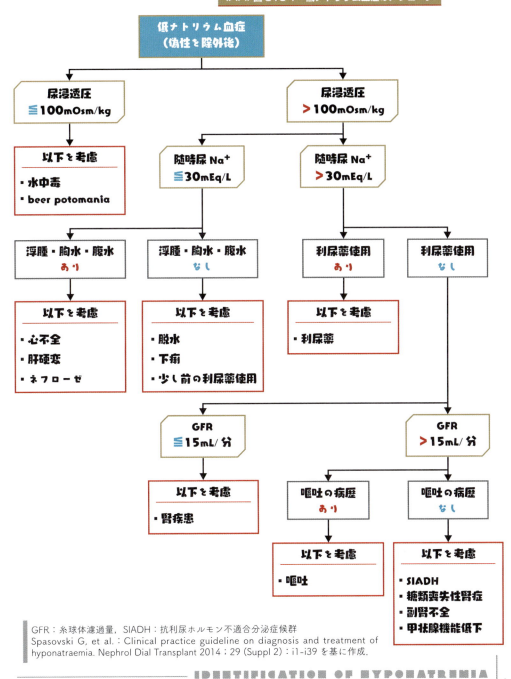

>>> 図C13-1 低ナトリウム血症のアプローチ

GFR：糸球体濾過量，SIADH：抗利尿ホルモン不適合分泌症候群
Spasovski G, et al.：Clinical practice guideline on diagnosis and treatment of hyponatraemia. Nephrol Dial Transplant 2014；29 (Suppl 2)：i1-i39 を基に作成．

IDENTIFICATION OF HYPONATREMIA

先程挙げた両派のどちらでも悪くはないのですが，大事なポイントは低ナトリウム血症で問題になるようなわずかな体液量の増減を身体所見から判断することには限界があるということです．

例えば，体液量減少を評価するうえでの身体所見の感度・特異度について，以下のような報告があります[6]．それによれば，立位による脈拍上昇（> 30 回 / 分）は感度 43％，特異度 75％．腋窩乾燥は感度 50％，特異度 82％．口腔粘膜乾燥は感度 85％，特異度 58％．どうでしょう？　感度・特異度ともに正直パッとしません．これら身体所見の臨床判断を最初に行うと，判断の前提となる入口から大きく間違ってしまうリスクがある[7]との考えから，〝体液量の分類はなるべく後回しで診断派〟が出てきたという流れがあります．

なお，誤解がないようにお伝えしたいところですが，筆者は総合内科医ということもあり，身体所見はとても大事にしています．身体所見は意味がないというわけではありません．あくまで，低ナトリウム血症で使うような〝軽微な体液量変化〟の判断には身体所見では限界があるということです．実際，明らかに全身浮腫，胸水・腹水があるのであれば，それは〝著しい体液量の変化〟として判断に使えます．どんなものも強みと限界を知ったうえで使いたいものですね．

――――――――――――――――――― 病態に関する誤解 ―

3 つ目の誤解は，低ナトリウム血症は Na が不足しているという病態に関する誤解です．低ナトリウム血症は「Na 量÷水分量」で計算されるものですが，実際に総 Na 量が不足することは極めて稀です．

「塩分摂取が足りないから低ナトリウム血症になる」という誤解をよく聞きますが，これは完全な誤りです．例えば，ヤノマミ族という食塩をほぼ摂取しない南アメリカの先住民族も，血清 Na 濃度は私たちと同じ値で基準値内に収まっているというのは有名な話です．塩分摂取がほぼなくても Na 濃度は正常に保てるのですね．

では，低ナトリウム血症の本質は何か？　それは相対的に水が多いということです．そのため，相対的に増えた水――正確には，相対的

に増えた自由水をどうするかが，低ナトリウム血症の治療のポイントになるのです．

━━━━━━━━━━ 臓器への影響に関する誤解 ━

　4つ目の誤解は，低ナトリウム血症がどの臓器に影響を及ぼしているか，イメージが湧かないというものです．結論から言えば，低ナトリウム血症は，実は脳に大きく影響します．

　先程述べた通り，低ナトリウム血症は相対的に自由水が増えていることが病態の本質です．それでは，増えた自由水はどこに行くのでしょうか？　自由水は浸透圧勾配に従って，細胞内に入り込み，その結果，細胞内がむくむ〝細胞内浮腫〟が生じます．細胞内浮腫は特に脳が影響を受けやすいです．そのため，重篤な低ナトリウム血症では，けいれんや意識障害が生じるのです．

━━━━━━━━━━ 緊急度判断に関する誤解 ━

　最後となる5つ目の誤解は，Na絶対値から低ナトリウム血症の緊急度を判断できるという誤解です．一口に低ナトリウム血症と言っても，1時間単位で補正を急ぐ切迫したものから，数日かけて補正すればよいものまで，緊急度の程度には様々なレベルがあります．緊急度の判定は，基本的に脳由来の症状の程度に基づいて判断されます．

　さらに，緊急度の根拠となる脳由来の症状に関しては，実はNaの絶対値と症状の相関は弱いことが知られています．これは，脳と神経細胞が謂わば賢く振る舞うことに由来します．というのも，時間の経った低ナトリウム血症では，神経細胞では，細胞内にある有機酸など浸透圧の基となる溶質を捨てることで，血管内と細胞内の浸透圧を揃えるようなメカニズムが働きます．そうなると，血管内と神経細胞内で浸透圧勾配がない状態となり，自由水が神経細胞にはあまり入っていかず，神経細胞では細胞内浮腫が生じづらくなります．

　結果として，このような神経細胞の防御反応が相重なることで，Na濃度の絶対値と脳由来の症状では相関が弱くなっているということ

が知られています．なので「Na は 120 mEq/L だ．重症だ．3％食塩水
で緊急補正だ」とは必ずしもならず，症状次第で緊急度，引いては対応
も変わってくるというわけです．

⋮

Case13
Ch1

Stop, Look, Listen

　62歳，女性．既存症として糖尿病があり，メトホルミンを
内服している．入院3日前に牡蠣を生で食べた．入院2日前
の朝からひどい嘔吐を伴うようになった．近くのクリニック
を受診し，胃腸炎の診断で，3号液500 mL の輸液を受けた．
帰宅後も嘔吐が頻回で，「脱水になってはいけない」とミネラ
ルウォーターをガブガブと2 L 程度飲んでいた．入院当日，
朝から傾眠傾向になり，家族が救急要請した．

　ER に搬送時のバイタルサインは，

　　意識レベル：JCS III-200　　　GCS E2，V2，M4
　　血　圧：90/60 mmHg　　　　心拍数：104 回 / 分，整
　　呼吸数：16 回 / 分　　　　　SpO₂：98％（室内気）

外頸静脈は虚脱や怒張なく，舌の裏や腋窩の乾燥ははっきり
せず，皮膚ツルゴールの低下もはっきりしなかった．意識障害
の原因として，頭部 CT 撮像し，脳出血は除外した．

　採血では，

　　BUN：19.2 mg/dL　　　　　Cre：0.8 mg/dL
　　Na：108 mEq/L　　　　　　K：3.4 mEq/L
　　Cl：69 mEq/L

　結果より，著しい低ナトリウム血症が見つかった．

　当直勤務中であるあなたは，指導医から次のように言われた．
「意識障害の原因は低ナトリウム血症のようだね．これは急ぎ
そうだ．3％食塩水で補正を開始しよう．先生，やれる？」

　さて，どう対応しよう？

280

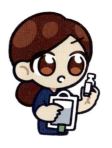

︙

▶ORDER!!◀

▶CHOICE!!

- 尿道カテーテルを挿入し，まずは尿電解質を提出する
  - 特に尿ナトリウム（Na）・尿浸透圧が大事
- 3％食塩水を作る〔生食 200 mL ＋ 10％塩化ナトリウム（NaCl）3 本〕
  - そのうち 150 mL を，シリンジポンプを使って 450 mL/ 時（20 分かけて投与）で開始
  - 150 mL を投与したところで，血液ガスと意識レベルをチェックする

▷REASON!!

- 電解質異常の原因検索には尿電解質が大きな武器
  - ぜひ輸液開始前に採ろう
- 低ナトリウム血症では脳由来の症状で緊急度を判断しよう

▶LECTURE!!◀

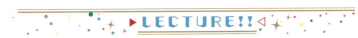

電解質異常の原因検索には
尿電解質が大きな武器
ぜひ輸液開始前に採ろう

　Case 12 でもお伝えした通り，電解質異常で「Redistribution（補正）」の輸液が始まる前に，可能であれば導尿などして，尿電解質検査

を提出したいところです．輸液開始後は，輸液の修飾がかかってしまい，電解質異常の原因検索の要である尿検査の解釈が難しくなってしまうためです．

　　なお，先述の低ナトリウム血症の診断アプローチで紹介しているように，特に尿浸透圧と尿 Na が大事です．尿浸透圧＜ 100 mOsm/kg であれば，抗利尿ホルモン（ADH）が分泌されていない自由水過剰摂取の病態と一気に鑑別が絞れますし，尿 Na ＜ 30 mEq/L であれば，腎臓に届く有効循環血漿量が低下した病態のヒントになります．「えっ，ADH って，抗利尿ホルモン不適合分泌症候群（SIADH）のときしか関連しないんじゃないの？」とお感じになった読者は，この後の「コラム ADH と低ナトリウム血症の関係について」〔p.292〕もぜひ読んでみてください．

低ナトリウム血症では脳由来の症状で緊急度を判断しよう

　　今回の Case は低ナトリウム血症で，Na ＜ 125 mEq/L と英語圏では〝profound hyponatremia〟に分類される状態です[2]．敢えて severe としていないのは，Na は絶対的な数値と重篤さが必ずしも相関しないためとされています．そこで，ここでは低ナトリウム血症における profound に対応するよい日本語訳がないため，そのまま profound と表記します．

　　さて，このような profound な低ナトリウム血症であれば，最初に緊急で重篤な状態でないかを確認します．低ナトリウム血症での緊急で重篤な症状は，一般的には表 C13-1 に示すものが挙げられます．

　　これらの症状は，先述の通り，低ナトリウム血症での脳由来の症状——言い換えれば，脳浮腫が生じはじめていることを疑わせるサインとされています．脳浮腫は命の危険がある状態です．そこで用いられるのが〝3％食塩水〟です．

≫≫≫表 C13-1　低ナトリウム血症における緊急を要する症状

重症度	症状
中等症～重症	• 悪心 • 混乱 • 頭痛
最重症	• 嘔吐 • けいれん • 昏睡（GCS ≦ 8）

GCS：Glasgow Coma Scale

緊急対応と〝3％食塩水〟

迅速果敢——3％食塩水は手早く自作

脳浮腫が疑われるような上記の症状があるときには，緊急治療として〝3％食塩水〟を使います．繰り返しになりますが，3％食塩水の使用についても，ボーラス投与か持続投与かは未だ議論が分かれるところです．

————————————————————— 筆者のタクティクス −

予め述べておくと，筆者個人としては，ヨーロッパのガイドラインに準じて，profound な低ナトリウム血症の緊急時には，3％食塩水150 mL を20 分程度で急速投与，ボーラス投与するといった治療を行っています．昏睡やけいれんなどの最重症の場合は，最初の1 時間で Na 濃度が5 mEq/L 上昇するように，3％食塩水 150 mL ボーラスを繰り返します．中等症の場合は3％食塩水 150 mL を1 回投与し，まずは反応を診ます．

いずれにせよ，大事なことは，〝低ナトリウム血症で脳由来の重篤な症状が出ており，緊急だ〟と判断した場合，数時間の間に Na を数mEq/L 上昇させ，脳浮腫の治療を急ぐという認識をもっておくことです．

─────────────────────────────── **3％食塩水の作り方 −**

　さて，3％食塩水という単語が出てきましたが，読者の皆さんの頭のなかには「3％食塩水，どうやって作るの？」という疑問が出てきたことでしょう．3％食塩水は市販されておらず，自分たちで作るしかありません．

　3％食塩水を作るには，10％塩化ナトリウム（NaCl）を使うのですが，施設によっては救急外来などに常備数が少ない，もしくは置いてないということもあるでしょう．

　現場主義の筆者は，図C13-2 にまとめているように，手元にある，あるいはすぐに取り寄せられる10％ NaClの本数によって作り方を臨機応変に変えています．昏睡やけいれんなどの脳浮腫が進行した低ナトリウム血症では治療を急ぐからです．

　緊急の低ナトリウム血症の補正では，食塩水が高濃度であることが重要なのですが，〝3％〟という数値には先人の知恵が隠れています．後述するNa濃度上昇が暗算で比較的予測しやすいこと，浸透圧としても短期間なら許容できるというバランスから〝3％〟という濃度の食塩水が提唱されているのです（輸液の浸透圧が高いと生じる問題については，TroubleShooting 1で扱います [p.320]）．

　ただし，〝ぴったり3％〟が唯一の答えではありません．そのため，筆者は図中の A や B の作り方の食塩水も現場では〝約3％〟として，許容して使うことがあります．また，図C13-2 の作り方のうち，D は用意できる3％食塩水の量が多く，持続投与する場合には好まれるでしょう．一方で，筆者は3％食塩水を少量ボーラス投与で緊急時のみしか使わないことがほとんどです．そのため，筆者が D の作り方をすることは，この数年で滅多にありません．

　なお，蛇足ですが，今回の3％食塩水はじめ，液体製剤をメイン輸液に混注するとき，混注できる量は容器によって限界がありますが，読者の皆さんは意識しているでしょうか？　同じ「生食100 mL」でもメーカーによって容器の種類が，そしてそれに伴って混注可能な量（容器内の空気を抜かずに混注できる量），予備容量（容器内の空気を抜いて混

≫≫≫図C13-2 〝約3%〟食塩水の作り方

〝約3%〟食塩水の作り方
一例

A 10% NaCl が手元に 1本 しかない場合

生食 100mL ＋ 10% NaCl 1本（20mL）

➡ 2.4% 食塩水 120mL

B 10% NaCl が手元に 2本 ある場合

生食 100mL ＋ 10% NaCl 1.5本（計 30mL）

➡ 3% 食塩水 130mL

C 10% NaCl が手元に 3本 ある場合

生食 250mL のうち 50mL を破棄して 200mL

＋ 10% NaCl 3本（計 60mL）

➡ 3% 食塩水 260mL

D 10% NaCl が手元に 潤沢 にある場合

生食 500mL のうち 100mL を破棄して 400mL

＋ 10% NaCl 6本（計 120mL）

➡ 3% 食塩水 520mL

RECIPE OF 3% SALINE SOLUTION

Case 13 低ナトリウム血症の対応を任された!! 重度の低ナトリウム血症だ。

»»» 表 C13-2 　生理食塩液または 5%ブドウ糖液のメーカー別予備容量

表示容量	製造販売元	容器	実容量 (mL)	混注可能量 (mL)	容器全満量 (mL)	予備容量 (mL)
50	大塚製薬工場	プラスチックボトル	−	5	86	36
50	扶桑薬品工業	プラスチックボトル	−	約6	約125	約75
50	光製薬	プラスチックボトル	54±2	5	140	86±2
100	大塚製薬工場	プラスチックボトル	−	13	175	75
100	扶桑薬品工業	プラスチックボトル	−	約7	約175	約75
100	光製薬	プラスチックボトル	104±2	5	166	62±2
250	大塚製薬工場	ソフトバッグ	−	200	495	245
250	扶桑薬品工業	ソフトバッグ	−	約280	約570	約320
500	大塚製薬工場	ソフトバッグ	−	180	715	215
500	扶桑薬品工業	ソフトバッグ	−	約210	約780	約280
500	光製薬	プラスチックボトル	515±5	45	740	225±5

注できる量）が異なります．ご自身の所属する施設で何を取り扱っているのか，だいたいどれくらい予備容量があるのか，しっかりと概要を押さえておきましょう [表 C13-2]．

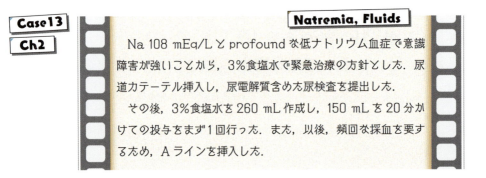

Case13
Ch2

Natremia, Fluids

　Na 108 mEq/L と profound な低ナトリウム血症で意識障害が強いことから，3%食塩水で緊急治療の方針とした．尿道カテーテル挿入し，尿電解質含めた尿検査を提出した．
　その後，3%食塩水を 260 mL 作成し，150 mL を 20 分かけての投与をまず1回行った．また，以後，頻回な採血を要するため，A ラインを挿入した．

3%食塩水 150 mL の投与が終わったところで，動脈血液ガス検査を行うと，Na 111 mEq/L と，3 mEq/L 上昇していた．意識レベルは JCS II-30 程度であった．
　治療目標までもう少しだったため，3%食塩水の残りを投与しようとしたところ，指導医から次のように訊かれた．
「よし，残りの 3%食塩水を投与しよう．ちなみに，投与完了後はどれくらいの Na 濃度になると思う？」

▶ ORDER!! ◀

▶ CHOICE!!

- ナトリウム（Na）増加量は「3%食塩水投与量÷体重」で概算する

▷ REASON!!

- Adrogué–Madias の式は賛否両論
  | ただし，3%食塩水のボーラス時には，そのエッセンスが使える！

▶ LECTURE!! ◁

Adrogué–Madiasの式は賛否両論 ただし，3%食塩水のボーラス時には そのエッセンスが使える！

　低ナトリウム血症の補正時に出てくるのが，補正予測式．この式は様々なものが提唱されていますが，そのなかで最も有名なのが，〝Adrogué–Madias の式〟です．きっと皆さんも一度は見たことがあるでしょう．

　そんなよく知られた Adrogué–Madias の式ですが，筆者個人としては，あまり使いません．3%食塩水のボーラス時に予測を見積もる際，

そのエッセンスを概算として用いる程度です．もしかすると，「えっ?!」と驚かれるかもしれません．賛否両論があることは承知のうえで，この辺りの事情について，少し踏み込んで書いてみようと思います．

計算式を現場へ実装する

┃神機妙算——暗算可能な形で現場に活かそう

Adrogué–Madias の式はある輸液 1 L 投与後に血清 Na の変化（Δ Na）を予測するもので，以下の式で示されます[6]．

> Δ Na ＝ {輸液中（Na ＋ K）－血清 Na} ÷（TBW ＋ 1）
> ※ TBW（total body water）：体重× 0.6 で算出

ただし，Adrogué 自身が言及しているように，この式はこの 1 L の輸液以外には〝In〟も〝Out〟もない状態を前提とした予測式です．〝In〟は医療者側でコントロールできるでしょうが，〝Out〟——つまり，尿も大便も不感蒸泄もない状態というのは，長い時間を想定すれば，非現実的です．

実際，Adrogué–Madias の式は 12 時間以上先の予測の場合，予測値と実測値のズレが無視できず，予測値と実測値の相関係数は 0.6 程度です[7]．相関係数 0.6 程度というのは弱い相関があるという程度の関係です．忙しい臨床のなか，時間を割いて頑張って計算するのに，半日後の Na 値予測ですら当たらないことも結構ある……と言われると，筆者個人としてはあまり予測式を多用するモチベーションが湧きません．それよりも最初の 24 時間は複数回の血清 Na チェック，具体的には 3 ～ 6 回，だいたい 4 ～ 8 時間ごとに血清 Na と尿比重（なぜ尿比重が大事なのかは後述します），余裕があれば尿量や尿 Na をチェックし，軌道修正する方が現実的と考えています．

ちなみに，Adrogué は 2022 年に書いた自身の低ナトリウム血症の総説のなかで，Adrogué-Madias の式は十分に検証され有用であるとしつつも，反対派がいることも認め，Na 補正において，予測式を使い

ながら行うアプローチと，用量固定で検査値を診ながら随時変更するアプローチをランダム化比較試験（RCT）を通じて比較することが望ましいと述べています[8].

――――――――――――――――――――――― 有用な場面 ―

　　ここまで否定的なことを書いてきましたが，Adrogué–Madias の式も前提条件が満たされていれば，当然，有用です．具体的には，3% 食塩水のボーラス投与での 1 時間以内の Na 予測はよいケースだと思われます．このようなケースでは「輸液以外に "In" も "Out" もない」状態がほぼ守られているからです．

　　実際に計算してみましょう．3% 食塩水は 1 L 中に 30 g の NaCl が入っている状態で，Na 濃度に換算すると 512 mEq/L の状態です．ここでは計算しやすいように 0.51 mEq/mL と変換しておきましょう．Adrogué–Madias の式を変形すると，χ mL（＝ 0.001 χ L）の 3% 食塩水を投与した場合の Na 変化（Δ Na）は以下のように表せます．

$$\Delta Na = (0.51\,\chi - 血清\,Na \times 0.001\,\chi) \div (TBW + 0.001\,\chi)$$

　　χ が十分に小さい場合，以下のような概算が成り立ちます．

TBW ≫ 0.001 χ なので，
TBW + 0.001 χ ≒ TBW
　0.51 χ ≫ 血清 Na × 0.001 χ なので，
0.51 χ － 血清 Na × 0.001 χ ≒ 0.51 χ

　　これらを踏まえると χ が十分に小さい場合，Δ Na は大まかに以下のように近似ができます．

$$\Delta Na ≒ 0.51\,\chi \div TBW$$

TBW ＝ 0.6 × BW と表せるので，

$$\Delta \, Na ≒ 0.51 \, \chi ÷ 0.6 \, BW$$

さらに臨床で使いやすいように，大胆に 0.51 ÷ 0.6 ≒ 1 と近似してみましょう．すると，

$$\Delta \, Na ≒ \chi ÷ BW$$

かなり大胆な近似式になりましたが，とても使い勝手のよい形になりました．3％食塩水のボーラス投与量 χ mL を患者の体重で割ると，だいたいの Δ Na がわかるというもので，暗算でも計算できますね．

例えば，150 mL の 3％食塩水を体重 50 kg の人にボーラス投与すると，150 ÷ 50 = 3．Δ Na がだいたい 3 mEq/L と予想できるわけです．実際にはこの概算値よりやや少なめの上昇であることが多いです．

以上のように，筆者の場合，Adrogué–Madias の式の使用は，3％食塩水ボーラス投与の Na 予測の概算として，式のエッセンスを使う程度に留めています．

⋮

Case13
Ch3

For Tomorrow

ご家族に確認すると，患者の体重はだいたい 50 kg 程度とのことであった．そのため，残りの 3％食塩水 110 mL を入れると，Na は 2 mEq/L 程度上昇し，113 mEq/L 程度になると予想した．

実際，投与完了後に動脈血液ガスで確認すると，Na 113 mEq/L であった．意識レベルは JCS II-10 程度に回復した．

救急外来での緊急補正は，いったん目処がついたため，ICU に入室し，以後の診療を続けることにした．

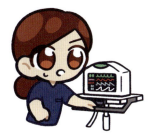

■引用文献

1) Verbalis JG, et al.：Diagnosis, evaluation, and treatment of hyponatremia：expert panel recommendations. Am J Med 2013；126 (10 Suppl 1)：S1-S42. PMID 24074529.
2) Spasovski G, et al.：Clinical practice guideline on diagnosis and treatment of hyponatraemia. Nephrol Dial Transplant 2014；29 (Suppl 2)：i1-i39. PMID 24569496.
3) Fenske W, et al.：Utility and limitations of the traditional diagnostic approach to hyponatremia：a diagnostic study. Am J Med 2010；123：652-657. PMID 20609688.
4) Nagler EV, et al.：Diagnosis and treatment of hyponatremia：a systematic review of clinical practice guidelines and consensus statements. BMC Med 2014；12：1. PMID 25539784.
5) Sterns RH, et al.：Treatment Guidelines for Hyponatremia：Stay the Course. Clin J Am Soc Nephrol 2024；19：129-135. PMID 37379081.
6) McGee S, et al.：The rational clinical examination. Is this patient hypovolemic？ JAMA 1999；281：1022-1029. PMID 10086438.
7) Hoorn EJ, et al.：Diagnostic approach to a patient with hyponatraemia：traditional versus physiology-based options. QJM 2005；98：529-540. PMID 15955797.

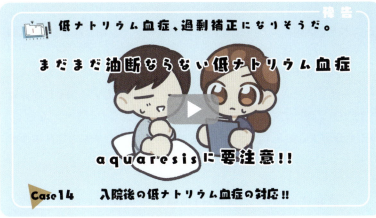

【Case13】低ナトリウム血症の対応を任された!! 重度の低ナトリウム血症だ。

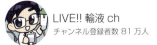

LIVE!! 輸液 ch
チャンネル登録者数 81万人

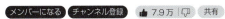

抗利尿ホルモン（ADH）と低ナトリウム血症の関係

　　皆さんは低ナトリウム血症の診断において，抗利尿ホルモン（ADH）値測定は，あまり役立たないという現実を知っていますか？その原因は大きく分けて2つあります．

抗利尿ホルモン（ADH）は鑑別にあまり寄与しない

　　1つ目は鑑別を絞ることにあまり寄与しないことです．「え，ADHが上がっていれば，抗利尿ホルモン不適合分泌症候群（SIADH）と診断できるのでは？」と思った方――実はそれ，大変大きな誤解です．というのも，低ナトリウム血症のうち，水中毒やbeer potomaniaと呼ばれるごく一部の疾患でのみ，ADHは感度以下に抑制されています．

　　簡単に言えば，絶対的，または相対的に水を過剰摂取したという場合のみです．それ以外の低ナトリウム血症では，ほぼすべてでADH値が大なり小なり上昇しています．脱水でも心不全でも利尿薬使用でもです．もちろん，SIADHでもADHは上昇します．この誤解は，そもそも「ADHが生理的にどんなときに分泌されているのか」を知らないことに大きな原因があるのでしょう．簡単にイメージ図を共有します[図1]．

　　脱水が有効循環血漿が低下している状態だというのはもちろんイメージが湧くと思います．実は心不全やネフローゼなどの例では総体液量（TBW）は増えていても，有効循環血漿量が減っています．なので，ADHを分泌することで，自由水を溜め込んで「少しでも有効循環血漿量を増やそう」と身体は働くわけです．

抗利尿ホルモン（ADH）の測定感度は高くない

　　2つ目に測定感度の問題が挙げられます．実はADHは血漿中でとても不安定なこと，そして測定アッセイの感度が低いこともあり，視床下部でのADH産生量を真に正しく反映できているか疑問です．

COLUMN

C-13

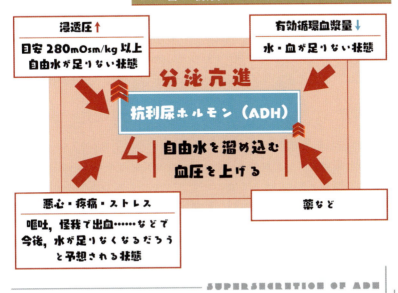

>>> 図1 抗利尿ホルモン（ADH）分泌亢進のイメージ

SUPERSECRETION OF ADH

　このような技術的な問題をクリアするため，ADH前駆体からADHと等モル比で産生される **copeptin** が注目されてはいます．ADHとcopeptinの関係は，インスリンとCペプチドのような関係です．copeptinは比較的安定した物質であり，視床下部でのADH産生量をより正確に反映するのではないかと期待されています．

　ただし，上述したのと同じ理屈で，copeptinであってもほとんどの低ナトリウム血症で大なり小なり上昇しており，癌によるSIADHであれば，他の低ナトリウム血症の鑑別に有用かもしれないという報告がある一方[1]，用途を限定しなければあまり有用ではないのではと結論づける報告もあります[2]．加えて，さらに残念なことに2024年現在，日本ではcopeptinを簡単に測定することは実臨床ではできません．

#抗利尿ホルモン（ADH）　#低ナトリウム血症　#尿検査

尿浸透圧が鍵

　では，現実的にはどうしたらよいのでしょうか？　その答えは〝尿浸透圧に注目〟です．通常，ADH が分泌されていない状態では，正常な腎臓であれば尿浸透圧が 50 ～ 100 mOsm/kg 程度の薄い尿を作ります．逆に，尿浸透圧が 100 mOsm/kg であれば，まず ADH が作用しているだろうと考えられます．なので，低ナトリウム血症の診断アルゴリズム（特に〝先に尿検査で低ナトリウム血症のあたりをつけたい派〟のアルゴリズム）では「尿浸透圧が 100 mOsm/kg 以上か以下か」がフローに入っていると思います．これは ADH 分泌がされているかどうかを尿検査で簡便に判断しようというわけなのです．

　こう考えると尿浸透圧は，解釈がとても大事ですね．

■引用文献

1) Wuttke A, et al.：Copeptin as a marker for arginine-vasopressin/antidiuretic hormone secretion in the diagnosis of paraneoplastic syndrome of inappropriate ADH secretion. Endocrine 2013；44：744-749. PMID 23479045.
2) Nigro N, et al.：Evaluation of copeptin and commonly used laboratory parameters for the differential diagnosis of profound hyponatraemia in hospitalized patients："The Co-MED Study." Clin Endocrinol (Oxf) 2017；86：456-462. PMID 27658031.

●COLUMN

C-13

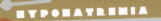

Case 病棟 14 低ナトリウム血症、過剰補正になりそうだ。

嘔吐……
インスリン管理……

入院後の低ナトリウム血症の対応!!

> ピットフォール〝aquaresis〟に気をつけよ！
> 柴

―― START!! ――

　Case 13 では低ナトリウム血症——特に profound な低ナトリウム血症で急いで補正が必要な Case を取り扱いました．ただ，低ナトリウム血症は最初の急場をしのいだらそれで終わりというわけではありません．むしろ，油断するとここで足元をすくわれてしまいます．本 Case ではそんな低ナトリウム血症診療の途中に潜むピットフォールを皆さんと共有します．

La courant de corporel

糖尿病でシックデイの患者の嘔吐，意識障害で profound な低ナトリウム血症の症例．入院翌日以後もあなたが対応を続けることになった．治療開始前の静脈血液ガスを診ると，

pH ：7.47　　　　HCO_3^-：28 mEq/L
Na ：108 mEq/L　　K ：3.4 mEq/L
Cl ：84 mEq/L　　 AG ：8 mEq/L
Glu ：140 mg/dL

また，治療開始前の尿検査で，

尿Na：84 mEq/L　　尿K ：32 mEq/L

尿Cl：8 mEq/L　　尿浸透圧：432 mOsm/kg・H₂O

　TSH，コルチゾールは基準値内であった．検査結果から低ナトリウム血症にはADH分泌が関与していて，特に嘔吐がADH分泌刺激の原因と考えられた．また，嘔吐による代謝性アルカローシス，低カリウム血症もあると判断した．入院してNa補正の続きを行う方針とした．

　糖尿病のシックデイとしてメトホルミンを中止し，血糖は食事量が読めるまではインスリンのスケール管理で1～2日目は対応とし，その後，食事量に合わせて食直後打ちにする方針とした．メトクロプラミドの点滴を適宜併用し，悪心・嘔吐を抑える方針とした．

　低ナトリウム血症の治療に加えて，代謝性アルカローシスや低カリウム血症の補正も意図して，KCL 20 mEq入りの生食80 mL/時を24時間持続で開始した．

　持続点滴開始6時間後，Naは112 mEq/Lであり，来院時からのNa変化（ΔNa）は4 mEq/Lであった．この時点では尿比重1.020であった．最初の24時間はΔNa≦10 mEq/Lとしたいため，生食の点滴速度を60 mL/時に変更した．

　その後も6時間ごとに血清Naをチェックしながら補正したところ，第2病日朝にはNa 115 mEq/Lで，ΔNa 7 mEq/Lに抑えられた．第2病日の昼くらいには患者の悪心が収まった．同日の夕方からは，尿比重が1.003になり，尿量も急に増えはじめた．

　昼のNa 117 mEq/Lだったが，夕方には急にNa 123 mEq/Lとなり，来院時からのΔNaは15 mEq/Lとなった．

▽続穂

Case 14　入院後の低ナトリウム血症の対応‼ 低ナトリウム血症，過剰補正になりそうだ．

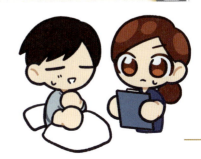

▶ORDER!!◀

▶CHOICE!!

- この時点での尿ナトリウム（Na）・尿浸透圧を測定し，aquaresis でよいかを確認する
- 5％ブドウ糖液 500 mL にヒューマリン®R を 4 単位混注 100 mL/時で開始する
- 6 時間ごとに引き続き血液ガスでナトリウム（Na）・カリウム（K）・血糖をチェックし，1 日あたりのΔNa ≦ 8 mEq/L となるように，低カリウム・高血糖にならないように，ブドウ糖の流量を調節する

▷REASON!!

- ナトリウム（Na）補正中の希釈尿が急速に生じることがある
- ナトリウム（Na）が過剰補正気味では，5％ブドウ糖液やデスモプレシンを使う

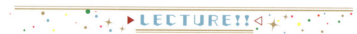

▶LECTURE!!◁

ナトリウム（Na）補正中の希釈尿が急速に生じることがある

　ヨーロッパの低ナトリウム血症のガイドラインでは，急性か慢性は問わず，最初の 24 時間でΔNa ≦ 10 mEq/L，48 時間でΔNa ≦ 18 mEq/L が推奨されています[1]．これらの目標値は浸透圧脱髄症候群（ODS）を少しでも予防するためです．さらに，慢性的なアルコール使用者，重度の低カリウム血症や低リン血症，低栄養や肝疾患といった条件が ODS にとってのハイリスク群であることがわかっています．ODS ハイリスク群では，目標値は最初の 24 時間でΔNa ≦ 6 mEq/L と提唱する専門家もいます[2]．

　筆者は常習飲酒家の低ナトリウム血症で，最初の 24 時間でΔNa ≦ 8 mEq/L でも ODS を発症してしまった例を経験したことがあり，ODS のハイリスク群では最初の 24 時間でΔNa ≦ 6 mEq/L を死守す

るようにしています．

aquaresisにご用心
先庚後庚——ナトリウム（Na）補正の落とし穴

　さて，今回のCaseではODSのハイリスク群には該当しないため，最初の24時間でΔNa ≦ 8 mEq/Lとなるよう治療し，途中までは順調な経過でした．ただ，途中から血清ナトリウム（Na）値が急速に上昇しています．血清Na値を急速かつ過剰に補正してしまい失敗するパターンには，いくつか決まったものがあり，そのなかで代表的なものが，今回のような，希釈尿が突如大量に出て，血清Na値が勝手に急速に上昇してしまうパターンです．

　このような現象は〝水利尿〟——特に〝aquaresis〟と呼ばれ，Na過剰補正の原因として，輸液過剰投与よりも頻度が多いとされています[3]．なお，aquaresisの原因は，抗利尿ホルモン（ADH）が分泌されている低ナトリウム血症で，ADH分泌の誘因が解消され，突如としてADH分泌が止まることにあります．ADHは，名前の通り，抗利尿作用のあるホルモンであり，この分泌が止まることで，過度に利尿がつくというわけです．

　実際，aquaresisが生じるとNa上昇速度が急激に加速し，1時間あたり2 mEq/L以上も上昇することがあるとされています[3]．Na補正中のaquaresisって怖いですね．そのため，早期にaquaresisに気がつくことがNa補正のピットフォールにはまらないためのコツになります．

　具体的には尿比重の低下（目安として1.003以下）で疑い，正確に判断するためには尿Naや尿浸透圧が低下し，尿量が増えていることを確認することが必要です．そのため，筆者が低ナトリウム血症の補正をする際には，尿比重と尿量をチェックしており，尿比重1.005以下（1.003より少し早めに）または尿量2 mL/kg/時以上で，病棟から医師にコールの指示としています．コールがあれば，医師が検査し，aquaresisかどうかを診断するとともに輸液の軌道修正も行います．aquaresisが生じた場合には，以下に述べるような軌道修正を施します．

299

ナトリウム（Na）が過剰補正気味では 5％ブドウ糖液やデスモプレシンを使う

aquaresis が生じた場合の対処としては，大きく分けて 2 つの対応があります．

1 つ目は ADH であるデスモプレシン 2 〜 4 μg を 6 〜 8 時間ごとに投与し，aquaresis そのものを止めるという方法です．ADH が急に分泌されなくなり，希釈尿が出て困るなら，いっそ ADH を入れてしまえ！というわけです．

デスモプレシンは一般的には点鼻スプレーです．ただ，尿崩症をよく診る病院でないと院内に在庫がないことも多い，薬価の高い薬剤です．また，点鼻スプレーであるため，使い方にはちょっとコツが要ります．そのため，筆者は aquaresis を止めるためにピトレシン®5 〜 10 単位を 1 日 2 〜 3 回皮下注するというアレンジした方法にしています．

2 つ目の aquaresis 対策は，メインの輸液を 5％ブドウ糖 2 〜 3 mL/kg/ 時に変更するというやり方です[4]．希釈尿が出て困るなら，希釈尿量＋αの量の自由水を入れて，血清 Na 値の上がり方をゆるやかにしようという発想です．

筆者は一般病棟では 5％ブドウ糖液への変更単独で対応することが多く，一方で，ICU 患者の輸液管理が難しいケースなどでは，ここぞとばかりにデスモプレシンやピトレシン® を使うようにしています．

なお，5％ブドウ糖液に変更する際にもピットフォールが潜んでいます．5％ブドウ糖液の流速が早いと血糖値が上昇し，結果として浸透圧利尿がかかってしまい，却って Na が上昇してしまうというものです．そのため，5％ブドウ糖液に変更した際には，血糖チェックを行うことが必須です．筆者は，流速が早くても血糖値が上がり過ぎないように，メイン輸液の中にインスリンを混ぜる，いわゆる〝打ち消しインスリン〟を使用する方法をとることが多いです．

Case14
Ch2

SEE-SAW SODIUM

尿比重が 1.003 になり，尿量も急に増えはじめたため，aquaresis を疑った．尿検査を提出すると，尿 Na 8 mEq/L，尿 K 12 mEq/L，尿浸透圧 98 mOsm/kg・H_2O で，尿量は 500 mL/6 時間であった．

体重 50 kg 程度であるため，2 mL/kg/ 時相当である 100 mL/ 時の速度で 5％ブドウ糖液を開始した．特に糖尿病があるので，打ち消しインスリンとして，5％ブドウ糖のメイン輸液の中にヒューマリン®R を 4 単位混ぜた．

6 時間後（入院から 48 時間後）の動脈血液ガスでは Na 122 mEq/L，K 3.2 mEq/L，血糖 158 mg/dL であった．入院時の Na 108 mEq/L から 48 時間で△Na 14 mEq/L であり，特にこの 6 時間では血清 Na 値の上昇を抑え，横ばいからやや低下するくらいになった．ご本人には特段の症状がなく，薬の内服はできる状態だ．

さて，今後の輸液や内服薬はどうしようか？

⋮

▶ O R D E R !! ◀

▶ *CHOICE!!*

- 5％ブドウ糖液を 60 mL/ 時に減速し，引き続き 6 時間ごとに血清ナトリウム（Na）を測定する
- 塩化カリウム（KCl）徐放錠 1 回 2 錠，毎食後（合計 1 日 6 錠）の内服を開始する

▷ *REASON!!*

- aquaresis が始まったら基本，低ナトリウム血症は勝手に改善する
  | 過剰な補正速度にならないように注意

- 多尿になると低カリウム血症が進行しやすい

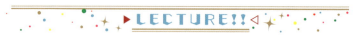

aquaresisが始まったら基本,低ナトリウム血症は勝手に改善する過剰な補正速度にならないように注意

　先程もお伝えした通り,aquaresisと呼ばれる水利尿が始まると,身体は自由水を尿からどんどん排泄するため,基本的には勝手に低ナトリウム血症は改善していきます.むしろ過剰な補正速度になりやすいため,5％ブドウ糖液を使ったり,デスモプレシンやピトレシン®をうまく使ったりします.ΔNa ≦ 8 mEq/L/日が無難な目標です.他に,自由水クリアランスというものを計算して5％ブドウ糖液の速度を概算する方法もあります.

　ただ,Case 13でお伝えしたAdrogué–Madias(アドログ マディアス)の式の話と似ており,自由水クリアランスは必ずしも常に時間で一定なわけではないことから,予測値がずれるリスクがあります.計算式がやや煩雑なこともあり,筆者は自由水クリアランスはあまり使わず,6時間ごとに患者さんの状態を診て流量を微調整する対応を好んでいます.

多尿になると低カリウム血症が進行しやすい

　血清カリウム（K）濃度は腎臓の〝Out〟と細胞内外への〝Shift〟を中心に,本来は厳密に管理されています.このうち,腎臓からのK排泄は以下の5つで規定されているとされています[5].

①細胞内外のK濃度
　血清K値が高いと尿に排泄されるKが増える
②腎の尿細管,特に皮質集合管に流れるNa流量
　皮質集合管に流れるNa流量が多いと排泄されるKが増える

302

③皮質集合管での尿の陰性荷電

　　皮質集合管に流れる尿中陰イオンの数が多いと排泄される K が増える

④皮質集合管の尿流量

　　尿量が多いと排泄される K が増える

⑤アルドステロン濃度

　　アルドステロン値が高いと，排泄される K が増える

　　ここでポイントとなるのは，Na とは異なり，低カリウム血症になっても，厳密には腎臓から尿への K 排泄を完全にゼロにすることは難しいということです．多尿になると，④の機序によりどうしても尿 K 排泄が少し増えてしまい，低カリウム血症が進行しやすいという側面があります．そのため，筆者は低カリウム血症が軽度なら内服で，重度なら輸液で K 補充を行っています．

きっと癒える

Case14
Ch3

　5%ブドウ糖液を 60 mL/ 時に減速した．また，KCl 徐放錠の内服を開始した．6 時間後（入院から 54 時間後）の動脈血液ガスでは Na 124 mEq/L，K 3.3 mEq/L，血糖 128 mg/dL であった．

　翌日（入院から 72 時間）で Na 130 mEq/L，K 3.4 mEq/L に回復，さらに翌々日（入院から 96 時間）で Na 138 mEq/L，K 3.6 mEq/L となった．

　以後は輸液を終了し，翌日の血液データでも電解質の悪化がないことを確認し，退院となった．

▼

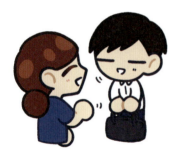

■引用文献

1) Spasovski G, et al. : Clinical practice guideline on diagnosis and treatment of hyponatraemia. Nephrol Dial Transplant 2014 ; 29 (Suppl 2) : i1-i39. PMID 24569496.
2) Adrogué HJ, et al. : Diagnosis and Management of Hyponatremia : A Review. JAMA 2022 ; 328 : 280-291. PMID 35852524.
3) Sterns RH, et al. : Treatment Guidelines for Hyponatremia: Stay the Course. Clin J Am Soc Nephrol 2024 ; 19 : 129-135. PMID 37379081.
4) Rondon-Berrios H : Therapeutic Relowering of Plasma Sodium after Overly Rapid Correction of Hyponatremia : What Is the Evidence? Clin J Am Soc Nephrol 2020 ; 15 : 282-284. PMID 31601554.
5) Clase CM, et al. : Potassium homeostasis and management of dyskalemia in kidney diseases：conclusions from a Kidney Disease：Improving Global Outcomes (KDIGO) Controversies Conference. Kidney Int 2020 ; 97 : 42-61. PMID 31706619.

Case 14 入院後の低ナトリウム血症の対応!! 低ナトリウム血症、過剰補正になりそうだ。

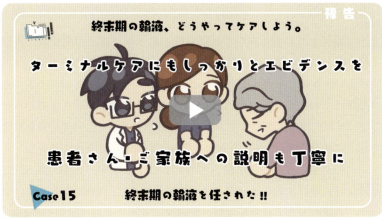

【Case14】入院後の低ナトリウム血症の対応!! 低ナトリウム血症、過剰……

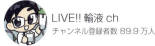 LIVE!! 輸液 ch
チャンネル登録者数 89.9万人
   8.4万  共有

305

尿比重と尿浸透圧の関係

　皆さんは尿一般で，尿比重を診ていますか？　意識的に尿浸透圧をオーダーしていますか？　尿比重と尿浸透圧は，腎臓の希釈・濃縮する様子を表しており，水バランスと密接な電解質異常——ナトリウム（Na）異常の判断，あるいは尿量低下が生じた際に障害の分類が腎前性かどうかの判断に使えるなど，大事な項目です．

　そこで，尿比重と尿浸透圧に関する以下の3つのポイントをぜひ押さえておきましょう.

> ①両者とも尿の濃さを表しており，両者はだいたい相関する
> ②尿比重は，尿中の溶質の〝濃度〟を簡易的に測定していて，すぐわかる
> ③尿浸透圧は，尿中の浸透圧形成に関わるすべての溶質の〝分子数（モル濃度）〟を正確に測定していて，信頼性は高いが，測定に時間がかかる

　誤解を恐れずに表現すれば，尿比重と尿浸透圧の関係は，胸部X線と胸部CTの関係に譬えられるかもしれません．肺の中を診ようとするという意味で共通する胸部X線と胸部CT——サッと検査でき，色んな場所で検査できる胸部X線は，その利便性のよさがウリである一方で，当然，限界もあります．そこで，限界を踏まえ，肺の詳細な評価をし，厳格な診断をするときには，胸部CTを利用しますよね．

　尿比重と尿浸透圧の関係性も，このような胸部X線と胸部CTの関係性に類比するイメージです．診療所やER，病棟でひとまずすぐに行う判断，もしくは病棟での〝経過フォロー〟では〝簡単にやれる〟〝すぐに結果が出る〟尿比重が使いやすいでしょう．その反面，尿比重では簡易的かつすぐに結果がわかるものの，時にその値がずれるといったピットフォールもあります．そのため，より厳格に尿の濃さを診て，

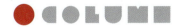

細かい診断をしたい場合には，胸部 X 線に代わって胸部 CT を利用するのと同様，より信頼性の高い尿浸透圧を利用します．

尿比重を用いてスマートな診療を

なお，肺疾患の加療中のフォローで胸部 CT を乱発せずに，適宜うまく胸部 X 線を利用するのと同じように，時間のかかる尿浸透圧でなく，簡単に行える尿比重をうまく使えば，スマートに診療できる可能性があり，筆者は実際にそうしています．

そのためには，尿比重と尿浸透圧のだいたいの概算式を知っておくとよいでしょう．計算式は，一般的に次の内容とされています．

> 尿比重の**下 2 桁**× **33** ≒ 尿浸透圧

例えば，尿比重 1.015 であれば，下 2 桁の 15 をとって

> 15 × 33 = 495

つまり，尿浸透圧は 450 〜 500 弱程度になるだろうと予想できます．尿比重から尿浸透圧を求める概算式——知っておくと便利ですよ！

＃尿比重　＃尿浸透圧　＃尿検査

Case 病棟 15

END-OF-LIFE CARE MANAGEMENT

癌‥‥‥

ヘルスエキスパート‥‥‥

終末期の輸液、どうやってケアしよう。

終末期の輸液を任された!!

終末期輸液にもエビデンスを！

〔柴〕

—START!!—

　本 Case で扱うのは，絶対的な答えがなく，議論の分かれる終末期患者さんの輸液です．賛否両論の分かれる分野ゆえ，輸液の本では取り扱っていないことが多いかもしれません．一方で，社会全体の高齢化などに伴ってなのか，筆者としては，研修医であっても終末期患者さんの診療に触れるケースは増えてきているような印象をもっています．今までのトピック以上に賛否が分かれうる領域ですので，ここで描かれているのは，あくまでいくつかあるやり方のうちの一つであることを念頭に読み進めて頂ければと思います．

Case15
Ch1

それから先のことは

　76歳，男性．多発肺転移，尿管を巻き込んでいるため，左水腎を伴う浸潤性膀胱癌の終末期の方．積極的な癌治療は数か月前から終了し，緩和ケアを中心として診療をしていた．当初は「在宅での最期を」との希望がご本人と妻からあったため，訪問診療で対応をしていた．

　1か月ほど前からいよいよ寝たきりになった．体重も45 kg程度に痩せてきた．食事すらままならなくなり，「もう妻にこ

れ以上は迷惑かけられない，病院で最期を迎えたい」と本人からのお話があった．妻も「どんどん弱る夫を見ていて怖くなってきました．家で看られる自信がなくなった」という気持ちであった．

もともと膀胱癌の診療をしていたことから，訪問診療医よりあなたの勤務先の病院に対して，少なくともいったんは病院でレスパイト入院をとの依頼で紹介があった．緩和ケア病棟が満床だったため，差し当たって総合内科を主科として，一般病床での入院となった．あなたは，指導医から「どんな輸液をすればよいと思う？」と訊かれた．

さて，どう対応しよう？

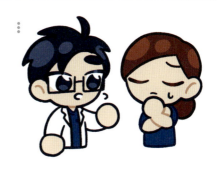

▶ ORDER!! ◀

▶ CHOICE!!

- performance status (PS)，予後予測，現在の体液量，腸管が使えるか，ご本人が摂れる水分量を評価する
- ご本人・ご家族と予想される経過を共有し，総合判断で方針を決める
  | 特に〝ヘルスエキスパート〟となる親族も巻き込んで！
- 輸液をするとしても高カロリー輸液はせずに維持輸液を 1,000 mL 程度で行う

▷ REASON!!
- 癌の終末期の輸液の効果は極めて限定的
  | だからこそ，総合判断が必要
- 予後予測は医師の主観だと予測が外れやすい
  | なるべく客観的にスコアを使おう
- 病状の説明・共有は家族内の〝ヘルスエキスパート〟に入ってもらうことがトラブルを避けるポイント
- 予後が3か月未満の終末期の輸液では，輸液をするとしても1,000 mL/日が一つの目安

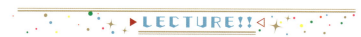

▶ LECTURE!! ◁

癌の終末期の輸液の効果は極めて限定的 だからこそ，総合判断が必要

　終末期の患者の輸液は，単一の指標から簡単に語れるようなトピックではなく，とても複雑な領域です．例えば，終末期というステージの複雑な構成要素として，医学的な側面や法的な側面だけでなく，倫理的な側面，あるいは後述するような人工栄養や輸液に関するジレンマ（何となくで行っても却って有害になりうる）などが挙げられ，これらの要素が依然として賛否の分かれる議論の基となっているとされます[1]．

　加えて，一口に「終末期」と言っても，患者さんが抱えているのがどの疾患なのかで話が変わってきます．老年症候群で繰り返す誤嚥性肺炎での末期なのか，心不全の末期なのか，癌疾患での終末期なのか．特に非癌での終末期の輸液の知見は，圧倒的に不足しているのが現状です．

　幸い，固形癌の終末期に関しては比較的知見が集まっており，日本でも，緩和医療学会から終末期癌患者の輸液療法に対するガイドラインが2013年に出ています[2]．筆者としては，固形癌の終末期の患者を受けもつことになったすべての医療者の方にぜひともこのガイドラインを読んでいただきたいと思います．

さて，固形癌の終末期では〝何を目的に〟輸液をするのでしょうか．固形癌の終末期では 1 L/ 日の輸液と輸液なしでは生存期間が変わりません[2]．他にも，末期の癌患者で 1,000 mL/ 日の輸液をしても 100 mL/ 日の輸液と比べて脱水による症状緩和，せん妄減少，QOL 向上のいずれの効果も認められませんでした[3]．むしろ，胸水や腹水があるケースでは輸液によって増悪することが知られており，特に 1,000 mL/ 日以上の輸液では浮腫，胸水，腹水が有意に悪化すると報告されています[4]．終末期の脱水は，必ずしも患者が不快と感じているわけではないとも言われており，〝何となく Routine maintenance〟は害にすらなりえます．

固形癌終末期の輸液では，輸液の開始前に，以下のような項目を事前に評価します．

①予後予測
② performance status（PS）
③現在の体液量（特に現在，胸水・腹水がないか）
④現在の苦痛な症状
⑤腸管が使えるか

ご本人・ご家族の価値観・何を大事にしているかを踏まえたうえで，医師が総合的な判断を下すことが望ましいでしょう．

予後予測は医師の主観だと予測が外れやすい なるべく客観的にスコアを使おう

終末期の輸液では〝予後予測〟が大事な項目だとお伝えしましたが，読者の皆さんは，普段，予後予測をどのようにしているでしょうか？臨床医の予後予測は正確性にかなりばらつきがあることが知られています[4]．そのため，何となくで主観的に予後を予測するのではなく，当てはまりそうなものがある場合，なるべく客観的な予後予測スコアを使うことが望ましいでしょう．

311

例えば，固形癌の予後予測であれば，Palliative Prognostic Score（PaP）や Palliative Prognostic Index（PPI）が有名です．進行した Alzheimer 型認知症 では Functional Assessment Staging（FAST）や Advanced Dementia Prognostic Tool（ADEPT）score, Mitchell Index を使うこともできるでしょう．また，心不全では，急性期なら Acute Decompensated Heart Failure National Registry（ADHERE）Classification and Regression Tree（CART）model を使ったり，慢性期であれば Seattle Heart Failure Model（SHFM）を使ったりすることができるでしょう．

もちろん，こういった予後予測スコアが存在しない慢性疾患も多く存在しますが，一般的に診断から死亡までの平均などは UpToDate や総説を見ると記載されていることが多く，筆者はこういったものも参考にします．

病状の説明・共有は家族内のヘルスエキスパートに入ってもらうことがトラブルを避けるポイント

皆さんは病状を説明するときにどの方に話をするか，意識して作戦を立てていますか？ 輸液の話とは直接は関係ありませんが，本 Case のような終末期など，特に悪い話をご本人やご家族にしないといけない場合のコツをここでちょっと共有したいと思います．

コツというのは，ずばり「好ましくない病状説明，悩ましい方針決定に当たっては 〝ヘルスエキスパート〟 を見つけて，必ず巻き込もう」です．家庭医療・総合診療以外の領域では，この 〝ヘルスエキスパート〟 という用語は馴染みがないかもしれません．

ヘルスエキスパートとは，家族のなかにおける健康問題や病気についてのご意見番です．長女や長男がその役割を担うことが多いですが，家族に医療関係者がいる場合は，年齢に関係なく，医療関係者がその役割を担うこともあるでしょう．核家族化が進んだ日本では，このヘルスエキスパートが遠方で暮らしているということがままあります．そのた

め，意識して医療者が訊き出さないとヘルスエキスパートが目の前に現れてきません.

　一方で，このヘルスエキスパートとうまく，直接的または間接的に医療者が対話をしないと，後で大きなトラブルの元となります．いわゆる〝カリフォルニアから来た娘症候群〟です．患者さんご本人，そして目の前にいるご家族と話し合いをし，方針を決定したつもりが，遠方に住む娘（あるいは息子）が突然やって来て，「医者に会わせろ」「説明しろ」などと要求し，方針が一気に覆ってしまう──そのような事態が〝カリフォルニアから来た娘症候群〟と名づけられています[5]．さすがにカリフォルニアに失礼な気がしますが，インパクトがあり，忘れにくい用語ですね．

　さて，ここまででお気づきの通り，カリフォルニアから来た娘症候群が生じてしまうのは，親族内で医療に関する発言権の強いヘルスエキスパートの存在に気づかずに，目に見える範囲の情報だけで大事な決定を進めてしまうことが一つの原因となっています．

　かく言う筆者も，まだ不慣れだった時期にヘルスエキスパートの概念を十分に知らず，カリフォルニアから来た娘症候群で失敗した経験があります．だからこそ，皆さんにぜひおすすめしたいことがあります．

　入院翌日以後の病状説明では，セッティングの段階で，「普段，病気や健康問題をどなたに相談されていますか？」「大事な話をするので，一緒にお聞きになりたい方はいらっしゃいませんか？」と訊いてみてください．緊急の病状説明でも「大事な話なので，ぜひ大事な方と複数でお話を聞いてほしいと考えています」と切り出してみてください．

　これできっとあなた自身も，そして間に挟まれる患者さんも救われることがあるでしょう．

予後が3か月未満の終末期の輸液では
輸液をするとしても
1,000 mL/日が一つの目安

　先述の通り，固形癌終末期の輸液では，輸液の開始前に，①予後予測，②PS，③現在の体液量（特に胸水・腹水が現在ないか），④現在の

苦痛な症状，⑤腸管が使えるかなどを事前に評価します．患者さんご本人・ご家族の価値観，何を大事にしているかを踏まえたうえで，医師が総合的な判断を下すことが望ましいでしょう．

　基本的に予後が3か月以上あり，PS がよい固形癌の患者では，生命予後の短縮を防ぐための「Routine maintenance（維持）」の輸液の適応がありそうです．一方で，予後が1か月未満の方の場合は，輸液をしても生命予後は改善せず，むしろ有害なことすらありえる状況です．そのため，ご本人・ご家族との話し合いで，価値観を掘り下げ，どういったことを大事にしたいのか，どこで過ごしたいのかといった要望を基に話し合いをして対応を決めるのが妥当でしょう．仮に PS が悪い予後1か月未満の状況で輸液をする場合でも，1,000 mL/ 日以下の輸液が望ましく，特に予後が数日という場合には 500 mL/ 日以下に絞ることも検討するのが妥当でしょう．

⋮

Case15
Ch2

Together

　現在の PS は4で，PaP が11.5点，PPI が6.5点であった．指導医とも議論をしたが，あなたは残された予後は1か月前後だろうと考えた．すでに足背などには浮腫が出ている．肺転移などはあるが，胸水や腹水はない．腸管の閉塞はない．水分もほとんど摂れない状態であった．倦怠感・食思不振があり，少しずつ眠る時間が増えてきた．疼痛や呼吸困難，活動型せん妄はない．

　ご本人・ご家族に対して，病状と今後予想される経過を指導医から説明することとなった．今後の大事な話なので一緒に話を聞いてほしい人はいないか伺うと，妻から「現在，仕事で台湾にいる長男」とのことであった．長男にはオンライン通話で参加してもらい，患者ご本人と妻には対面で，本人の入室している病室のベッドサイドで病状説明を行った．

ご本人は「もう頑張った」とポツリとおっしゃった．長男は「せめて俺が日本に帰るまでは，点滴くらいしてほしい」との発言があり，妻は「私は……」とあまり言葉を口にしなかった．

あなたはいったん，ソリタ®-T3 500 mL 100 mL/時を1日2回，日中に輸液をする方針とした．

入院して3日目までは静脈でのルート確保ができていたが，病棟看護師から「末梢の静脈ルート確保困難なんですが，どうしましょうか？」と言われた．

さて，どうしよう？

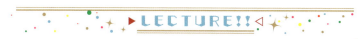

▶ CHOICE!!

- 皮下輸液に切り替え，ソリタ®-T3 1,000 mL を 24 時間かけて投与とする

▷ REASON!!

- 皮下輸液は苦痛が少なく，緩和ケアの薬も使える

▶ LECTURE!! ◁

皮下輸液は苦痛が少なく緩和ケアの薬も使える

　終末期の患者では，末梢静脈でのルート確保が困難なことがよくあります．それを踏まえて日本のガイドラインでも，終末期では皮下輸液やポートからの輸液を考慮するようにとの記載があります[2]．実際，筆者も終末期の患者では皮下輸液を多用しています．

　皮下輸液は，主に輸液が十分に確立する前の1950年代に活用さ

	≫≫≫表C15-1　皮下輸液のポイント
適応	・静脈路が確保困難，静脈経路確保が苦痛や疾病を伴う場合 ・特に終末期，進行した老年症候群はよい適応
禁忌	・救命するコードでのショック，重度の電解質異常 ・穿刺部位周囲の皮膚の感染症
合併症	・穿刺部位周囲の浮腫 　－ただし，輸液速度の調節や局所マッサージで対応可能 ・発赤や痛み 　－浸透圧やpHが高すぎる/低すぎることが原因になりやすい 　－薬の注意深い選択でほとんどが予防可能

れていましたが，輸液学の発展，ルート確保の手段が増えたこともあってか，時代が進むにつれてだんだんと忘れ去られた手技となっていきました．しかし，最近になって，緩和ケアや在宅医療などの場面で再度ニーズが高まったことで，改めて皮下輸液が注目されています．**表C15-1**に皮下輸液のポイントをまとめます．

　皮下輸液の留置針は金属針でもよいですが，一般的には静脈路と同じプラスチック製の外套の留置針を使うことがほとんどで，慣習的には22〜24Gの細いゲージを使用することが特に多いです．また，穿刺の部位は一般的に腹壁が多いですが，これは皮下脂肪が比較的多い部位だからです．

　針を刺入する際には，まず穿刺部位を消毒し，親指と人差指の2本の指で皮下脂肪をつまみ上げ，45°程度の角度をつけて刺入します**[図C15-1]**．刺入後は静脈路と同様に透明なフィルムなどで覆って固定し，1日ごとに刺入部のチェックを行います．

　こうして確保した皮下輸液はけっこう優秀です．一般的に1,500mL/日程度の輸液量を皮下輸液で投与することができます．また，皮下輸液で使える薬剤は幅広く，緩和ケアで使う薬剤のほとんどが使用可能です．

　ただし，皮下輸液は刺激が強いと発赤や痛みの原因になるため，ほぼ等浸透圧（浸透圧比は最大でも2程度．浸透圧比の詳細はTroubleShooting 1参照［p.320］），ほぼ等pHが望ましいとされています．

≫≫≫図 C15-1　皮下輸液での留置針の刺入部位とその方向(案)

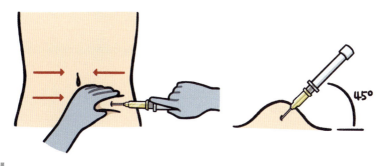

日本緩和医療学会緩和医療ガイドライン委員会＝編：終末期がん患者の輸液療法に関するガイドライン2013年版．金原出版，2013：42を基に作成．

なお，添付文書では必ずしも皮下輸液で使えることが明記されているわけではない薬剤も多いですが，大きな問題なく使用できる薬剤は経験的に知られており，**表C15-2** に示すのがその代表です．

:

Case15 Ch3　　**Happy Ending**

指導医に報告し，指導医から患者ご本人・ご家族に説明のうえ，皮下輸液に切り替える方針となった．ソリタ®-T3 500 mL 12時間かけての持続皮下輸液を1日2回（合計1日1,000 mL）とした．

長男も日本に帰国した．この頃にはご本人は傾眠でほぼ目を覚ますことがなくなり，少しずつ浮腫が目立つようになってきた．長男は「ここまで来たら，もうこれ以上苦しくないようにお願いします」とのことであった．妻は「口が乾いてしまうのではないか」と心配していた．

終末期の輸液には口渇感を改善させる効果はないこと，また終末期で輸液を減らすことは患者にとって必ずしも苦痛でないことが指導医からご家族に伝えられた．妻は「少しでも何かやっ

≫≫≫表 C15-2　皮下輸液で使用可能な主な製剤

輸液製剤	・生理食塩液　・1号液	・Ringer 液　・3号液	・5% ブドウ糖液
鎮痛薬	強オピオイド		
	・モルヒネ	・オキシコドン	・フェンタニル
	弱オピオイド		
	・ペンタゾシン		
抗菌薬	・セフトリアキソンなどのβ-ラクタム系		
	・テイコプラニン	・クリンダマイシン	・ゲンタマイシン
ステロイド	・デキサメタゾン　・ヒドロコルチゾン	・ベタメタゾン	・水溶性プレドニゾロン
鎮静薬	・ミダゾラム		
抗精神病薬	・ハロペリドール		
抗コリン薬	・スコポラミン	・ブチルスコポラミン	
胃薬	・ファモチジン		
止血薬	・トラネキサム酸		
利尿薬	・フロセミド　　―ただし，海外では pH 調整したフロセミドで皮下注が一般的		
糖尿病薬	・インスリン	・デュラグルチド	
その他	・オクトレオチド	・ヘパリン	

日本緩和医療学会緩和医療ガイドライン委員会＝編：終末期がん患者の輸液療法に関するガイドライン 2013 年版．金原出版，2013：42 を基に作成．

てあげたい」とのことで，看護師と口腔ケアなどのケアに一緒に参加してもらうことにした．輸液はソリタ®-T3 200 mL 24 時間かけての持続皮下注に減量した．

　最終的に，ご家族に見守られながら，入院して 3 週間後に最期を迎えられた．ご家族からは「先生，毎日熱心に病室に足を運んでくださり，そして色々お声をかけてくださり，ありがとうございました．わたしたちも救われた気持ちです」と声をかけていただいた．

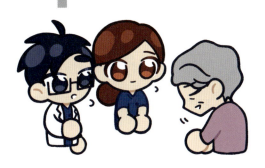

■引用文献

1) Dev R, et al.：Is there a role for parenteral nutrition or hydration at the end of life? Curr Opin Support Palliat Care 2012；6：365-370. PMID 22801468.
2) 日本緩和医療学会緩和医療ガイドライン委員会＝編：終末期がん患者の輸液療法に関するガイドライン2013年版．金原出版，2013.
 https://www.jspm.ne.jp/files/guideline/glhyd2013.pdf（2024年10月閲覧）
3) Cerchietti L, et al.：Hypodermoclysis for control of dehydration in terminal-stage cancer. Int J Palliat Nurs 2000；6：370-374. PMID 12411847.
4) Bruera E, et al.：Parenteral hydration in patients with advanced cancer：a multicenter, double-blind, placebo-controlled randomized trial. J Clin Oncol 2013；31：111-118. PMID 23169523.
5) Ferrand A, et al.：Factors Influencing Physician Prognosis：A Scoping Review. MDM Policy Pract 2022；7：23814683221145158. PMID 36582416.
6) Unger KM：The Daughter from California syndrome. J Palliat Med 2010；13：1405. PMID 21155638.

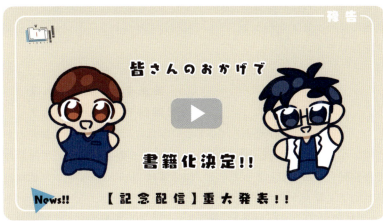

【Case15】終末期の輸液を任された!!　終末期の輸液、どうやってケアしよう。

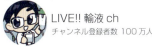
LIVE!! 輸液 ch
チャンネル登録者数 100万人
  11.7万 共有

TroubleShooting!! 1

ルート刺入部付近が赤く腫れています。

> 病棟の看護師から次のような相談があった.
> 「451号室の◯◯さん，ルートの刺入部付近が赤く腫れているんですけど．先生，一度診て，処置や今後の指示を見直してもらえませんか？」

⋮

「ルート刺入部が赤い？　ルート抜いて刺し替えておいて」
　——それだけの指示で終わっていませんか？　今回は若手医師が比較的よく出会うであろう，そして軽視しがちなトラブルシューティングを扱います.

静脈炎？　輸液漏れ？血管外漏出？　フレア反応？

　ルート刺入部が発赤しているという場合，刺入している静脈のトラブルである〝静脈炎（phlebitis）〟か，輸液が静脈から漏れて周囲の軟部組織に広がってしまっている〝輸液漏れ（infiltration）〟か，組織障害性のある薬剤が静脈から漏れて組織の壊死を起こしてしまっている〝血管外漏出（extravasation）〟か，そして特殊な薬剤による局所のアレルギー反応である〝フレア反応（flare reaction）〟なのかを区別する必

≫≫≫表T1-1　皮膚障害を起こしやすい薬剤

種類	皮膚障害を起こしやすい薬剤
抗微生物薬	バンコマイシン，ゲンタマイシン，ニューキノロン系抗菌薬，アシクロビルなど
電解質	塩化カルシウム，グルコン酸カルシウム，塩化カリウム（KCl），炭酸水素ナトリウムなど
抗がん剤	シスプラチン，ドキソルビシン，パクリタキセル，ビンブラスチンなど
その他	カテコールアミン，ジルチアゼム，静脈栄養製剤，フェニトイン，プロポフォール，造影剤，静注用免疫グロブリン製剤（IVIG），高浸透圧な薬剤など

Hadaway L：Infiltration and extravasation. Am J Nurs 2007；107：64-72 を基に作成.

要があります．

▶ 輸液漏れと血管外漏出

　本邦では，〝輸液漏れ（infiltration）〟と〝血管外漏出（extravasation）〟をあまり明確に区別していませんが，欧米圏ではしっかり区別しているようです．両者の違いは，輸液・薬剤の組織障害性の有無です．一般に，輸液漏れは組織障害が生じないものを指し，血管外漏出は組織障害が生じるものを指すとされています．

　血管外漏出では，組織障害性のある薬剤が皮膚に漏れるゆえ，その後に皮膚の壊死が生じやすく特別な対応が必要です．原因薬剤としては各種抗がん剤が有名ですが，他にも**表T1-1**[1] に示すような薬剤が漏れた際には，皮膚の大きなトラブルに注意が必要です．

▶ フレア反応

　フレア反応は，投与薬剤に対する局所のアレルギー反応，過敏反応と言われています．血管に沿って，もしくは血管の周囲に紅斑・膨疹が出ることが特徴で，通常，薬剤投与の終了後または時間の経過とともに自然に軽快することが多いです．

▶ 対処法の違い

これらを区別するのは、それぞれの事象によって対処法が異なるためです。フレア反応疑いなら自然消褪するか経過観察できますが、静脈炎や輸液漏れではルートを原則抜去します。

血管外漏出ではさらに特殊な対応が必要になります。漏れた薬剤の種類によって対応は多少異なりますが、特に壊死性抗がん剤の場合、まずは漏れた輸液を可能な限りルートからシリンジで吸引した後、ルートを抜去し、ステロイドの局注やステロイド外用薬などを使います。抗がん剤を扱っている施設では、抗がん剤の血管外漏出の対応マニュアルがあることでしょう。施設ごとの対応マニュアルに準じて対応しましょう。

静脈炎ならルート抜去し
新しい場所にルート確保しなおし
……で終わらない

血管外漏出が怖いものということは多くの読者の皆さんがもともと知っている知識でしょう。ここで、なかでも軽視されがちな静脈炎を掘り下げたいと思います。

静脈炎は文字通り静脈に炎症が生じたもので、見た目からもわかるような静脈にきれいに沿った発赤が現れるほか、圧痛を伴うことが特徴です。原因に関しては、古典的に化学性、機械性、細菌性の3つに分類されています。特に頻度が多いのは化学性と機械性です。なお、末梢静脈での静脈炎の場合、細菌性静脈炎はかなり稀なようです[2]。

▶ 化学性静脈炎

化学性静脈炎の原因は、主に薬剤の pH と浸透圧です。一般的に末梢静脈からは pH 5 〜 9 の薬剤が投与可能ですが、この範囲から逸脱するほど、化学性静脈炎のリスクが上がります。また、浸透圧は諸外国では 600 mOsm/kg 以上で、本邦では **850 mOsm/kg** 前後（後述の浸透圧比で言うと、**浸透圧比 3**）以上で化学性静脈炎になりやすいとされています。特に、浸透圧の絶対値ではなく、〝浸透圧比〟という表現が一般

>>> 図T1-1　輸液と薬剤を混合した際の浸透圧比の概算方法

輸液と薬剤を混合した際の浸透圧比の概算方法

もし，生食 500 mL に KCl 20 mL を混注したら……

添付文書を見ると，
生食の浸透圧比は 1，KCl の浸透圧比は約 6

$$浸透圧比 = \frac{(500 \times 1 + 20 \times 6)}{500 + 20} = 1.19$$

➡ 浸透圧比：**1.19** と計算できる

"浸透圧比＜3" なので，
浸透圧での化学性静脈炎のリスクは低い!!

―――― RATIO OF OSMOTIC PRESSURE ――――

KCl：塩化カリウム

的な点が本邦の特徴として挙げられるでしょう．

　浸透圧比は，「輸液製剤の浸透圧の絶対値を血液の浸透圧 285 mOsm/kg で割ったもの」です．例えば，生食は浸透圧比が 1 ですし，5％ブドウ糖液は浸透圧比が約 1，10％ブドウ糖液は浸透圧比が約 2 です．これらの浸透圧比は輸液・薬剤の添付文書内に記載されています．初めて使う輸液・薬剤は先述の pH と浸透圧比をぜひ添付文書でチェックしてみてください．このようなちょっとしたコツで静脈炎について留意することができ，余計なトラブルを少しでも減らすことができます．

　さて，浸透圧の絶対値に代わって浸透圧比を導入する恩恵としては，輸液と薬剤を混合した際に計算が簡単といった利点が挙げられます．実際に見てみましょう **[図 T1-1]**．

≫≫≫図T1-2　使用頻度の多い高浸透圧の薬剤

3％食塩水
浸透圧比 **3.33**
（浸透圧 約950 mOsm/kg）
末梢静脈では化学性静脈炎のリスクが多少ある

10％ブドウ糖液
浸透圧比 **2**
（浸透圧 約550 mOsm/kg）
末梢静脈でも化学性静脈炎のリスクが低い

50％ブドウ糖液
浸透圧比 **10**
（浸透圧 約2,780 mOsm/kg）
末梢静脈では化学性静脈炎のリスクが高い

エルネオパ®NF2号輸液
浸透圧比 **6**
（浸透圧 約1,700 mOsm/kg）
末梢静脈では化学性静脈炎のリスクが高い
そのため，原則，中心静脈から投与する

HIGH OSMOLALITY DRUGS

　　以上，化学性静脈炎の原因として pH と浸透圧の重要性を紹介してきましたが，輸液・薬剤の pH については，「コラム　薬の配合変化―他の頻出も知っておこう」[p.080] で紹介していますので，そちらを確認してください．

　　ここでは比較的よく使う薬剤で浸透圧の高いものを紹介したいと思います [図T1-2]．

　　どうでしょうか？　エルネオパ®NF2号輸液などの高カロリー輸液では中心静脈から投与という約束事は読者の皆さんもよくご存知でしょう．これは浸透圧比が著しく高いことが理由にあります．

一方で，50％ブドウ糖液は低血糖時に末梢から投与することが多い薬剤ですが，実は高カロリー輸液より浸透圧比が高いことは皆さんご存知でしょうか？　実際，ある程度意識がある患者さんに50％ブドウ糖液を静注すると，痛みを訴える方が一定数いますが，その原因は浸透圧です．

　50％ブドウ糖液は低血糖時の緊急処置としてはとても重要なものですが，低血糖を頻回に起こす人に対して，頻回に50％ブドウ糖液を静注するのは感心しません．頻回に低血糖を起こしてしまうケースでは，メイン輸液を10％ブドウ糖液とし，持続投与することで，静脈炎のリスクを下げながら，糖の補充をすることが可能です．

▶ 機械性静脈炎

　機械性静脈炎は，古典的には，屈曲しやすい静脈に留置しているルートや，固定が不十分な場合，留置針の外套が静脈内で動いてしまい，血管内皮を傷つけるなどして生じるとされています．特に手背の静脈は静脈炎の頻度が高いとされています[3]．肘正中皮静脈などは静脈炎のリスクは低いという報告もありますが[3]，肘の屈曲で輸液の滴下速度が安定しない，肘を曲げると患者さんの痛み・違和感が出やすいという問題があります．そのため，数日間留置して使う末梢静脈ルートとしては，あまり適した場所とは言えません．

　改めてまとめると，機械性静脈炎の予防のためには，原則として，末梢静脈ルートは静脈が屈曲しうる関節付近には穿刺せず，また，確保したルートの固定をしっかりすることが重要です．

▶ 細菌性静脈炎

　細菌性静脈炎は，文字通り，ルート刺入部などからの感染を契機として生じる静脈炎です．どの種類の静脈炎でも起きうることではありますが，細菌性静脈炎では静脈炎の部位に血栓を生じることがあり，その場合には〝化膿性血栓性静脈炎〟になりえます．

　化膿性血栓性静脈炎はしばしば難治になりやすく，抗菌薬での治

療期間が 4 〜 6 週間と長期間必要であることが知られています．化学性静脈炎など，他の静脈炎と細菌性静脈炎の区別は必ずしも容易ではありませんが，一般的に，細菌性静脈炎は他の静脈炎と比べてルート確保から発症までが遅く（平均 4.1 日 vs 2.4 日｜p = 0.007），発熱を伴っている頻度がより多い（40% vs 5.9%｜p = 0.004）とされています[4]．

　　細菌性静脈炎であれば，その部位のルートは当然抜去し，血液培養も採取するのが望ましいでしょう．

　　診察すると，ルートは右前腕に 24 G で留置されていた．静脈に沿った発赤と圧痛があった．静脈炎と考えた．ルートはしっかり固定されており，機械性静脈炎の可能性は低いと考えた．発熱を含めたバイタルサインの異常はなかった．

　　輸液を含めてカルテを見返すと，SU 剤が原因での医原性低血糖で昨晩入院しており，今回のルートも昨晩の救急外来で確保されたものだった．入院後も頻回に低血糖を起こしていたため，その度に 50% ブドウ糖液が静注されていた．血管がもともと細いのに加え，浸透圧の高い薬剤の頻回使用によって生じた化学性静脈炎と考えた．

　　静脈炎が生じたルートは抜去し，左前腕にルート確保しなおした．また，メイン輸液を 10% ブドウ糖液に変更し，経過を診た．以後は低血糖も落ち着き，静脈炎を起こすことなく経過した．

■引用文献

1) Hadaway L：Infiltration and extravasation. Am J Nurs 2007；107：64-72. Erratum in：Am J Nurs 2007；107：15. PMID 17667395.

2) Bregenzer T, et al.：Is routine replacement of peripheral intravenous catheters necessary? Arch Intern Med 1998；158：151-156. PMID 9448553.

3) Comparcini D, et al.：Relationship between peripheral insertion site and catheter-related phlebitis in adult hospitalized patients：a systematic review. Prof Inferm 2017；70：51-60. PMID 28485909.

4) Vergara T, et al.：[Infectious or noninfectious phlebitis：lessons from a an interventional programm on phlebitis associated to peripheral venous catheter]. Rev Chilena Infectol 2017；34：319-325. PMID 29165507.

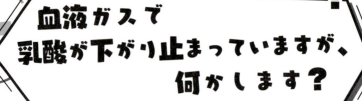

複雑性腎盂腎炎からの敗血症性ショックで，右内頸静脈から CVC が，右頭骨動脈に A ラインが挿入され ICU 管理されている患者さんがいる．担当の看護師から相談があった．
「3 ベッドの○○さん，動脈血液ガスで乳酸が 3.0 mmol/L 程度で下がり止まっていますが，何か追加の対応をしますか？」

「乳酸上昇を診たら，輸液して乳酸希釈させる，乳酸を wash out させる」という根拠が曖昧な〝何となく輸液 fluid reflex〟と呼ぶべき診療を時に見かけます．実際，敗血症診療で乳酸のみを指標にして輸液管理をすると輸液量が多くなる傾向が知られています．皆さんは論理的にアプローチしていますか？

乳酸の産生と代謝を俯瞰してみよう

乳酸は動脈血液ガスで簡便に測定できるため，皆さんにとって馴染みのあるものだと思いますが，その産生や代謝機序は意外にイメージが湧きづらいかもしれません．そこで，図を使いながら生化学を復習してみましょう**[図T2-1]**．

細胞では，エネルギー産生を行うために解糖系においてグルコースがピルビン酸に分解されます．その後，ピルビン酸からアセチル

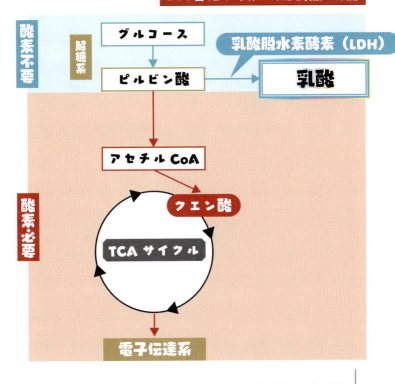

>>> 図T2-1 グルコースから乳酸への代謝

CoAに代謝し，TCAサイクル・電子伝達系を介して大量のアデノシン三リン酸（ATP）を産生します．

　TCAサイクルから電子伝達系までは酸素を必要としながら行う代謝——〝好気性代謝〟です．つまり，酸素を消費しながら効率よく大量のエネルギーを産生するシステムです．

　一方で，十分に酸素が届かないと細胞は別の反応を起こします．具体的には，乳酸脱水素酵素（LDH）の力を借りることで，ピルビン酸から乳酸を産生し，ここからATPの産生量は少ないながらもエネルギーを作り出す〝嫌気性代謝〟が行われます．このようなグルコースから乳

酸を作るシステムはほぼすべての細胞に備わっています．

▶ 乳酸クリアランス

乳酸の産生量は平常時でだいたい 0.9 ～ 1 mmol/kg/ 時とされており，体重 60 kg であれば 1 日約 1,200 mmol の大量の乳酸を産生していると言われています．

これだけの乳酸産生量なのに，血液中の乳酸値が低く抑えられているのは，ヒトの身体における〝乳酸クリアランス〟の能力が極めて高いからです．乳酸クリアランスの基準値は，幅がありますが，0.7 ～ 7.2 mmol/L/ 時程度とされています[1]．ちょっとした乳酸であれば数分でクリアランスできるほどの能力です．逆に言えば，血液中で乳酸値が上昇していれば，このクリアランス以上に大量の乳酸が産生されている状態であると言えます．

乳酸アシドーシスを分類する

では，リアルワールドで乳酸アシドーシスに出会った際には，どう動くのがよいでしょうか？　先程の図を思い出してみましょう [図 T2-1]．乳酸の産生は，細胞が酸素を使って代謝する過程と深く密接な関係があります．Kraut らは，この考えを基に，酸素が細胞に届かず，組織で乳酸産生が亢進する〝組織低酸素 / 低灌流〟を機序として生じる乳酸アシドーシスを〝type A〟，それ以外を〝type B〟として鑑別することを提唱しています[2]．ただし，ここで問題になるのが組織低酸素 / 低灌流かどうかの判別なのですが，その判別基準がわかりづらいというさらなる壁が存在します．

そこで，皆さんには，〝中心静脈血酸素飽和度（$ScvO_2$）〟や〝動脈血二酸化炭素分圧ギャップ（pCO_2 gap）〟の概要をぜひ知っておいて頂きたいと思います．これらの指標は，上大静脈（SVC）に中心静脈カテーテル(CVC)の先端がある場合（内頸静脈や鎖骨下静脈からの CVC 挿入）に活用できます．

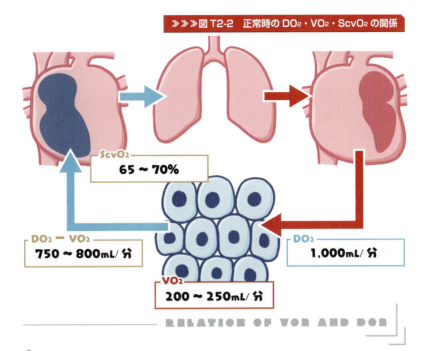

≫≫≫図 T2-2　正常時の DO_2・VO_2・$ScvO_2$ の関係

DO_2：酸素運搬量，$ScvO_2$：中心静脈血の酸素飽和度，VO_2：酸素消費量

中心静脈での血液ガスで自信がつく！
①中心静脈血酸素飽和度（$ScvO_2$）

まずは図 T2-2 をご覧ください．

肺で十分に酸素化された動脈血は，末梢の細胞に酸素を届けます．この末梢の細胞での酸素消費量（VO_2）はだいたい 200 〜 250 mL/ 分程度であることが知られています．酸素が消費された静脈血は心臓に戻り，また肺で酸素化されて……という循環をしていきます．

図 T2-2 を見るとおわかり頂けるかと思いますが，静脈血——特に $ScvO_2$ は〝酸素運搬量－酸素消費量（$DO_2 - VO_2$）〟と大きく関係しています．VO_2 に比して DO_2 が十分に保たれていなければ，組織低酸素が起こっていそうだということは，皆さんもきっと想像できるでしょう．つまり，$ScvO_2$ も乳酸アシドーシスの鑑別の際には重要な項目の一

つとなります.

　具体的には, $ScvO_2$ が 65 〜 70 % を下回っていれば, DO_2 の低下, または VO_2 の上昇（で相対的に DO_2 が足りていない）を疑います. なお, 組織低酸素 / 低灌流があっても $ScvO_2$ が基準値内になってしまうピットフォールも存在することも押さえておきましょう. 例えば, 敗血症などの酸素利用障害, 肝硬変や血液透析患者など末梢でのシャントがある場合, そして微小循環が悪い場合などが該当します.

中心静脈での血液ガスで
自信がつく!

②動脈血二酸化炭素分圧ギャップ（pCO₂ gap）

　$ScvO_2$ と並んで, 組織低酸素 / 低灌流を表す指標に pCO_2 gap があります. 聞き慣れない言葉かもしれませんが, pCO_2 gap も重症患者を診る際にはなくてはならない指標です.

　今回はこの指標の導出方法について, 概要だけお示しします. 心拍出量（CO）に関して, Fick 原理を用いて, 二酸化炭素（CO_2）関連のパラメータを使って表現できることが知られています. 特に二酸化炭素排泄量（VCO_2）と動脈血中の二酸化炭素含量（$ActCO_2$）, 静脈血中の二酸化炭素含量（$VctCO_2$）を用いる, 以下のような関係が知られています.

$$CO = \frac{(VCO_2)}{(VctCO_2 - ActCO_2)} \quad\quad \cdots\cdots ①$$

　この CO_2 含量の静脈と動脈での差 〝$VCtCO_2 - ACtCO_2$〟は, CO_2 分圧を用いて別の表現ができます. 具体的には, 静脈と動脈での CO_2 含量の差は静脈と動脈での CO_2 分圧の差に比例するので, 係数 k を用いることで,

$$k \times (VctCO_2 - ActCO_2) = (PvCO_2 - PaCO_2) \quad \cdots\cdots ②$$

これら①②の式を組み合わせることで，以下の式となります．

$$(PvCO_2 - PaCO_2) = k \times \frac{VCO_2}{CO} \qquad \cdots\cdots③$$

静脈（正確には中心静脈）と動脈での CO_2 分圧の差 〝$PVCO_2 - PaCO_2$〟が，**pCO₂ gap** と呼ばれる指標です．③式からおわかりの通り，pCO₂ gap は CO と反比例します．もう少し砕けた表現をすれば，〝**pCO₂ gap が上昇していれば，CO 低下があるかも**〟と疑うというわけです．

pCO₂ gap は優れた指標で，実は CO 以外にも，微小循環が悪い場合にも pCO₂ gap が上昇します．そのため，pCO₂ gap は CO だけでなく，還流全体を表す指標と言った方がより正確です．

なお，この pCO₂ gap は敗血症を中心に研究が進められていますが，Waldauf らは敗血症以外の領域でも使える可能性を示唆しています[3]．筆者も敗血症に限らず，乳酸アシドーシス全般で pCO₂ gap を使用しています．

pCO₂ gap のカットオフ値は，敗血症の場合は 6 Torr（0.8 kPa）と知られており，pCO₂ gap が 6 以上であれば，異常と判断します[4]．一方，敗血症以外での pCO₂ gap の明確なカットオフ値は確立していませんが，先述の Waldauf らの提案に基づき，3.7 Torr（0.5 kPa）以下であれば，異常なしと判断し，7.5 Torr（0.1 kPa）以上であれば明らかな異常と筆者は判断しています[3]．なお，敗血症以外のケースで，3.7 〜 7.5 Torr のグレーゾーンになった場合は，他の指標と併せて判断しています．

診断に際しては，初めに type A か B かで大きく分けます **[図 T2-3]**．その後，Type A では，血液ガスや循環指標などのデータ，見た目を含めた簡単な身体所見などから，そして type B では，病歴，使っている薬剤などからさらに鑑別を進めていきます．ただ，いずれの場合も，すぐに診断がつかないケースもあり，時にはリストから一つ一つ除外していくといった泥臭い作業も必要になるでしょう．

pCO_2 gap $\geqq 6$ → 敗血症
$\geqq 7.5$ → それ以外
$ScvO_2 \leqq 65 \sim 70\%$

Type A

低還流

▶ びまん性（大きな循環）
- 血圧（BP）↓
- 血圧が保たれている心原性ショック

フロートラックの CO $\leqq 3.5$
LVOT － VIT $\leqq 15$
$ScvO_2 \leqq 65\%$　など

▶ 局所
- 四肢虚血
- コンパートメント症候群
- 非閉塞性腸管虚血（NOMI）

フロートラックの CO > 3.5
LVOT － VIT > 15
$ScvO_2$ は 70% 前後が多い

▶ 微小循環
- 敗血症　など

他を除外したら

組織低酸素
- 動脈血酸素分圧（PaO_2）↓
- ヘモグロビン（Hb）↓
- 稀に一酸化炭素中毒，メトヘモグロビン血症

酸素需要増加
- けいれん発作
- 悪寒戦慄
- 呼吸仕事量↑

≫≫≫図 T2-3　乳酸上昇の鑑別

pCO₂ gap や ScvO₂ で判断

Type B

pCO₂ gap ≦ 3.7 ~ 6
ScvO₂ > 70%

ビタミン B₁ ↓

毒物 / 毒素
- アルコール類
- シアン
- 敗血症
- 稀に肝硬変
  ✚ 乳酸 Ringer 液多量投与

薬剤
- メトホルミン
- バルプロ酸
- プロポフォール
- リネゾリド
- ミノサイクリン
- エンテカビル
- ガンシクロビル
- カルボプラチン　など

交感神経 ↑
- アドレナリン
- 吸入短時間作用性β₂刺激薬（SABA）
- 吸入長時間作用性β₂刺激薬（LABA）
- カフェイン / テオフィリン

肝疾患

悪性腫瘍
（Warburg effect）

先天性

TroubleShooting 2　血液ガスで乳酸が下がり止まっていますが、何かします？

pCO$_2$ gap は 3.6, ScvO$_2$ は 72%であり, type B の乳酸
アシドーシスと判断した. 2〜3週間, 食事が不安定だった
ことが病歴で判明し, ビタミン B$_1$ 欠乏合併の可能性を疑った.
ビタミン B$_1$ 値を検査で出しつつ, 診断的治療でビタメジン®
静注を開始すると, 徐々に乳酸は低下し, 最終的に乳酸も基準
値内に落ち着いた.

　　乳酸アシドーシスの鑑別をするために, A ラインと CVC か
ら血液ガスを改めて採取した. A ラインでの血液ガスは以下
のようであった.

【動脈血液ガス】

(呼吸数：22 回, 酸素 2 L 鼻投与中)

pH　：7.420	CO$_2$　：34.0 Torr
O$_2$　：82.0 Torr	SO$_2$　：99.2%
HCO$_3^-$：20.3 mEq/L	Na　：140 mEq/L
K　：3.8 mEq/L	Cl　：106 mEq/L
Lac　：3.0 mmol/L	

　　また, 右内頸静脈に留置している CVC での血液ガスは以下
のようであった.

【静脈血液ガス】

(呼吸数：22 回, 酸素 2 L 鼻投与中)

pH　：7.417	CO$_2$　：37.6 Torr
O$_2$　：48 Torr	SO$_2$　：78.2%
HCO$_3^-$：21.2 mEq/L	Na　：139 mEq/L
K　：3.9 mEq/L	Cl　：105 mEq/L
Lac　：3.9 mmol/L	

　　pCO$_2$ gap は SVC に留置されている静脈血液ガスと動脈血
液ガスの CO$_2$ の差なので, 今回は pCO$_2$ gap ＝ 37.6 − 34.0
＝ 3.6 Torr だ. また, ScvO$_2$ は SVC に留置されている静
脈血液ガスの SO$_2$ に相当するので, 今回は ScvO$_2$ 78.2%と
判断した. pCO$_2$ ギャップ 3.6 Torr, ScvO$_2$ 78.2%であり,

乳酸アシドーシスのタイプは type A ではなく，type B と判断した．type B の乳酸アシドーシスの鑑別には，病歴や既往歴，現在使っている薬などがとても重要だ．

　ご家族に話を訊いてみると，この 3 ～ 4 週間は食事をあまり食べていないことがわかった．既往歴では，高血圧，糖尿病，尿管結石で，肝疾患は指摘されていない．もともとの内服薬に，乳酸代謝に影響するものはない．また現在使っている薬は，ノルアドレナリンとセフェピム，メインの輸液のソルアセト®Dであった．病歴から，ビタミン B₁ 結合が疑われたため，ビタミン B₁ 値を検査で出しつつ，診断的治療でビタメジン® 静注を開始した．すると，徐々に乳酸値は低下し，最終的に乳酸も基準値内に落ち着いた．

　担当看護師からは「困ったら，患者さんや家族に話を訊くって，やっぱり大事ですね」と言われ，あなたも改めて痛感した．

■引用文献

1）Dezman ZDW, et al.：Repeat lactate level predicts mortality better than rate of clearance. Am J Emerg Med 2018；36：2005-2009. PMID 29544906.
2）Kraut JA, et al.：Lactic acidosis. N Engl J Med 2014；371：2309-2319. PMID 25494270.
3）Waldauf P, et al.：Using pCO₂ Gap in the Differential Diagnosis of Hyperlactatemia Outside the Context of Sepsis：A Physiological Review and Case Series. Crit Care Res Pract 2019；2019：5364503. PMID 31885914.
4）Vallée F, et al.：Central venous-to-arterial carbon dioxide difference：an additional target for goal-directed therapy in septic shock? Intensive Care Med 2008；34：2218-2225. PMID 18607565.

さ い ご に

輸液もどんどんエビデンスがアップデートされている

　　皆さんに〝ちょうどよい輸液の入門書をお届けする〟というミッションで執筆した本書──皆さんの日常診療・ケアに役立つ，直結する内容だったでしょうか？

　　今回は初級者向けの輸液の本のため，市中病院で出会う頻度の多い疾患，症候を中心にエビデンスを交えた実際の輸液オーダーなどを紹介していきました．皆さんに改めてお伝えしたいことは，〝輸液の周辺知識〟も大事にしてほしいということです．輸液は現代の医療の極めて基礎的な部分を担っているからこそ，様々な領域と有機的な関係があります．一歩進んだ輸液のオーダーにするためには，輸液の電解質組成単独の知識だけでは限界があります．ぜひ，実際にベッドサイドで患者さんの状態を評価するための身体所見やエコーの技術を磨くとともに，循環や代謝内分泌や栄養の知見，薬剤の相互作用，簡単な物理の知識などを集めていってください．きっと一歩進んだ輸液のオーダーができるようになるでしょう．そして，本書からさらにステップアップした内容の様々な輸液の本やレクチャーなどもさほどの苦もなく読み進めることができるようになるでしょう．

　　また，輸液の理論は決して完成しきったものではなく，今なお日進月歩であることも読者の皆さんにお伝えしたいです．そのニュアンスをぜひ伝えたいため，敢えて物理学の歴史になぞらえたアナロジーで表現させてください．

　　皆さんは高校時代に習った物理を今でも覚えていますか？　最初に習ったニュートン力学に筆者は感動しました．シンプルな理論，一方

---

afterword

さいごに

でそこからの応用の幅広さからです．さて，そんなニュートン力学さえも人類の進歩とともに限界が見えてきました．超光速の世界では古典力学では説明できない現象が見つかりだしました．だからこそ，新たな理論であるアインシュタインの〝相対性理論〟で説明がなされます．同様に，ミクロな原子の世界でもハイゼンベルクらによって理論〝量子力学〟が発展しました．

　　しかし，これらの歴史的結果をもって，ニュートン力学が〝誤り〟だったというわけではありません．古典力学も状況や前提条件を誤らなければ今なお有効な理論です．

　　これらの消息と同様のことが現在の輸液理論についても言えると筆者は考えています．取り分け維持輸液の理論は Talbot らを中心に提唱されたものが根幹で，実は 1950 年代のものです．ただ，この理論で実際に輸液をすると不都合な合併症が生じたり，説明できない挙動が出てきたりすることが知られ出しました．だからといって，古典的な理論が〝完全に間違っている〟わけではないと筆者は考えており，状況に応じて輸液の理論・エビデンスを使い分ける必要があるのだと考えています．上記の物理学の歴史的経緯にまさに似ていると思いませんか？

　　輸液の世界では，古典的な維持輸液の理論から離れて，現在，重症患者の輸液に関する知見がどんどん集まってきています．とはいえ，4 つのフェーズ〝ROSD〟のうち，様々な知見が集積中の Rescue 期と Optimization 期に関しては，あれこれエビデンスが溜まりだしてきていますが，Stabilization 期から De-escalation 期の輸液戦略——特に利

尿薬の使い所のエビデンスなどはまだまだこれからです．他に，アルブ ミン（Alb）製剤の使用についても，重症患者での晶質液投与と比べた 際の有益性が見出せておらず現時点ではルーティンでの使用は控えるべ きですが，目下「実はよい適応が隠れているのではないか」とあれこれ 論文が出ています．

　こういった重症患者の輸液戦略は，血管内皮の構造──特にグリ コカリックスの理解が進むことで大きな革新が生じる可能性も出てきて います．電解質の輸液についても，エビデンスが作りづらい分野ではあ りますが，今でもエキスパートオピニオンが中心の領域です．一方で， 低ナトリウム血症に対する3％食塩水のボーラス投与での補正に関する SALSA trial などのように，今後，電解質補正のエビデンスも段々と構 築されていくのかもしれません．急性期の患者では，低調液での維持輸 液は医原性低ナトリウム血症のリスクだということが，昨今，小児領域 で言われるようになってきていますが，今後はこのような流れが成人領 域でも本格化してくるだろうと筆者は予想しています．

　ただし，状態がある程度安定した患者に対する維持輸液の古典的 な理論はよくまとまっており，今なお，私たちが学ぶべきエッセンスが 詰まっています．

　かの有名な画家であるパブロ・ピカソは言いました──「基本を 制するものが世界を制する」．

　今後，臨床医学を，ベッドサイドのケアを深めていく皆さんにとっ て，基本の一部となる輸液．この本が皆さんの臨床力の基礎固めの一助

afterword

さいごに

に，そして輸液の奥深さを学んでさらなる探求へと進んでいくきっかけになれば，筆者としてこれほど幸せなことはありません．

ひたちなか総合病院救急総合内科主任医長＋救急センター長

柴﨑 俊一

索　引

ページ番号のうち，太字のものは定義や重要な内容などを示す．
▶は参照すべき項目を示す．

数　字

1 A 生食 20 溶き　　195
1 day ROSD　　227, **232-234**, 238, 239, 243, 246, 247
1/2 生食　　71
10％塩化ナトリウム（NaCl）（注射液）
　　105, 281, 284, 285
16 G（ゲージ単位）　　157
18 G（ゲージ単位）　　27, 157
1 回投与量　　218, 223
1 回 拍 出 量（SV）　　182-184, 190, 206-209
1 回拍出量変化率（SVV）　　183, 184
1 回量　　218, 219, 223
1 号液　　66, 68, 72, 318
1 日排泄量　　266-268
20 G（ゲージ単位）　　6, 157, 166, 173
22 G（ゲージ単位）　　6, 173, 188
24 G（ゲージ単位）　　6, 173, 316, 326
24 時間
　　―― キープ　　36, 84, 99
　　―― 持続（投与）　　174, 297
　　―― 点滴　　74
　　―― の持続輸液　　170, 178
2 型糖尿病　　225
2 剤併用　　31
2 ポート　　**26-28**, 42, 48, 51-53, 66, 84, 90, 167, 216
3 A 溶き　　195
3％食塩水　　275, 280-283, **284**, **285**, 286, 287, 289, 290, 340
　　―― の作り方　　284
　　―― のボーラス（投与）　　275, 287, 289, 290, 340
30 日死亡率　　168
3R　　32, **34**, **35**, 42, 43, 64, 66, 67, 82, 95, 96, 150, 154, 178, 210, 258
3 号液　　45, 46, 51, 66, 68, 71, 100, 101, 280, 318
　　3 号液の 4 本回し　　45, **46**, 51, 89
4 つのフェーズ　　**151**, **152**, 179, 210,

211, 224, 229, 230, 232, 339
5 A 溶き　　195
5％ブドウ糖（注射）液　　81, 105, 129, 137-140, 142, 144, 286, 298, 300-303, 323
　　―― の速度　　302
10％ブドウ糖液　　242-244, 323-326
50％ブドウ糖液　　105, 325, 326
II 型呼吸不全　　228
III 音　　133

アルファベット

ABCDE バンドル　　**108**
ABC ア プ ロ ー チ　　129, 130, **131**, 132, 140, 153-155, 157, 166
　　呼吸困難での ――　　**132**
　　ショックでの ――　　**155**
activities of daily living (ADL)　　109
acute coronary syndrome (ACS)　　135
Acute Decompensated Heart Failure National Registry (ADHERE)　　312
acute kidney injury (AKI)　　156, 203
acute respiratory distress syndrome (ARDS)　　252
adenosine triphosphate (ATP)　　329
adrenocorticotropic hormone (ACTH)　　69, 265
Adrogué-Madias の式　　287-290
advance care planning (ACP)　　110
Advanced Dementia Prognostic Tool (ADEPT) score　　312
albumin (Alb)　　38, 340
Alzheimer 型認知症　　98, 312
American Society of Echocardiography (ASE)　　250, 251
American Thoracic Society (ATS)　　30
anion gap (AG)　　122, 244, 245, 296
antidiuretic hormone (ADH)　　**69**,

70, 71, 142, 143, 188, 282, **292-294**, 297, 299, 300

apparent mineralocorticoid excess 症候群　265

aquaresis　298, **299**, **300**, 301, 302

arterial oxygen saturation (SaO2)　228

arterial pressure-based cardiac output (APCO)　184

arterial total carbon dioxide content (ActCO2)　332

A ライン　167, 169, 174, 178, 185, 226, 227, **228**, 286, 328, 336

B line　165, 183, 192, 193, 217

Bacillus cereus　113

Bartter 症候群　123, 265

BaSICS (trial)　17, 18, 156

beer potomania　277, 292

blood urea nitrogen (BUN)　41, 77, 83, 89, 99, 140, 280

brain natriuretic peptide (BNP)　130, 140

calcium (Ca)　19, 66, 75

capillary refill time (CRT)　35, 43, 67, 96, 171, 182, 183, 189, 191

carbon dioxide (CO2)　228, 332, 333, 336

carbon dioxide output (VCO2)　332, 333

cardiac output (CO)　169, 170, **182-184**, 203, 206, **254**

central venous catheter (CVC)　75, 99, 103, 112, 173, 178, 187, 188, 227, 234, 236-242, 263, 266, 270-272, 328, 330, 336

central venous oxygen saturation (ScvO2)　180, **330**, **331**, 332, 334-336

central venous pressure (CVP)　180

certified nurse (CN)　xii, xiv, 2, 58

chlorine (Cl)　18, 65, 78, 99, 118-124, 126, 140, 226, 233, 241, 242, 263, 265, 280, 296, 297, 336

—— depletion alkalosis　120, 123

Classification and Regression Tree (CART) model　312

Clinical Scenario　130

Clostridioides difficile 関連腸炎　25

CLOVERS　188

collapsibility index of inferior vena cava (cIVC)　**251**, **254**, **255**, 256

computed tomography (CT)　6, 41, 146, 280, 306, 307

COMS 基準　95

copeptin　293

C-reactive protein (CRP)　65, 83, 99

creatine kinase (CK)　140

creatine kinase MB (CK-MB)　140

creatinine (Cre)　41, 77, 83, 89, 99, 140, 218, 263, 265-268, 280

Cushing 病　265

C 反応性蛋白（CRP）　65, 83, 99

C ペプチド　293

D2 受容体　52

deep venous thrombosis (DVT)　162, 164, 165

De-escalation 期　151, 152, 179, 203, 210, 211, **212**, **213**, **217**, 218, 230-232, 246, 339

diabetic ketoacidosis (DKA)　19, 20, 85, 88, 224-233, 235, 236, 238, 240, 243-246

distensibility index of IVC (dIVC)　**254**, **255**, 256

DO 薬　33, 34, 67

DU 薬　33, 34, 67

early clinical response　31

early goal-directed therapy (EGDT)　180, 181

ejection fraction (EF)　146, 182, 183, 190, 193

electrocardiogram (ECG)　132, 134, 153, 155, 258, 263

emergency room (ER)　40, 41, 42, 53, 57, 116, 178, 259, 280, 306

Endocrine Society (ENDO)　88

endoscopic retrograde cholangiopancreatography (ERCP)　185, 213

Enterobacter　112

Escherichia coli　89

estimated glomerular filtration rate (eGFR)　223

euglycemic diabetic ketoacidosis (EDKA)　85, 87

European Medicines Agency (EMA)　54

European Society for Clinical Nutrition and Metabolism (ESPEN)　102, 103

extravasation　320, 321

Fick 原理　332

flare reaction　320

Fluid Academy　xii, xiii

fluid creep　**37**, 211, 212, 215, 231

fluid reflex　328

fluid responsiveness　181

fluid tolerance　181

Forester 分類　130

Framingham criteria　132, 133, 140

Framingham 研究　　133
Frank-Starling の曲線　　190, 206-209
fresh frozen plasma (FFP)　　172
Functional Assessment Staging (FAST)
　　98, 162, 164, 165, 312
Gitelman 症候群　　123, 265
GI 療法　　235, 258
Glasgow Coma Scale (GCS)　　236,
　　280, 283
Glasgow–Blatchford score　　168
glomerular filtration rate (GFR)　　102,
　　277
Gram 陰性桿菌　　83
Gram 染色　　23-25, 28
H2 受容体拮抗薬　　104
Haemophilus influenzae　　26, 30
half normal saline　　72, 142, 143
heart rate (HR)　　132, 155, 236
hemoglobin (Hb)　　167-169, 172,
　　334
hemoglobin A1c (HbA1c)　　83
high care unit (HCU)　　178, 184,
　　185, 226, 227, 238, 241, 242,
　　244, 272
HIMAP　　162
hydrogen chloride (HCl)　　18, 123
hydrogencarbonate (HCO_3^-)
　　118, 121, 122, 124, 126, 226,
　　227, 233, 234, 236-245, 263, 265,
　　296, 336
hydron (H^+)　　122
hyperosmolar hyperglycemic state
　　(HHS)　　19, 20
hypoperfusion　　181, 183
In　　260, 264, 288, 289
inferior vena cava (IVC)　　134,
　　146-148, 158, 162, 164-166, 182,
　　183, 192, 202, 204, 205, 217,
　　219, **250-257**
infiltration　　320, 321
In–Out–Shift　　**260**, 264, **276**
instrumental activities of daily living
　　(IADL)　　14, 64, 82
intensive care unit (ICU)　　16, 17,
　　88, 114, 150, 151, 156, 178, 184, 198,
　　211, 227, 271, 272, 290, 300, 328
　　—— 患者　　16, 17, 300
　　—— 管理　　271, 328
　　—— セッティング　　114
　　—— 滞在延長　　114
　　—— 入室　　156, 198, 211, 227
　　—— 入室期間　　211
intra-aortic balloon pumping (IABP)
　　132, 155

intravenous immunoglobulin (IVIG)
　　321
Japan Coma Scale (JCS)　　15, 41,
　　65, 83, 99, 115, 129, 166, 185,
　　225, 237, 263, 280, 287, 290
Joint British Diabetes Societies (JBDS)
　　229-232, 234, 236, 238, 240, 244
kalium (K)　　**44-46**, 65, **73**, 74, 75, 77,
　　78, 83, 89, 99, 103, 114, 118, 121,
　　122, 124, 126, 140, 225, 226, 234,
　　236-242, 258, 260, 261, 263-272,
　　280, 288, 296, 298, 301-303, 336
keep vein open (KVO)　　36, 37, 74
lactate (Lac)　　171, 182, 183, 185,
　　191, 194, 198, 226, 241, 242, 336
lactate dehydrogenase (LDH)　　329
Latta, Thomas　　33
left ventricular outflow tract velocity
　　time integral (LVOT-VTI)
　　147, 148, 209
Legionella　　30
Liddle 症候群　　265
long-acting beta-adrenoceptor agonist
　　(LABA)　　335
magnesium (Mg)　　272
mean arterial pressure (MAP)
　　162, 180, 185-187, 189, 193-195,
　　198, 216
Mitchell Index　　312
mixed venous carbon dioxide ($PVCO_2$)
　　333
Morrison 窩　　162
mottling　　182, 189
MR. CHAMPH　　134, **135**, 140
Mycoplasma　　30
National Institute for Health and Care
　　Excellence (NICE)　　33
natrium (Na)　　**44-46**, 65, 69, 70,
　　72, **73**, 74, 75, 77, 78, 83, 89,
　　99, 103, 118, 122, 124, 140, 222,
　　226, 242, 278, 280, 282, 283,
　　286-288, 290, 296-298, 300, 301,
　　303, 336
Nohria-Stenvenson 分類
　　130, 134, 135, **136**, 140
non-occulusive mesenteric ischemia
　　(NOMI)　　334
number needed to treat (NNT)　　180
nurse practitioner (NP)　　viii, xiv, 2,
　　58, 184
Optimization 期　　**151**, **152**, 168, 170,
　　171, **178**, **179**, 180, 181, 184, 186-
　　189, 191, 203, 210, 211, 229-232,
　　238, 240, 339

osmotic demyelination syndrome (ODS)　275, 298, 299
Out　260, 264, 288, 289, 302
▶排泄
oxygen consumption (VO$_2$)　331, 332
oxygen delivery (DO$_2$)　331, 332
oxygen saturation (SO$_2$)　336
Palliative Prognostic Index（PPI）312, 314
Palliative Prognostic Score（PaP）312, 314
partial carbon dioxide pressure gap (pCO$_2$ gap)　330, 332-336
partial pressure of arterial carbon dioxide (PaCO$_2$)　118, 124, 226, 241, 242, 263, 332, 333
partial pressure of arterial oxygen (PaO$_2$)　118, 124, 226, 237, 241, 242, 334
passive leg raising (PLR)　183, 184
performance status (PS)　309, 311, 313, 314
peripheral parenteral nutrition (PPN)　104
peripherally inserted central venous catheter (PICC)　99, 103
pH　34, 80, **81**, 113, 118, 123, 124, 127, 227, 236, 241, 242, 244, 245, 296, 316, 322-324, 336
── 移動　80
── 調整　318
── の異常　35, 96, 114
phlebitis　320
▶静脈炎
piperacillin (PIPC)　185, 193, 213, 216
platelet concentrate (PC)　172
point of care ultrasound (POCUS)　120, 132, 134, 140, **146**, 155, 162, **202**
potassium chloride (KCl)　13, 73, 74, 119, 124, 231, 234-243, 264, 267-272, 301, 303, 321, 323
profound hyponatremia　282
profound な低ナトリウム血症　282, 283, 286, 296
proton pump inhibitor (PPI)　127, 167-169, 174
pulmonary artery pressure (PAP)　147
pulmonary artery wedge pressure (PAWP)　147
pulse wave (PW)　148, 149, 202, 204
QT　118, 259, 263, 272

QT correction (QTc)　263
QT 延長　259, 263, 272
quality of Life (QOL)　50, 311
RADAR-2 試験　215
randomized controlled trial (RCT)　17, 18, 56, 156, 188, 218, 271, 289
ratio of early to late diastolic filling velocities (E/A)　149, 219
rattle　132, 155
red cell concentrate (RBC)　167, 168, 172, 173
Redistribution　**33-35**, 43, 67, 68, 74, 96, 114, 115, 258, 266, 281
▶補正
Rescue 期　**151**, **152**, 170, **171**, 179, 180, 211, 229-232, 339
Resuscitation　**33-35**, 43, 67, 68, 74, 96, 150, 154, 169, 178, 182, 203, 210, 224, 229, 232
▶蘇生
right atrial pressure (RAP)　147, 148
right ventricular pressure (RVP)　147
Ringer 液　17-20, 80, 81, 233, 234, 239, 243, 247, 318, 335
酢酸──　17, 80, 81
乳酸──　17, 80, 81, 335
ROSD　**152**, 210, 212, 224, 229, **231**, 232, 339
Routine maintenance　**33-35**, 38, **42-45**, 47, 51, 64, 66, 67, **68**, **70**, **71**, 72-74, 82, 84, 89, 95, 96, 98, 100, 101, 245-247, 311, 314
▶維持
RUSH exam　155, 162, 163, 165, 166
saturation of percutaneous oxygen (SpO$_2$)　15, 23, 129, 140, 153, 166, 185, 225, 227, 228, 237, 241, 263, 280
Seattle Heart Failure Model（SHFM）312
Shift　**260-262**, 264, 302
short-acting beta-Agonists (SABA)　335
SMART　17
sniff　251
sodium chloride (NaCl)　281, 284, 285, 289
sodium-glucose co-transporter 2 (SGLT2) 阻害薬　85, 87
SOFA スコア　156
speech-language-hearing therapist (ST)　108, 110

SPLIT　17
Stabilization 期　**151**, **152**, 179, 203, **210-212**, 214, 215, 229-232, 243, 339
Staphylococcus aureus　112
Staphylococcus epidermidis　112
Streptococcus pneumoniae　26, 30
stridor　132, 155
stroke volume (SV)　147, 148, 182, 183, 190, 206-209
stroke volume variation (SVV)　183, 184
ST 合剤　93
sulfonylurea (SU) 剤　326
superior vena cava (SVC)　330, 336
Surviving sepsis campaign : international guidelines for management of sepsis and septic shock (SSCG)　180, 186, 187
Swan-Ganz カテーテル　184
syndrome of inappropriate secretion of antidiuretic hormone (SIADH)　277, 282, 292, 293
systolic blood pressure (SBP)　117, 159, 230, 234, 236
tazobactam (TAZ)　185, 193, 213, 216
TCA サイクル　**329**
Terry's nail　177
The New England Journal of Medicine (NEJM)　168, 169, 180
thyroid stimulating hormone (TSH)　297
tissue plasminogen activator (tPA)　161
torsades de pointes (TdP)　259
total body water (TBW)　288-290
transmitral flow (TMF)　147, 149, 192, 217
tricuspid regurgitant velocity (TRV)　148
tricuspid regurgitation (TR)　148, 257
tricuspid regurgitation pressure gradient (TRPG)　147, 148, 192, 217, 219
troponin I (Trop-I)　140
venous excess ultrasound (VExUS)　192, 193, **202-205**, 217, 219
venous total carbon dioxide content (VctCO2)　332
volume status　252, 253
Warburg effect　335
Warm & Wet　129, **136**, 139, 140, 144

wash out　56, 328
Wernicke 脳症　47
white blood cell (WBC)　83, 99
white nail　176, 177

ギリシャ文字

β吸入薬　258
β-ラクタム系抗菌薬　30, 31, 113, 318

あ行

アカシジア　52, 53
アクアポリン　69
アクション　232, 234, 238, 239, 243, 246, 247, 264
　Rescue 期の ――　232, 234
　Optimization 期 の ――　238, 239
　Stabilization 期の ――　243
　De-escalation 期 の ――　246, 247
悪性腫瘍　47, 335
朝｜早朝｜翌朝　14, 49, 65, 82, 115, 128, 129, 167-169, 174, 185, 245, 280, 297
　第 2 病日 ――　297
　入院 2 日前の ――　280
　来院前日の ――　14
　来院当日 (の) ――　115, 128, 185, 280
アシクロビル　81, 321
アジスロマイシン　19, 30
アシデミア　85, 235
アシドーシス　244
　代謝性 ――　265
　乳酸 ――　182, 228, **330**, **331**, 333, **334**, **335**, 336, 337
　尿細管性 ――　265
　▶ケトアシドーシス
アセタゾラミド　126
アセチル CoA　328, 329
悪化　17, 23, 89, 105, 130, 134, 135, 137, 139, 154, 169, 174, 188, 189, 202, 217, 225, 311
　呼吸状態 ――　23
　電解質の ――　303
　バイタルサイン (の) ――　65, 89
　腹部症状の ――　214
圧痛　322, 326
圧波形　228
アップデート　xii, xiii, 56, 57
アデノシン三リン酸 (ATP)　329
後押し　212, 214, 215
　―― の点滴　212

—— のメイン輸液　215
アドバンス・ケア・プランニング（ACP）
　　110
アドレナリン　81, 161, 335
アドロゲ - マディアスの式　287-290
アナフィラキシー　160, 161
アニオンギャップ（AG）　122, 244,
　　245, 296
アプローチ　19, 130, 146, 158, 276,
　　289, 328
　　ABC —— 　129, 130, **131**, 132,
　　140, 153-155, 157, 166
　　診断 —— 　274, 276, 282
　　低ナトリウム血症の—— 　277
アミノ酸　100, 103
　　高カチオンギャップ—— 　126
アミノレバン®　126
アムロジピン　14
アメリカ　110
アメリカ胸部疾患学会（ATS）　30,
　　274
アメリカ心エコー図学会（ASE）
　　250, 251
アメリカ内分泌学会（ENDO）　88
新たな概念　150
アルカリ　121, 123
アルカリ性　80, 81
アルカローシス　121
　　クロール（Cl）欠乏性代謝性 ——
　　123, 124, 126, 127
　　代謝性 —— 　18, 114, 115, 118-
　　122, 123, 124, 126, 127, 265, 297
アルコール　47, 51, 54, 56, 81, 335
　　—— 依存症　259, 262
　　—— 使用者　298
　　▶急性アルコール中毒
アルコール綿　3, 5, 11
アルゴリズム法　274, 275
アルツハイマー型認知症　98, 312
アルドステロン　265, 303
アルブミン（Alb）　38, 340
アレビアチン®　81
アレルギー反応　320, 321
安全　47, 73, 84, 99, 186, 238, 240,
　　241
安全域　156, 197
安定　7, 17, 53, 74, 77, 97, 103, 152,
　　168, 194-197, 210, 216, 229, 241,
　　262, 272, 293, 325
　　——（血行動態）　186, 210
　　——（循環動態）　152, 169, 186,
　　187, 215, 228, 231, 238
　　——（状態）　65, 74, 90, 92, 181,
　　193, 197, 340

——（食事摂取量）　94
血圧 —— 　97
血中濃度 —— 　197
生理学的な —— 　154
バイタルサイン —— 　66, 74, 97,
　　154, 167, 168
安定性　80, 88
安定率　186
アンプル製剤　26, 51, **52**, **53**, 54
胃　18
胃液　18
胃潰瘍　174
胃角部　174
イギリス　16, 33, 150
イギリス国立医療技術評価機構（NICE）
　　33
イギリス糖尿病学会（JBDS）　229-
　　232, 234, 236, 238, 240, 244
胃薬　318
医原性低ナトリウム血症　68, 69,
　　100, 101, 340
　　—— の予防　71
胃酸　123
医師　xii, 2, 22, 30, 33, 53, 64, 81,
　　85, 95, 108, 111, 114, 124, 128,
　　144, 147, 179, 197, 275, 299,
　　311, 314
　　—— の主観　310, 311
　　—— 教育　33
　　卒後2〜3年目の —— 　xii, xiv
　　病棟（当直の）—— 　95, 144
　　若手（の）—— 　48, 58, 61, 95,
　　112, 131, 142, 146, 150, 184,
　　222, 224, 250, 275, 276, 320
維持（輸液）　**34**, **35**, 38, **42-45**, 47,
　　64, 66, 67, 68, 70, 71, 82, 84, 89,
　　95, 96, 98, 100-102, 109, 178,
　　179, 210, 231, 245-247, 309, 314,
　　339, 340
　　▶ Routine Maintenance
維持
　　——（細胞膜）　47
　　——（カリウム）　234, 239
　　——（寛解）　246, 247
維持期　268
維持因子　121
維持液　81
意識障害　279, 280, 286, 296
意識レベル　15, 41, 65, 83, 99, 115,
　　129, 153, 166, 185, 225, 237,
　　263, 280, 281, 287, 290
維持輸液　64, 109, 178, 179, 210, 231,
　　247, 309, 339, 340
　　▶維持（輸液）

347

異常　　38, 41, 51, 65, 83, 131, 134, 135, 333
　pHの――　　35, 96, 114
　カリウム濃度（の）――　　258, 260
　形態的な――　　146
　酸塩基平衡――　　114
　心臓――　　130, 137, 139
　心電図――　　235, 258, 266, 268
　水分バランスの――　　42, 68
　聴診――　　160
　電解質（の）――　　42, 68, 78, 114, 185, 228, 258, **260**, **261**, 262, 264, 274-276, 281, 282, 306, 316
　ナトリウム（Na）――　　141, 306
　ナトリウム（Na）濃度――　　276
　壁運動――　　134, 146
胃静脈瘤　　176
医大生　　xiv, xv, 2, 58
痛み　　56, 316, 325
胃腸炎　　280
一酸化炭素中毒　　334
一般成人　　44, 102
一般病棟｜一般病床　　40, 64, 65, 82, 99, 300, 309
今ある知見　　71, 72, 104, 120
イメージ　　16, 37, 44, 61, 77, 112, 121, 122, 142, 143, 148, 149, 156, 157, 162, 171, 172, 178, 182, 191, 195, 204, 206, 227, 229, 230, 232, 233, 260-262, 279, 292, 293, 306, 328
医療画像診断　　146
医療関係者　　57, 312
医療事故　　195
医療者　　56, 61, 85, 288, 310, 313
医療デバイス　　95
医療費　　37
医療リソース　　31
イン・アウト（の）バランス　　214, 215, 219
陰イオン　　303
インスリン　　84, 85, 89, 91, 92, 104, 224, 225, 239, 292, 300, 318
　――強化療法　　225
　――（持続）静注　　88, 225, 226
　――中断　　226
　――投与　　88, 224, 225
　――（の）管理｜スケール管理　　88, 89, 297
　――の使い方　　**87**, 88
　――のと（う）いち（10：1）ルール　　**91**, 92
　――（の）投与量　　235, 236

　――（のメイン）混注　　90, 92
　――皮下注　　247
　打ち消し　　**300**, 301
　持効型――　　90, 92, 245
　持続――　　227, **234**, **235**, 237-245
　速効型――　　92
　中間型――　　92
　超速効型――　　92
インスリングラルギン　　90, 92, 244
陰性感情　　57, 259, 260
イントラリポス®　　100, 103-108, 113
院内死亡率　　180, 181, 198
院内ルール　　271, 272
インフルエンザ（桿）菌　　26, 28, 30
ヴィーン®　　75, 105
ヴィーン®D　　81
ヴィーン®F　　17
ウェルニッケ脳症　　47
ウォークイン　　14
右室圧（RVP）　　147
右室圧排　　165
右室サイズ　　134, 146
右心系　　159, 192, 193, 217
　――（の）うっ血　　202, 256
右心不全　　135, 141, 192
打ち消しインスリン　　**300**, **301**
うっ血　　130, **136**, 137, 139, **141**, 159, **182**, **183**, **191**, **192**, **202**, **203**, **205**, **217**, 223, 231
　右心系（の）――　　202, 256
　血行動態的――　　183, 192, 193, **202**, **203**, 216-219
　心臓由来の――　　141
　全身性の――　　130, 137, 139
　臓器の――　　191, 192
　体――　　**141**, 142, 147, 202
　肺――　　136, **141**, 142, 147, 192
　臨床的――　　**183**, **190-192**, **202**, **203**, **217**
右房圧（RAP）　　147, 148
エアウェイ　　132, 155
栄養　　100, 102, 103, 105, 108, 112, 338
　――失調　　101, 259
　――戦略　　102
　――不十分　　42, 46
　人工――　　310
　低――　　298
栄養士　　108
腋窩乾燥　　278
疫学　　25, 26
エキスパート　　227, 244, 340

液性　　80
液体製剤　　53, 284
エコー　　119, 153, 154, 157, 162, 163,
　　166, 171, 182, 184, 186, 191-193,
　　203, 209, 216, 219, 250, 254, 338
　── 所見　　133
　心 ──　　134, 140, 142, **146**, **147**,
　　257
　肺 ──　　183, 192, 193
　腹部 ──　　120, 202, 257
　▶ POCU, VExUS
エコーガイド下　　166
エコーフリースペース　　165, 166
壊死　　187, 320, 321
壊死性抗がん剤　　322
エソメプラゾール　　169
エナラプリル　　82
エネルギー　　47, 224, 329
　── (を) 産生　　328, 329
エビデンス　　xv, 16, 17, 36, 37, 56,
　　130, 176, 180, 215, 218, 338-340
　── の強さ | レベル　　36, 233
エルネオパ®
エルネオパ®NF1 号輸液　　105
エルネオパ®NF2 号輸液　　105, 324
塩化カリウム (KCl)　　13, 73, 74,
　　119, 124, 231, 234-239, 241, 242,
　　243, 264, 267-270, 272, 301, 303,
　　321, 323
　── 混注　　74, 124
　── 徐放錠　　264, 270, 301, 303
　── 注　　105, 119
　── 内服製剤　　269, 270
　── 濃度　　240, 271
　── 補充　　235
　高濃度 ──　　234, 236, 239, 241,
　　271, 272
塩化カルシウム　　321
嚥下　　97, 103
　── の筋群　　270
　── リハビリ　　100
　摂食 ──　　110
嚥下機能　　103, 110
　── 障害　　264, 268, 270
嚥下訓練用ゼリー　　100
炎症　　70, 100, 213, 322
塩素　▶ クロール (Cl)
エンテカビル　　335
エンテロバクター　　112
エンパグリフロジン　　82
塩分制限　　222
塩分摂取 (量)　　222, 278
黄色ブドウ球菌　　112
　── 菌血症　　97

黄疸　　177
嘔吐　　18, 40, 47, 52, 57, 70, 97, 117,
　　118, 120, 122-124, 265, 277, 280,
　　283, 293, 296, 297
オーダー　　xii, xv, 15, 20, 24, 26, 32,
　　38, 40, 41, 45, 46, **49**, **50**, 51, 52,
　　58, 61, 62, 65, 66, 72, 74, 76, 83,
　　89, 99, 107, 306, 338
オーバーナイトベッド　　41
大外し　　26
　── しない　　15, 20, 46, 68, 76,
　　91, 170, 218
悪寒　　82, 185, 334
オキシコドン　　318
オクトレオチド　　318
お仕置き点滴　　56
悪心　　52, 54, 70, 283, 293, 297
落とし穴　　211, 299
　▶ ピットフォール
オノアクト®　　197
オピオイド　　318
オメプラール®　　81
オメプラゾール　　81, 167, 174
オンコール　　167
　▶ 当直

か行

害　　37, 67, 109, 152, 181, 189, 311
　▶ 有害
臥位　　132, 155, 159, 166
外頸静脈　　132, 155, **159**, **160**, 166,
　　280
　外頸静脈怒張　　**160**, 280
概算　　12, 21, 22, 76, 77, 78, 91, 101,
　　216, 287-290, 302, 323
　── 式　　105, 106, 307
開始　　23, 24, 72, 73, 83, 100, 107,
　　116, 129, 133, 135, 140, 185,
　　188, 213, 214, 226, 264, 272, 298
　5%ブドウ糖液を ──　　301
　インスリン投与を ──　　88
　インスリンの定時打ちを ──　　90
　抗菌薬を ──　　28
　持効型インスリン ──　　245
　持続インスリン ──　　234
　セフトリアキソンの ──　　78
　漸減 ──　　215
　治療 (を) ──　　31, 134, 163,
　　226, 296
　点滴 (を) ──　　22, 73, 297
　投与 ──　　196, 268, 270
　内服を ──　　301, 303
　ビタメジン®静注を ──　　336,
　　337

併用（も）—— 188, 230
補正（を）—— 127, 263, 267, 280
輸液（の，を）—— 2, 19, 21, 76,
　77, 115, 116, 118, 119, 140, 231,
　264, 266, 281, 282, 311, 313
　利尿を—— 215
開始液　81
外傷　41, 253
　頭部—— 18, 54, 56
外傷性脳損傷　18
介助法　108
回診　65, 76, 83, 95, 199
回数　223
　呼吸—— 166
　ボーラス輸液の—— 190
咳嗽　14, 133
開存性　**36, 37,** 74
解糖系　328, 329
ガイドライン　30, 102, 103, 180,
　186, 233, 275, 283, 298
　アメリカ心エコー図学会（ASE）の——
　250, 251
　アメリカ内分泌学会（ENDO）の血糖管
　理の—— 88
　アメリカ胸部疾患学会（ATS）の——
　30
　イギリス糖尿病学会（JBDS）の——
　229-232, 234, 236, 238, 240
　イギリス国立医療技術評価機構（NICE）
　の輸液の—— 33, 34
　日本緩和医療学会の終末期固形癌患者の
　輸液療法の—— 310, 315
　日本静脈経腸栄養学会の「静脈経腸栄養
　——」104, 105
　ヨーロッパ臨床栄養代謝学会（ESPEN）
　の高齢者向けの栄養—— 102
介入　131, 147, 180, 228
概念　31, 62, 150, 181, 182, 189, 192,
　233, 313
回復　92, 98, 99, 108, 110, 152, 153,
　213, 217, 227, 290, 303
解剖　7
概要　85, 112, 120, 121, 147, 164,
　165, 182, 192, 193, 196, 202,
　246, 286, 330, 332
回路　4
　輸液—— 2, **5, 10-12**
顔
　—— の毛細血管拡張　176, 177
化学性静脈炎　**322-324,** 326
化学的配合変化　75
化学療法　13
かかりつけ医　110
覚醒　41, 42, 51, 74

拡大
　下大静脈（IVC）径の—— 257
　心—— 133, 140
拡張期血圧　117, 159
下行脚　206, 208
下肢　99
　—— 静脈　165
過剰摂取　282, 292
過小評価　112, 257, 258
過少輸液　180, 181
過剰輸液　37, 99, 181, 187, 238
画像診断　146
家族　86, 99, 103, 108, 110, 111, 153,
　280, 290, 309-314, 317, 318, 337
下大静脈（IVC）　134, 146-148, 158,
　162, 164-166, 182, 183, 192, 202,
　204, 205, 217, 219, **250-257**
　—— 径　147, 148, 250-257
下腿　23
　——（の）浮腫　128, 129, 133
過大評価　257
価値観　111, 311, 314
脚気　47
葛藤　59
活動型せん妄　314
カットオフ値　117, 254, 333
合併　36, 98, 124, 127, 139, 143, 144,
　163, 176, 268, 274, 275, 336
合併症　37, 85, 102, 112, 227, 246,
　251, 275, 316, 339
　機械的—— 135
家庭医療　312
カテーテル　**6, 7,** 157, 158
　Swan-Ganz —— 184
　中心静脈——（CVC）　75, 99, 103,
　112, 173, 178, 187, 188, 227, 234,
　236-242, 263, 266, 270-272, 328,
　330, 336
　尿道—— 144, 223, 281, 286
　末梢挿入型中心静脈——（PICC）
　99, 103
カテコールアミン　132, 151, 152,
　155, 161, 178, 179, 213-215, 321
　——（が，の，を）漸減　210-212
　—— 併用　231, 236
可能性　19, 36, 50, 68, 71, 84, 102,
　110, 114, 117, 118, 123, 176,
　233, 258, 307, 333, 340
　肝硬変の—— 176
　機械性静脈炎の—— 326
　ショックの—— 159
　静脈瘤出血の—— 174
　怒張の—— 159
　入院の—— 15

肺炎の ── 　　23
ビタミン B₁ 欠乏合併の ──　　336
化膿性血栓性静脈炎　　325
カフェイン　　335
身体　　69, 70, 152, 159, 292, 302, 330
▶身体所見
カラードプラ　　204
カリウム（K）　**44-46**, 65, **73**, 74, 75, 77, 78, 83, 89, 99, 103, 114, 118, 121, 122, 124, 126, 140, 225, 226, 234, 236-242, 258, 260, 261, 263, 264, 265-272, 280, 288, 296, 298, 301-303, 336
── （の）管理　　235
── 吸着薬　　258
── 製剤　　73, 269
── 製剤のオーラルパルス　　269
── 濃度　　235, 258, 259, 262, 302, 269, 302
── 濃度（の）異常　　258, 260
── 排泄（量）　　260, 266, 267, 302, 303
── （K）（を）補充　　124, 126, 235, 259, 260, 262, 264
カリフォルニアから来た娘症候群　　313
カルシウム（Ca）　　19, 66, 75
── 含有（の）輸液　　66, **75**, 80, 104
塩化 ──　　321
グルコン酸 ──　　235, 258, 321
セフトリアキソン ──　　19
カルボプラチン　　335
加齢　　102
カロリー　　102, 103
▶高カロリー輸液
癌　　70, 259, 293, 308, 310
固形 ──　　310-314
（浸潤性）膀胱 ──　　308, 309
寛解　　231, 243-247
寛解基準　　243
糖尿病性ケトアシドーシス（DKA）の ──　　244, 245
考え方　　56, 59, 90, 91, 102, 182, 224, 232, 233, 240, 266
fluid creep の ──　　37
In-Out-Shift の ──　　71, 101
ROSD の ──　　229
水分量とミネラルの ──　　44
ボーラス輸液の ──　　189
輸液速度の ──　　154
輸液の ──　　71, 101
輸液反応性の ──　　**206**
環境　　33, 147

肝頸静脈逆流　　136
関係性　　147, 206, 306
間欠使用　　37
観血的動脈圧測定　　169
肝硬変　　70, 126, 168, 174, 176, 177, 222, 277, 332, 335
看 護 師　　14, 15, 20-23, 37, 42, 48-51, 58, 74, 81, 82, 95, 100, 107, 108, 159, 166, 193, 198, 264, 315, 318, 320, 328, 337
── シャドウイング　　49
診療 ──（NP）　　viii, xiv, 2, 58, 184
認定 ──（CN）　　xii, xiv, 2, 58
観察研究　　30, 112, 187, 271
ガンシクロビル　　335
間質液　　**137-139**
肝疾患　　298, 335, 337
患者
── 教育　　85
── 説明　　110
── の基礎疾患　　188
── の個人差　　102
── の睡眠　　50
ICU ──　　16, 17, 300
栄養失調（のある，を呈する） ──　　101, 259
癌｜固形癌の ──　　310, 311, 314
肝硬変の ──　　126
急性アルコール中毒の ──　　56, 57
急性期（の） ──　　71, 77, 101, 142, 340
急性腎傷害リスク（AKI）のある ──　　156
血液透析 ──　　38, 332
コレラ ──　　33
重症（な） ──｜重篤な ──　　13, 17, 34, 35, 43, 48, 67, 74, 88, 96, 150-152, 154, 171, 178, 195, 211, 218, 222, 223, 251, 272, 332, 339, 340
集中治療 ──　　215
終末期癌 ──　　310
終末期（の） ──　　308, 310, 315
上部消化管出血の ──　　168
ショック（バイタルの） ──　　153, 163, 253
心疾患がある ──　　49
心不全（疑いの） ──　　128, 131, 156
腎疾患がある ──　　49
絶食中の ──　　38
挿管 ──　　228

351

脱水 —— 16, 150
低カリウム血症（の）—— 259, 271
透析 —— 259
糖尿病｜糖尿病でシックデイの ——
　82, 84, 85, 88, 90, 296
　入院 —— 69, 70, 87, 94, 117,
　258
　認知症 —— 251
　発熱 —— 33
　非重症 —— 74, 88
　リスクが高い —— 190
患者背景 82, 98, 115, 236, 259, 272
慣習｜慣習的 17, 20, 45, 173, 194,
　316
感受性 89
肝腫大 133, 136
肝静脈 202, 203, **204**, **205**, 219
肝静脈逆流 133
肝性脳症 176, 177
関節 325
感染 95, 113, 325
　—— 対策 113, 266
　—— 頻度 112
感染症 24-26, 73, 74, 85, 94, 109,
　110, 226, 316
　—— 診療 24, 25
　血流 —— 112
　高リスク —— 97
　重症壊死性軟部組織 —— 97
　深部 —— 97
感染（症の）リスク 112, 173
完全閉塞 119
肝（臓） 202, 204
感度 176, 177, 254, 278, 292
　RUSH exam の —— 163
　測定 —— **292**
肝膿瘍 97
鑑別 156, 158, 260, 282, 292, 293,
　330, 331, 333-337
陥没呼吸 132, 155
緩和ケア 308, 315, 316
　—— 病棟 309
キープ 89
　24 時間 —— 36, 84, 99
　点滴 —— 74
　ライン —— 211, 212
　ルートの —— 35
キープ・ベイン・オープン（KVO）
　36, 37, 74
既往歴 82, 115, 129, 153, 262, 264,
　337
機械性静脈炎 325, 326
機械的合併症 135
機械的換気期間 211

機械的循環補助 132, 135, 155, 161
気管支拡張症 97
気管挿管 32, 35, 36, 132, 155, 178
気胸 132, 155, 165
　緊張性 —— 160, 161, 252
危険 52, 120, 282
起坐呼吸 133, 141
希釈 19, 81, 195, 196, 198, 234, 241,
　268, 306, 328
　薬剤の —— **81**
希釈尿（量） 219, 298-300
技術｜技術的 59, 61, 62, 146, 202,
　293, 338
基準値 140, 207, 208, 239, 278, 297,
　330, 332, 336, 337
　—— 下限 23, 72, 73, 269
　—— の上限 72
機　序 80, 81, 120-122, 192, 198,
　260, 262, 276, 303, 328, 330
基礎研究 36
基礎疾患 188, 236
基礎心疾患 128, 134, 135
基礎知識 32, 112
既存症 14, 280
帰宅後 280
キット 26, 124, 267
気道 131, 132, 155, 157, 166
　—— 確保 36, 132, 155
　—— 熱傷 36
軌道修正 76-78, 288, 299
機能予後 94
希望 103, 108, 308
疑問｜疑問視 58-61, 182, 215, 254,
　284, 292
客観｜客観的 110, 130, 310, 311
ギャップ 16, 59-61, 228
吸引 27, 132, 155, 322
吸気努力 251, 252
救急医 250
救急カート 153, 166
救急外来 14-18, 20, 21, 23, 40, 65,
　116, 117, 120, 129, 131, 174, 185,
　198, 226, 266, 271, 284, 290, 326
　—— 診療 131
救急車 41, 98, 166
救急隊 153, 166
救急搬送 64, 82, 98, 115, 185, 225,
　262
救急要請 40, 115, 153, 280
吸収障害 97
急性アルコール中毒 41, **56**, **57**
　—— の診療 57
急性化膿性胆管炎 185, 213
急性冠症候群（ACS） 135

急性期　　66, 68, 72, 73, 82, 87, 227,
　　228, 312
　　── 疾患　　108
　　──（の）患者　　71, 77, 101, 142,
　　340
　　── の初期対応　　131
　　──（の）治療　　98-100, 108
　　ショックの ──　　**227**, **228**
急性期病棟　　223
急性呼吸促拍症候群（ARDS）　　252
急性呼吸不全　　252
急性腎傷害（AKI）　　156, 203
　　── のある患者　　156
急性心不全　　131, 133, 135, 140
　　── の治療戦略　　135
急性肺水腫　　133
急性弁機能不全　　135
急速投与　　51, 52, 230, 234, 267, 283
　　▶ボーラス投与
吸入短時間作用性β₂刺激薬（SABA）
　　335
吸入長時間作用性β₂刺激薬（LABA）
　　335
急変　　154, 178, 266
救命士　　166
救命センター　　99
胸郭運動　　132, 155
教科書　　19, 159, 224
胸腔穿刺　　181
胸腔内圧　　252, 253
凝固能　　176
強 心 薬　　132, 155, 161, 171, 191,
　　203
胸水　　140, 192, 217, 245, 277, 278,
　　311, 313, 314
　　── 貯留　　133
胸部 CT　　306, 307
胸部Ｘ線　　23, 132, 140-142, 155, 245,
　　306, 307
胸腹水　　183, 192, 192
　　▶胸水, 腹水
曲線
　　Frank-Starling の ──　　190,
　　206-209
局注　　322
極論　　44, 181, 253
挙動　　339
　　下大静脈（IVC）径の ──　　253
　　カリウム（K）の ──　　**260**, **261**
ギッテルマン症候群　　123, 265
禁忌　　8, 119, 316
緊急事態　　197, 198
緊急疾患　　225
緊急上部内視鏡　　167, 168

緊急処置　　161, 325
緊急脱気　　161
緊急治療　　283, 286
緊急度　　116, 258, 279-282
緊急透析　　235
緊急内視鏡　　167-169
　　準 ──　　174
緊急補正　　263, 264, 266, 280, 290
菌血症　　93, 113
　　黄色ブドウ球菌 ──　　97
近似式　　290
金属針　　316
緊張性気胸　　160, 161, 252
筋肉　　270
　　── 量　　102
筋力低下　　266, 268
駆血帯　　3, 9
駆 出 率（EF）　　146, 182, 183, 190,
　　193
薬　　13, 19, 24, 33, 35, 37, 70, 74,
　　75, 81, 87, 119, 141, 173, 195-
　　197, 215, 240, 264, 267, 293,
　　301, 316
　　▶薬剤
　　── の管理　　196
　　── の相互作用　　36, 173, 240, 338
　　── の特徴　　53
　　── の薬　　315
　　使っている ──　　122, 333, 337
　　輸液は ──　　32, 33, 37, 67
　　よく使う ──　　26, 142, 197, 222,
　　324
崩れ｜崩れている　　68, 131
　　──（循環）　　34, 35, 43, 67, 96,
　　150, 152, 170, 176
　　──（バイタルサイン）　　84, 117,
　　118, 236
苦痛　　99, 260, 311, 314-317
クッシング病　　265
首　　**159**, **160**, 177
首胸手足　　**159-161**, 177
工夫　　11, 98
組合せ　　80, 87, 139, 202
くも状血管腫　　177
グラスゴー・コーマ・スケール（GCS）
　　236, 280, 283
グラスゴー–ブラッチフォードスコア
　　236, 280, 283
グラム陰性桿菌　　83
グラム染色　　23-25, 28
クリープ　　37
　　▶ fluid creep
クリンダマイシン　　113, 318
グルコース　　47, 103, 328, 329

グルコース - インスリン（GI）療法　235, 258

グルコン酸カルシウム　235, 258, 321

クレアチニン（Cre）　41, 77, 83, 89, 99, 140, 218, 263, 265-268, 280
—— 排泄量　266, 267
—— 補正　266-268

クレアチンキナーゼ（CK）　140

クレアチンキナーゼ MB 分画（CK-MB）　140

クレンメ　**4, 5**, 156
——（での）調節　**12**, 13, 20, 21, 54, 118

クロール（Cl）　18, 65, 78, 99, 118-124, 126, 140, 226, 233, 241, 242, 263, 265, 280, 296, 297, 336
—— 濃度　122, 233
——（の）補充　18, 119, 124, 126
尿 ——　118, **122**, **123**, **265**, 297

クロール欠乏性アルカローシス　123, 124, **126**

クロストリジオイデス・ディフィシル関連腸炎　25

ケア　338, 340
緩和 ——　308, 315, 316
口腔 ——　100, 318
終末期の ——　110
▶アドバンス・ケア・プログラム（ACP）

経過　23, 41, 68, 74, 78, 122, 171, 180, 193, 194, 197, 198, 212, 214, 216, 237, 299, 309, 314, 321, 326
—— 観察　41, 56, 57, 322
—— フォロー　306

経管栄養　99, 108, 110, 246

経験｜経験的　xiv, 19, 20, 30, 38, 53, 59, 61, 64, 94, 126, 156, 159, 170, 184, 189, 195, 215, 222, 225, 236, 298, 313, 317

経験則　91

経口抗菌薬　33, 34

経口摂取（量）　99, 108, 110

計 算　12, 20, 46, 61, 69, 77, 91, 105, 107, 117, 138, 196, 244, 276, 278, 288-290, 302
—— 式　61, 288, 302, 307, 323
——（方）法　45, 90, 105, 106, 117
γ ——　194-196

軽視　258, 259, 320, 322

経時的に測定　147

軽症　16, 17, 20, 40

頸静脈　23
——（の）怒張　23, 133, 136, 141

▶外頸静脈, 内頸静脈

経静脈栄養　103

形態的な異常　146

経腸栄養　103, 212

経鼻胃管　35, 43, 67, 71, 96, 99, 101, 103, 127

傾眠傾向　280

けいれん　**18, 19**, 279, 283, 284, 334

ゲージ数　**6**, 36, **157**, 173
16 G（ゲージ単位）　157
18 G（ゲージ単位）　27, 157
20 G（ゲージ単位）　6, 157, 166, 173
22 G（ゲージ単位）　6, 173, 188
24 G（ゲージ単位）　6, 173, 316, 326
▶ルートの太さ

ケースバイケース　152, 223

怪我　293

血圧（BP）　41, 65, 74, 84, 117, 140, 141, 158, 162, 167, 170, 174, 182, 183, 186, 187, 197, 198, 227, 241, 263, 265, 293, 334
—— 安定　97
——（を）管理　186
——（が）測定　169, 228
—— 低下　89, 225
——（を）モニタリング　167, 228
拡張期 ——　117, 159
高 ——　14, 65, 82, 123, 129, 135, 265, 337
収縮期 ——（SBP）　117, 159, 230, 234, 236
正常 ——　123
低 ——　123, 156
肺高 ——　147, 148, 256
平均 ——　35, 43, 67, 96, 171, 191

血液　9, 70, **137-139**, 235, 260
—— 検査　41, 57, 65
—— 中のカリウム（K）　262, 269
—— 中の乳酸値（Lac）　330
—— データ　115, 116, 303
—— 内のナトリウム（Na）濃度　143
—— の浸透圧　323
—— 培養　83, 84, 89, 326
—— 量　172
▶循環血液量

血液ガス　18, 77, 83, 114, 116, 118, 124, 153, 166, 169, 182, 198, 225, 227, 263, 270, 272, 281, 298, **331-333**, 336
静脈 ——　296, 336
動脈 ——　118, 124, 185, 193, 198, 199, 225, 237, 238, 241, 242, 263, 272, 287, 290, 301, 303, 328, 336

血液透析患者　　38, 332
血液分布異常性ショック　　117, 158, 159, **160**, **161**, **163**
血管　　**6-9**, 104, 105, 204, 321, 326
　── 収縮　　69
　── の選び方　　**7**
血管外　　152, 187, 213
　── 漏出　　**320-322**
血管作動薬　　168
血管透過性　　192, 217
血管内　　6, 9, 10, 33, 36, 138, 139, 152, 203, 213, 216, 217, 219, 225, 279
　── 脱水　　225
　── 容量　　225
血管内皮　　36, 213, 325, 340
血管壁　　137-139, 148
血行動態　　134, 147, 186, 188, 210, 271
　── 的うっ血　　183, 192, 193, **202**, **203**, 216-219
血算　　15, 23
血漿　　292
　▶有効循環血漿量
新鮮凍結血漿（FFP）　　172
結晶　　19, 75
血小板
　── 活性化　　36, 176
濃厚血小板（PC）　　172
血清ナトリウム（Na）（値）　　208, 288, 289, 297, 299-301
血清ナトリウム（Na）濃度　　77, 278
血清カリウム（K）（値）　　262, 264, 269, 302
血清カリウム（K）濃度　　262, 269
血清クロール（Cl）濃度　　233
血清尿素窒素（BUN）　　41, 77, 83, 89, 99, 140, 280
血栓　　37, 325
　── 形成　　36
　── 性静脈炎　　37, 104
血中ケトン　　236, 245
　── 迅速キット　　226
血中濃度　　169, 197
血中半減期　　87
血糖（値）　　41, 84, 85, 87-90, 92, 234, 239, 241-244, 297, 298, 300, 301, 303
　── 管理　　88, 90
　── コントロール　　85
　── 正常　　242, 244
　── 測定　　88
　── チェック　　300
　高 ──　　20, 92, 105, 298
　低 ──　　88, 92, 242-244, 325, 326
血流　　37, 182, 187, 204, 205

── 速度　　271
── パターン　　202
血流感染症　　112
── 予防　　113
ケトアシドーシス　　233
　糖尿病性 ──（DKA）　　19, 20, 85, 88, 224-233, 235, 236, 238, 240, 243-246
　正常血糖 ──（EDKA）　　85, 87
ケトン（体）　　85, 236
　血中 ──　　236, 245
下痢（便）　　16, 33, 47, 97, 115, 117, 150, 277
原因　　60, 85, 114, 121, 123, 141, 159, 161, 211, 212, 226, 251, 260, 276, 292, 313, 322, 325, 326
── 疾患　　158
── 診断　　262
── 薬剤　　321
aquaresis の ──　　299
意識障害の ──　　280
痛みの ──　　316
嘔吐の ──　　120
化学性静脈炎の ──　　322, 324
過剰輸液の ──　　37, 69
血流感染の ──　　112
抗利尿ホルモン（ADH）の ──　　297
代謝性アルカローシスの ──　　120, **126**, **127**
低カリウム血症の ──　　259, 264
低ナトリウム血症の ──　　275
ナトリウム（Na）過剰補正の ──　　299
肺炎の ──　　30
発赤の ──　　316
利尿薬抵抗性の ──　　223
輸液過多の ──　　211
原因菌　　24-26, 30
　三大 ──　　24-26
原因検索　　122, 260
　代謝性アルカローシスの ──　　123
　低カリウム血症の ──　　264, 265
　電解質異常の ──　　264, 281
原液　　54, 234, 271
限界（点）　　25, 240, 256, 267, 278, 284, 306, 338, 339
嫌気性代謝　　182, 329
献血　　172, 253
健康問題　　312, 313
言語化　　60, 94
言語聴覚士（ST）　　110
検査　　64, 82, 118, 122, 132, 140, 155, 240, 270, 297, 299, 306, 336, 337

血液 —— 41, 57, 65, 72, 76, 78, 83, 89, 99, 118, 133, 140
心電図（の）—— 119, 259
動脈血液ガス —— 287
尿（電解質）—— 119, 266, 281, 282, 286, 294, 296, 301
検査技師 24, 28, 147
検査値 289
現実｜現実的 16, 54, 60, 61, 77, 80, 103, 182, 189, 266, 269, 275, 288, 292, 294
検者 250
健常成人 102, 172, 222, 253
原則 12, 18, **19**, **22**, **25**, **88**, 91, **97**, 104, 131, 139, 142, 152, 168, 172, 173, 192, **194**, 212, 218, 268, 270, 272, 322, 324, 325
検体 25
倦怠感 14, 153, 225, 314
ゲンタマイシン 318, 321
原発性アルドステロン症 265
減量 92, 242-244, 318
効果作用時間 222
効果持続時間 222
高カチオンギャップアミノ酸 126
口渇感 317
高カリウム血症 235, 258, 259
高カロリー輸液 75, 309, 324, 325
抗がん剤 321, 322
交感神経 117, 335
好気性代謝 329
抗菌活性 30
抗菌薬 19, 24-28, **30**, **31**, 33, 34, 36, 48, 67, 74-76, 78, 83, 89, 92, 94, 113, 161, 168, 185, 193, 213, 216, 240, 318, 325
—— 選択 25
—— 治療 24, 25
β - ラクタム系 —— 30, 31, 113, 318
経口 —— 33, 34
内服 —— 67
ニューキノロン系 —— 321
口腔ケア 100, 318
口腔粘膜乾燥 278
高血圧 14, 65, 82, 123, 129, 265, 337
—— 緊急症 135
高血糖 20, 92, 105, 298
—— 緊急症 19, 85
高血糖高浸透圧状態（HHS） 19, 20
膠質液 137
鉱質コルチコイド 265
甲状腺

—— 機能低下 276
—— 疾患 264
甲状腺刺激ホルモン（TSH） 297
高浸透圧 321, 324
高心拍出性心不全 135
高ナトリウム血症 **142**, **143**
高濃度塩化カリウム（KCl） 234, 236, 239, 241, 271, 272
紅斑 321
—— 紅斑 176, 177
後負荷 206
高リスク感染症 97
抗利尿ホルモン（ADH） **69**, **70**, 71, 142, 143, 188, 282, **292-294**, 297, 299, 300
—— 分泌 69-71, 142, 143, 293, 294, 297, 299
—— 産生量 292, 293
—— の原因 297
—— の刺激因子 70
—— の分泌亢進 69, 293
抗利尿ホルモン不適合分泌症候群（SIADH） 277, 282, 292, 293
高齢化 308
高齢者 43, 44, 72, 74, 98, 100-102, 107, 111, 184, 236, 254, 270
—— の疾患 109
フレイル（の進んだ）高齢者 **98**, 99, 103, 104
誤嚥性肺炎 98-100, 107, 108, 110
—— の ABCDE バンドル **108**
繰り返す 98, 310
誤解 84, 103, 154, 224, 254, 275, 292, 306
In-Out-Shift に関する —— 276
緊急度判断に関する —— 279
臓器への影響に関する —— 279
体液量判断に関する —— 276
病態に関する —— 278
よくある —— 250, 253, 276
呼気 251, 255
呼吸 36, 131, 157, 166, **250-252**, 257
陥没 —— 132, 155
起坐 —— 133, 136, 141
シーソー —— 132, 155
自発 —— 183, 184, **253-256**
呼吸音 23, 129, 132, 155, 160
呼吸筋症状 270
呼吸困難 128, **131**, **132**, 314
—— での ABC アプローチ **132**
発作性夜間 —— 133, 136, 141
労作時 —— 133
呼吸仕事量 334
呼吸状態 131, 132, 155, 257

356

—— 悪化　23
呼吸数　15, 41, 65, 83, 97, 99, 115, 118, 124, 129, 140, 153, 166, 185, 225, 237, 241, 263, 280, 336
呼吸努力　132, 155
呼吸不全　132, 135, 155, 228
　II型 ——　228
　急性 ——　252
呼吸力学　253
個人差　102, 269
コツ　xv, 77, 94, 95, 105, 131, 170, 299, 300, 312, 323
　薬を使い分ける ——　141
　早期退院の ——　94
　測定の ——　147
　投与速度の決め方の ——　106, 107
　プリンペラン® の使い方の ——　119
　輸血の ——　**173**
骨髄炎　97
固定　316, 325, 326
　—— 投与　87
　ルートの ——　10, 325
古典的な（輸液の）理論　69, 71, 73, 100, 150, 339, 340
古典的に　120, 173, 233, 322, 325
古典理論　137-139
コミュニケーション　95
　—— エラー　85
コレラ　16, 33, 150
　—— 患者　33
語呂合わせ　134, 162
根拠　xii, xiv, 32, 279, 328
混合　47, 75, **80**, **323**
混合静脈血炭酸ガス分圧（PVCO2）　333
昏睡　283, 284
コンセプト　xv, 162
コンセンサス　33, 43, 71, 72, 127, 131, 170, 194
混濁（注射薬）　75, 80, 81
混注　27, 48, 74, 87, 89, **90**, **91**, 92, 104, **105**, 113, 119, 124, 231, 237, 240, 242, 270, 284, 286, 298, **323**
コントロール　85, 288
　カリウム（K）を ——　235
　血糖 ——　85
　ソース ——　185, 213
　輸液速度を ——　20
コンパートメント（分画）　137
コンパートメント症候群　252, 334
　腹部 ——　252
根本治療　158, 161

混乱　283

さ行

座位　132, 155, 159
サイアザイド系利尿薬　143
再開　245
　持続インスリンを ——　241
　食事 ——　246
再吸収　69, 222
細菌　25, 26, 83, 112
細菌汚染　173
腸内細菌科細菌　83
細菌性
　—— 関節炎　97
　—— 静脈炎　322, **325**, **326**
　—— 髄膜炎　18, 19
採血　**11**, 15, 23, 77, 140, 153, 166, 227, 228, 268, 280, 286
　—— データ　236, 264
再検　124
最期　99, 111, 308, 309, 318
最重症　283
再出血　168
　—— 率　169, 172
最初　278
　—— の1～2日　73, 74, 84
　—— の0～1時間　230
　—— の1時間　227, 229, 283
　—— の24時間　288, 297-299
　—— の6時間　180
　—— の抗菌薬　28
　—— の数日　88, 90
　—— の輸液　20
在宅　308
　—— 医療　316
再発予防　260, 264
細胞　180, 262, 328-331
細胞外液　15, **17**, 66, 68, 71, **72**, 73, 75, 101, 116, 118, 130, 132, **137-139**, 144, 153, 155, 158, 206, 227, 229, 230, 276
　—— の輸液　132, 138, 155
細胞外液量　120
　（の）減少　120, 122-124, 126
細胞内　47, **138**, **139**, 225, 235, 260, **261**, 262, 279
　—— 液　**137-139**
　—— 浮腫　279
細胞内外　261, 302
細胞膜　47, 137, 138, 139
酢酸 Ringer 液　17, 80, 81
鎖骨下静脈　330
左室圧排　134, 146
左室サイズ　134, 146

左室長軸 **162, 165**	
左室流出路速度時間積分値（LVOT-VTI）	
147, 148, 209	
左室流入血流速度（VCtCO₂） 332	
左室流入血流比（E/A） 149, 219	
左心系 159, **192, 217**	
左心不全 141, 192	
左水腎 308	
嗄声 132, 155	
サムスカ® 144	
左右差 132, 155	
作用時間 218, 222	
酸塩基平衡 121	
酸塩基平衡異常 114	
── の代謝性アルカローシス 114	
参考値 194, 257	
酸性 80, **81**	
産生 293, 328-330	
抗利尿ホルモン（ADH）── 292, 293	
エネルギー（を）── 328, 329	
乳酸 ── 330	
三尖弁 148	
三尖弁逆流圧較差（TRPG） 147, 148, 192, 217, 219	
三尖弁逆流最大血流速度（TRV） 148	
三尖弁閉鎖不全症（TR） 148, 257	
酸素（O₂） 336	
酸素運搬量（DO₂） 331, 332	
酸素需給バランス 180	
酸素消費量（VO₂） 331, 332	
酸素飽和度（SO₂） 336	
酸素利用障害 332	
三大原因菌 24-26	
酸分泌 127	
死（亡） 75, 85, 117, 225, 259, 312	
突然 ── 235, 258	
ジアゼパム 19, 81	
シアノコバラミン 47	
▶ビタミン B₁₂	
シーソー呼吸 132, 155	
歯科医 108	
歯科問題 108	
糸球体濾過量（GFR） 102, 277	
刺激因子	
抗利尿ホルモン（ADH）の ── 70	
止血 161, 169, 174, 176	
── 処置 176	
止血薬 318	
事故 271	
医療 ── 195	
心停止の ── 267	
針刺し ── 26	

持効型インスリン 90, 92, 245	
四肢 52, 136, 182, 270, 272	
── 虚血 334	
── の脱力 272	
指示 **21, 22**, 23, 41, 48, **49, 50**, 51, 52, 74, 115, 118, 129, 234, 299, 320	
脂質 103, 106	
── 製剤 **105, 106**	
脂質異常症 105	
視床下部 292, 293	
視診 159	
ジスキネジア 53	
遅発性 ── 54	
システマティック・レビュー 72	
ジストニア 52	
シスプラチン 321	
自然消褪 322	
持続インスリン｜インスリン持続静注 88, 227, **234, 235**, 237-245	
── の速度 238, 240, 241	
持続静注 87, 88, 195, 212	
持続点滴 212, 297	
持続投与 169, 174, 196, 215, 275, 283, 284, 325	
── 速度変更 197	
持続皮下注 318	
持続皮下輸液 317	
舌の裏 280	
市中肺炎 19, 23, 26, **30, 31**	
市中病院 xii, xv, 110, 338	
疾患 73, 170, 259, 274	
肝 ── 298, 335, 337	
癌 ── 310	
基礎 ── 188, 236	
基礎心 ── 128, 134, 135	
急性期 ── 108	
緊急 ── 225	
原因 ── 158	
甲状腺 ── 264	
高齢者の ── 109	
神経 ── 108	
腎 ── 47, 49, 82, 236, 277	
体液過多の ── 128	
特殊な ── 134	
内科 ── 37	
脳 ── 70	
肺（の）── 36, 70	
慢性 ── 259, 312	
失禁 115	
シックデイ 84, **85, 86**, 296, 297	
シックデイルールのポイント 85	
失敗 25, 181, 246, 299, 313	
実臨床 158, 189, 197, 293	

指導医　　xiii, 14, 15, 17, 23, 28, 41,
　　51, 65, 67, 76, 83, 89, 99, 115,
　　118, 129, 140, 144, 153, 167,
　　185, 193, 199, 214, 216, 226,
　　237, 242, 245, 250, 256, 263,
　　270, 272, 280, 287, 309, 314, 317
刺入部　　316, 317
ルート刺入部　　320, 325
自発呼吸　　183, 184, **253-256**
指標　　117, 182, 183, 187, 208, 209,
　　253, **254**, **255**, 310, 328, 330,
　　332, **333**
　循環 ——　　333
　臨床 ——　　31
シフト（Shift）　　**260-262**, 264, 302
死亡　　75, 85, 117, 225, 259, 312
　—— リスク　　259
死亡率　　18, 115, 156, 168, 180, 186
　30 日 ——　　168
　6 週間後の ——　　172
　90 日 ——　　156, 168
　院内 ——　　180, 181, 198
脂肪　　224
　—— 量　　102
　皮下 ——　　316
脂肪製剤｜脂肪乳剤　　**103-107**
弱酸性　　80
尺側正中皮静脈　　**7**
尺側皮静脈　　7, 8
若年者　　43, 252, 270
斜頸　　52
ジャディアンス®　　82
シャント（側）　　8, 332
縦隔炎　　97
終活　　110
収縮期血圧（SBP）　　117, 159, 230,
　　234, 236
収縮能　　134, 146
　—— 収縮能　　165
周術期　　70
重症壊死性軟部組織感染症　　97
重症（な）患者　　13, 17, 34, 35, 74,
　　96, 114, **151**, 152, 154, 171, 178,
　　195, 218, 222, 223, 251, 272,
　　332, 340
　—— の初期対応　　154
　—— のフェーズ　　178
　—— の輸液　　179, 211, 339
重症小児　　72
重症度　　188, 198, 283
　—— スコア　　156
重症発熱性好中球減少症　　97
重症弁膜症　　**134**, 146
修飾　　170, 257, 266, 282

自由水　　**69**, **70**, 100, **142**, **143**, 279,
　　292, 293, 300, 302
　—— 過剰摂取　　282
　—— クリアランス　　302
重炭酸　　258
重炭酸イオン（HCO₃⁻）　　118, 121,
　　122, 124, 226, 227, 233, 234,
　　236-245, 263, 265, 296, 336
　—— 濃度　　121
　—— の改善速度　　238, 240, 241
　—— （を）排泄　　121, 126
集中治療（の領域）　　xiii, 16, 37, 72,
　　134, 151, 189, 195, 229
　—— 患者　　215
集中治療医　　xiii, 170, 184
集中治療室（ICU）　　16, 17, 88, 114,
　　150, 151, 156, 178, 184, 198,
　　211, 227, 271, 272, 290, 300, 328
　—— 患者　　16, 17, 300
　—— 管理　　271, 328
　—— セッティング　　114
　—— 滞在延長　　114
　—— 入室　　156, 198, 211, 227
　—— 入室期間　　211
自由壁破裂　　135
周辺知識　　52, 61, 62, 109, 196, 338
　輸液の ——　　52, 196, 338
終末期　　259, 308, **310**, **311**, 312, 313,
　　315-317
　—— 癌患者　　310
　—— （の）患者　　308, 310, 315
　—— のケア　　110
　—— の輸液　　310, 311, 313, 317
終了　　66, 90, 100, **107**, 210, 303, 308,
　　321
　（インスリン）——　　245
　（点滴）——　　213
　（ドレナージ）——　　127
　（ノルアドレナリン）——　　199, 214,
　　216
　（ビタメジン®）——　　78
　（プリンペラン®）——　　119
　（メイン輸液）——　　215, 216, 245
　（輸液）——　　231, 246, 303
主観　　310, 311
手技　　19, 316
手掌紅斑　　176, 177
手段的日常生活動作（IADL）　　14, 64,
　　82
出血　　11, 57, 161, 166, 253, 293
　大量 ——　　176
　消化管 ——　　166, 170, 172
　上部消化管 ——　　**167-169**, **176**
　静脈瘤 ——　　167, 168, 174, **176**,

359

177
腹腔内 —— 166
脳 —— 280
頭蓋内 —— 41
受動的下肢挙上試験（PLR） 183, 184
手背 **7**, 9, 325
循環 xiii, **34**, **35**, 36, 42, 43, 67, 68, 96, **152**, **158**, **159**, **170**, **171**, **180-182**, 185, 186, 187, 189, 191, 208, 209, 215, 228, 229, 238, 241, 331, 334, 338
—— の立て直し **234**
—— を評価 166, 244
微小 —— 332-334
循環管理 162, 167, 184
敗血症の —— 187
循環器内科 146, 147
循環血液量
—— （が）減少 20, 116-118, 171, 191
—— 減少性ショック 117, **158-161**, 163, **165**, 166, 253
循環血漿量 118
—— 過多 252
—— 減少 | 低下 70, 252
有効 —— 143, **207-209**, 251, 253, 254, 256, 265, 282, 292, 293
循環作動薬 13, 135, 178, 195, 214, 215, 239
循環時間延長 133
循環指標 333
循環動態 70, 89, **131**, **132**, 150, **155**, 169, 171, 174, 176, 191, 193, 215, 231, 237, 238, 244
循環不全 181, 183
準備 **2**, **6**, 21, 22, 153, 166, 266
昇圧薬 183, **186**, **187**, 194
紹介先 266
消化管 52, 97
—— 手術 47
—— 出血 166, 170, 172
上部消化管出血 **167-169**, **176**
消化器内科（医） 167, 169, 174, 185, 214
小規模病院 184
上級医 64, 94
上限速度 105
上行脚 206, 208
症候群 **130**, **131**, 137, 141
apparent mineralocorticoid excess —— 265
Bartter —— 123, 265
Gitelman —— 123, 265
Liddle —— 265

カリフォルニアから来た娘 —— 313
急性冠 —— （ACS） 135
急性呼吸促拍 —— （ARDS） 252
抗利尿ホルモン不適合分泌 —— （SIADH） 277, 282, 292, 293
コンパートメント —— 252, 334
浸透圧脱髄 —— （ODS） 275, 298, 299
老年 —— 310, 316
硝酸薬 141
上肢 187
症状
アルコール中毒による —— 56
苦痛な —— 311, 314
呼吸筋 —— 270
重篤な —— 268, 282, 283
錐体外路 —— 53, 54, 119
脱水による —— 311
脳由来の —— 279, 281, 282, **283**
腹部 —— 214
上大静脈（SVC） 330, 336
静注 54, 88, 90, 92, 93, 169
50%ブドウ糖液（が, を） —— 325, 326
インスリン（持続） —— 88, 225, 226
抗菌薬® を —— 19
重症 —— 19
ビタメジン® —— 336, 337
メイロン® —— 81
ラシックス®（の, を） —— 144, **218**, 219, 223
ワンショット（での） —— **52**, **53**, 119
持続インスリン | インスリン持続 —— 88, 227, **234**, **235**, 237-245
持続 —— 87, 88, 195, 212
静注薬 222
静注用免疫グロブリン製剤（IVIG） 321
消毒 5, 112, 316
小児 6, 72, 98
—— 用（の）輸液セット 3, 12, **21**, **22**, 129
—— 領域 340
重症 —— 72
上部消化管出血 **167-169**, **176**
上部内視鏡検査 167
静脈 187, 259, 320, 332, 333
外頸 —— 132, **155**, **159**, 160, 166, 280
下肢 —— 165
下大 —— （IVC） 134, 146-148, 158, 162, 164-166, 182, 183, 192, 202,

204, 205, 217, 219, **250-257**
肝 —— 202, 203, **204**, **205**, 219
頸 —— 23, 133, 136, 141
鎖骨下 —— 330
尺側正中皮 —— **7**
尺側皮 —— 7, 8
上大 ——（SVC） 330, 336
腎 —— 202-205, 219
正中皮 —— 7
橈側皮 —— **7, 8**
肘正中皮 —— 8, 166, 325
脾 —— 204
表在 —— **7**
末梢 —— 104, 124, 315, 322, 324
右内頸 —— 272, 328, 336
　▶外頸静脈，内頸静脈
静脈圧上昇 133, 192
静脈栄養 107, **112**
経 —— 103
中心 —— 99, 103
末梢 ——（PPN） 104
静脈栄養製剤 100, **104-107, 113**, 321
静脈炎 80, **320, 322**, 323, 326
—— のリスク 325
化学性 —— **322-324**, 326
化膿性血栓性 —— 325
機械性 —— 325, 326
細菌性 —— 322, **325, 326**
「静脈経腸栄養ガイドライン」 104, 105
静脈血 331, 332
静脈血液ガス 296, 336
静脈血中の二酸化炭素含量（VctCO2）
　332
静脈注射　▶静注 87
静脈瘤
—— 出血 167, 168, 174, **176, 177**
胃 —— 176
食道 —— 176
静脈ルート 173, 270
末梢 —— 173, 187, 188, 270,
　315, **325**
静脈路 316
上腕 7
—— 動脈 8
除外 130, 133, 156, 163, 168, 280,
　333, 334
気胸 —— 132, 155
消化管出血の —— 166
腸閉塞の（を）—— 119, 120
低心機能を —— 189, 191
初期研修医 viii
初期対応 15, 23, 112, 115, 116,
　129, 178
急性期の —— 131

重症患者の —— 154
心不全（疑い）の —— **130, 136**
初期治療 180, 198, 226
—— 方針 83
　▶ EGDT
食塩 278
食塩水 33, **284, 285**
—— 投与 16, 150
3% —— 275, 280-283, **284, 285**,
　286, 287, 289, 290, 340
食事 35, 36, 42, 43, 47, 66-68, 73,
　77, 78, 82, 85, 89, 91, 92, 94, 96,
　214, 216, 225, 231, 235, 245, **246**,
　247, 260, 261, 308, 336, 337
—— 形態 108
—— （摂取）量 66, 68, 76, 77,
　78, 84, 88, 92, 98, 231, 297
触診 132, 155, 159
褥瘡 110
食道静脈瘤 176
所見 30, 118, 139, **176, 177**, 225,
　256, 263
エコー —— 133
身体 —— 20, **132**, 140-142, 154,
　155, 157, **158-161**, 162, 163, 166,
　174, **176, 177**, 278, 333, 338
組織低灌流の —— 174, 209
ショック 17, **132, 154-158, 159, 162,
　163**, 166, 168, 197, 198, 253, 256,
　316
—— の可能性 159
—— の急性期 227, 228
—— 診療の身体所見 160, 161
—— （バイタルの）患者 153, 163,
　253
血液分布異常性 —— 117, 158,
　159, **160, 161, 163**
循環血液量減少性 —— 117, **158-
　161**, 163, **165**, 166, 253
心原性 —— 117, 132, 135, 154,
　155, 158, 159, **160, 161, 163, 165**, 334
難治性の —— 225
敗血症性 —— 163, 171, 185, 186,
　188, 191, 197, 198, 203, 210, 212,
　213, 328
閉塞性 —— 117, 158-161, 163, 165
ショックインデックス **116, 117**
初動 166, 232
シリンジ 11, 13, 27, 52, 53, 87, 322
シリンジポンプ 13, 88, 234, 281
ジルチアゼム 321
ジレンマ 184, 240, 310
腎アンモニア排泄 122
腎盂腎炎 82, 97

361

複雑性 —— 328
心エコー 134, 140, 142, **146**, **147**, 257
心拡大 133, 140
心窩部 162, 165
—— 不快感 152
心機能 38, 102, 189, 213, 252-255
腎機能 38, 41, 76, 102, 213, 218, 219, 222, 223
—— 障害 123
心筋炎 135
心筋梗塞 226
神経細胞 279
神経疾患 108
神経性食思不振症 259
神経損傷のハイリスク部位 **8**
心原性ショック 117, 132, 135, 154, 155, 158, 159, **160**, **161**, **163**, **165**, 334
診察 23, 54, 129, 326
腎疾患 47, 49, 82, 236, 277
心室細動 259
心室中隔穿孔 135
心室頻拍 259
心収縮力 208, 228
浸潤影 23
浸潤性膀胱癌 308, 309
腎静脈 202-205, 219
人生会議 110
新生児 75
腎前性 306
—— 腎不全 182
新鮮凍結血漿（FFP） 172
心臓 43, 130, 137, 139, 159, 162, 164, 165, 206-209, 213, 253, 331
—— の異常 130, 137, 139
—— の収縮 147, 206
—— 由来のうっ血 141
—— 領域の POCUS **146**
腎臓 18, 43, 69, 75, **121**, 182, 202, 204, 213, 222, 262, **264**, **265**, 282, 294, **302**, **303**, **306**
腎臓専門医 viii
心臓超音波専門家 250
腎臓内科医 xiii, 274
身体所見 20, **132**, 140-142, 154, **155**, 157, **158-161**, 162, 163, 166, 174, **176**, 177, 278, 333, 338
診断 23, 82, 108, 130, 131, 140, **163**, 226, 280, 299, 306, 307, 312, 333
—— アプローチ 274, 276, 282
—— 的治療 336, 337
画像 —— 146
原因 —— 262
早期（の）—— 266

低ナトリウム血症の —— **276**, 282, 292, 294
診断基準 131
　心不全の —— **133**
心タンポナーデ 161
心停止 267
心電図（ECG） 132, 134, 153, 155, 258, 263
—— 異常 235, 266, 268
—— 変化 272
—— モニター 73, 272
浸透圧 104, 276, 284, 293, 316, 322, 326
—— 勾配 279
—— 利尿 20, 225, 300
高 —— 321, 324
尿 —— 277, 281, **282**, **294**, 297-299, 301, **306**, **307**
浸透圧脱髄症候群（ODS） 275, 298, 299
浸透圧比 **322-325**
腎動脈狭窄 123, 265
心内膜炎 97
心嚢液 134, 146
心嚢水 165, 257
—— 貯留 252
心嚢穿刺 161
心拍出量（CO） 169, 170, **182-184**, 203, 206, **254**
心拍数 15, 41, 65, 83, 97, 99, 115, **117**, 129, 140, 153, 166, 167, 185, 225, 237, 241, 263, 280
深部感染症 97
深部静脈血栓症（DVT） 162, 164, 165
心不全 **21**, 36, 38, 70, 98, **126**, **128-135**, 137, **139-144**, 154-156, **165**, 203, 213, 222, 223, 252, 256, 277, 292, 310, 312
—— 疑い 130, 131
—— （疑い）の初期対応 130, 136
—— 患者 156
—— の診断基準 133
—— の定義 130, 131
—— らしさ **131**, **132**
急性 —— 131, 133, 135, 140
高心拍出性 —— 135
腎 —— 38, 70, 98, 183, 222, 223
　高度 123
　腎前性 —— 182
深夜 41, 49
心理的負荷 59
診療 xii, xiv, 31, 33, **61**, 133, 307, 328

ICU での ―― 271
―― 方針 59
感染症 ―― 24, 25
救急外来 ―― 131
急性アルコール中毒の ―― 57
終末期患者の ―― 308
ショック ―― **160**, **161**
低ナトリウム血症（の）―― 274, 275, 296
敗血症 ―― 179, **180**, 328
（フレイル）高齢者の ―― 98, 254
膀胱癌の ―― 309
診療看護師（NP） viii, xiv, 2, 58, 184
診療所 266, 306
推算 215, 266
―― 量 215
推算糸球体濾過量（eGFR） 223
随時尿 266, 267, 277
水素イオン（H⁺） 122
錐体外路症状 53, 54, 119
水分 35, 37, 38, 42, 43, 67, 68, 74, **77**, 78, 89, 96, 212, 213, 216, 217, 225, 314
―― 過多 152
―― 欠乏 225
―― 量 **43-46**, 68, **72**, 77, **100-102**, 207, 276, 278, 309
▶水
水分バランス 34, 35, 77, 96
―― の異常 42, 68
水平脚 206, 208
髄膜炎 97
睡眠 50
水溶性プレドニゾロン 318
水利尿 299, 302
スコポラミン 318
頭痛 51, 283
ステロイド 188, 318, 322
ステント 185, 213
ストレス 58, 70, 293
スポット尿 122, 124
スライディングスケール 84, 87-90, 92
生化学 15, 23, 328
正確性 311
生活の質（QOL） 50, 311
制限 211, 275
―― 輸液 188
塩分 ―― 222
輸血 ―― 172
正常化 199, 217, 244
正常血糖ケトアシドーシス（EDKA） 85, 87
生食

―― ロック 36, 66, 90, 100
▶生理食塩液
生食注 2 ポート **26**, **27**, 28, 42, 48, 51, **52**, **53**, 66, 84, 90
成人 6, 21, 22, 38, 44, 98, 102, 172, 189, 194-196, 222, 253, 254, 266, 340
―― 用の輸液ライン 54
―― 用輸液セット 3, **12**, **21**, **22**
精神科 262
静水圧 36
生存期間 110, 311
生体情報 228
正中皮静脈 7
尺側 ―― **7**
肘 ―― 8, 166, 325
生命予後 18, 110, 314
生理食塩液（生食） 17, **18**, **19**, **26**, **27**, 45, 51, 52, 54, 72, 75, 80, 105, 116, 118, 119, 124, 126, **138**, **139**, 143, **173**, 174, 189, **195**, 198, 213, 216, 227, 233, 234, 238, 240, 264, 270-272, 281, **284**, **285**, 286, 297, 318, **323**
析出 75
是正 18, 20, 244
積極的利尿 215
赤血球濃厚液（RBC） 167, 168, 172, 173
摂取量
塩分 ―― 222
カリウム（K）―― 262
炭水化物・糖の ―― 85
経口 ―― 99, 108
食事 ―― 94
ナトリウム（Na）―― 222
絶食 38, 42, 46, 47, 87, 97
―― 期間 51, 98
摂食嚥下 110
接続 **10**, **11**
絶対値 147
カリウム（K）―― 258
浸透圧の ―― 322, 323
ナトリウム（Na）―― 279
セフェピム 337
セフトリアキソン 19, **24-26**, 28, 30, 66, **75**, **76**, 78, 80, 83, 84, 104, 318
セルシン® 19, 81
セレウス菌 113
全開（で）投与 42, 48, 66, 84, 153, 226, 227
漸減 151, 171, 191, 215, 231, 239
―― 開始 215
―― の間隔 194, 196

カテコールアミン（が，の，を）—— 210-212
ノルアドレナリン（の，を）—— **194**-197, 198, 199, 213, 214
輸液速度を —— 193, 238
輸液（も，を）—— 186, 243
輸液量を —— 231
穿孔 120, 135
専攻医 viii
穿刺 2, **7-9**, 53, **325**
　—— 部位 316
　胸腔 —— 181
　心嚢 —— 161
全身性のうっ血 130, 137, 139
全身浮腫 278
漸増 197, 198
　—— の間隔 196
　ノルアドレナリンの —— 197
前提（となる）知識 150, 178, 210
セントラル・シフト 141
前負荷 **190**, **206-209**
喘鳴 129, 160
せん妄 74, 108, 311, 314
専門病棟 88
戦慄 82, 185, 334
戦略 130, 203, 211
　栄養 —— 102
　治療 —— 120, 131, 133, **135**, 136
　輸液 —— 88, 121, 122, 137, **139**, **143**, **152**, 158, **180**, **181**, 185, **202**, 214, 228, **229-232**, 238, 339, 340
　利尿薬 —— 202
前腕 **7**, **8**, 188, 326
造影 CT 6
造影剤 321
挿管 114, 135
　—— 患者 228
　—— 管理 184
　気管 —— 32, 35, 36, 132, 155, 178
相関係数 288
臓器 24, 182, 187, 279
　—— 灌流 187, 194
　—— 障害 **192**, 202, **217**
　—— のうっ血 191, 192
　—— 浮腫 182
早期退院 **94**, **95**
早期抜去 95, 112
早期臨床反応 **31**
総合診療 312
総合内科 viii
総合内科医 viii
総合判断 132, 256, 309, 310
相互作用 36, 173, 240, 253, 338

総説 xii, 57, 72, 120, 190, 254, 288, 312
総体液量（TBW） 288-290
総胆管結石 185, 213
早朝 129
総投与量 54
僧帽弁 149
総輸液量 212
増量
　—— （ラシックス®） 223
　—— （インスリン｜ヒューマリン®R） 238, 239
測定感度 **292**
測定部位 250, 251
速度 15, 20, 22, 23, 65, 244, 268, 301
　—— 調節｜——（の）調整 2, 4, 12, 13, 21, 124
　5%ブドウ糖液の —— 302
　カリウム（K）の低下 —— 238, 240
　血流 —— 271
　持続インスリンの —— 238, 240, 241
　持続輸液の —— 171, 181, 191
　重炭酸イオン（HCO_3^-）の改善 —— 238, 240, 241
　上限 —— 105
　滴下 —— **4**, 12, **20-22**, 173, **325**
　点滴 —— 297
　投与 —— 49, **54**, **105-107**, **113**, 173, 188, 196, 197, 267, 271
　ナトリウム（Na）上昇 —— 299
　ナトリウム（Na）補正 —— 275
　ノルアドレナリンの（投与）—— 186, 193, 199
　補正 275, 301, 302
　輸液 —— 12, 13, 15, 20, 21, 36, 100, **105**, 107, 118, 123, 154, **156-158**, **170**, 189, 238, 316
足背 314
側副血行路 177
組織 187, 330
　軟部 —— 320
　末梢の —— 182
組織障害性 320, 321
組織低灌流 **136**, 139, **171**, **181**, **183**, **191**, **330**, **332**
　—— の所見 174, 209
組織低酸素 **330-332**, **334**
組織プラスミノーゲンアクチベータ（tPA） 161
蘇生 **33-35**, 43, 67, 68, 74, 96, 150, 154, 169, 178, 182, 203, 210, 224, 229, 232

▶ Resuscitation
側管　　19, 42, 48, 66, **76**, 84, 100, 105, 119, 170, 213, 227, 237, 242
　── 投与　　104
卒後
　── 1 年目　　xiv, 2, 58
　── 2 〜 3 年目　　xii, xiv, 2, 58, 60, 184
　── 4 年目以後　　xv
速効型製剤　　90, 92
ゾビラックス®　　81
ソリタ®　　75
ソリタ®-T1 号輸液　　45, 81, 105, 109, 185
ソリタ®-T3 号輸液　　42, **45, 46**, 51, 81, 99, 105, 315, 317, 318
ソルアセト®　　75
ソルアセト®D　　45, 66, **72-76**, 81, 84, 89-92, 105, 167, 174, 185, 193, 213, 245, 337
ソルアセト®F　　17, 80
ソルダクトン®　　81
ソルデム®　　75

た行

タール便　　166
ダイアモックス®　　126
退院　　51, 54, 78, 93, 109, **110**, 246, 303
　── 基準　　**94, 95**
　── までの期間　　31
　早期 ──　　**94, 95**
体うっ血　　**141**, 142, 147, 202
体液　　**137, 138**
　──（区画）の比率　　61, 137
　── 喪失　　171, 191, 212
　── の中心性移動（セントラル・シフト）141
　── バランス　　211, 231
　── 分画　　xii, 17, **137-139**, 207
体液過多　　108, 213, 223, 231, 238, 246, **247**
　── の疾患　　128
体液量　　**102**, 128, 143, 151, 179, 207, 208, 211, 213, **256, 274**, 278, 309, 311, 313
　── 減少　　278
　── 判断　　276
　── 変化　　278
体温　　15, 41, 65, 83, 99, 115, 129, 153, 185
対策
　aquaresis ──　　300
　感染 ──　　113, 266

代謝　　328-330
　── 機序　　328
　嫌気性 ──　　182, 329
　好気性 ──　　329
　乳酸 ──　　337
代謝性アルカローシス　　18, 114, 115, 118, 119, **120-123**, 124, 265, 297
　── の原因（検索）　　120, 123, **126, 127**
　── の治療　　121
　── の補正　　123
　── の本質　　120
　クロール（Cl）欠乏性代謝性 ──　　123, 124, 126, 127
代謝内分泌科医　　274
体重　　44, 65, **68, 72**, 83, 99, **101, 102, 106, 107, 196**, 199, 226, 234, 287, **288, 290**, 301, 308, 330
　── あたり　　**43**, 195
代償　　117, 118
耐性化　　25, 30
だいたいウンコ薬（DU 薬）　　33, 34, 67
だいたいオシッコ薬（DO 薬）　　33, 34, 67
大腸菌　　89
体動困難　　64, 185, 225
大動脈　　**162, 164, 165**
大動脈バルーンパンピング（IABP）132, 155
大動脈弁　　148
体表温　　166
大便　　260, 262, 288
大量出血　　176
大量投与　　169, 264, 269
他職種 | 多職種　　94, 95, 108
惰性　　37, 38, 95
タゾバクタム（TAZ）　　185, 193, 213, 216
脱水（症）　　18, 33, 85, 150, 206, 209, 225, 250, 253, 256, 277, 280, 292, 311
脱力　　272
多発肺転移　　308
痰　　23, 24, 28, 97, 132, 155
単位　　**90**, 105, 195
炭酸水素ナトリウム　　81, 321
炭水化物　　85
胆石　　184
単独投与　　**19**
単独ルート　　73, 104, 105
蛋白　　**102, 103**
単味　　**104**
　── ルート　　239, 240

チアミン　47
　▶ビタミン B₁
チェック　　65, 83, 188, 257, 323
　意識レベルを ──　281
　外傷の ──　57
　カリウム（K）（の）──　241,
　　271, 272, 298
　寛解基準を ──　243
　クロール（Cl）の ──　123
　血清ナトリウム（Na）──　288,
　　297
　血液ガスを ──　281
　血糖（を）──　298, 300
　刺入部の ──　316
　食事量を ──　68
　心嚢水の ──　257
　データ　234, 239
　ナトリウム（Na）を ──　298
　尿ナトリウム（Na）を ──　288
　尿比重を ──　299
　尿量を ──　223, 299
　病歴の ──　57
チオペンタール　81
蓄尿　266
知見　　18, 36, 37, 56, 64, 110, 115,
　　150, 151, 176, 180, 211, 233,
　　275, 310, 338, 339
　今ある ──　71, 72, 104, 120
知識　　xii, xv, **8**, 59, 60, 61, 322
　基礎 ──　32, 112
　周辺 ──　52, 61, 62, 109, 196,
　　338
　前提（となる）──　150, 178, 210
　特殊な ──　112
　輸液の ──　xv, 16, 75, 150
　輸血の ──　**172**
致死性不整脈　240, 259
遅発性ジスキネジア　54
チャンピオンデータ　176
注意点　　98, 113, 173
　下大静脈（IVC）径の ──　256
　輸液の ──　82
中間型インスリン　92
中国　271
注射薬　75, **80**, 81
中心静脈血酸素飽和度（ScvO₂）　180,
　　330, 331, 332, 334-336
中心静脈　　104, 268, 271, 324, 332,
　　333
　── 栄養　99, 103
　── からの補正　266
中心静脈圧（CVP）　180
中心静脈カテーテル（CVC）　75, 99,
　　103, 112, 173, 178, 187, 188, 227,

　　234, 236-241, 242, 263, 266, 270-
　　272, 328, 330, 336
中心性移動　141
中性　80
腸　202, 262
　── 蠕動　119
腸閉塞　127
　（の, を）除外　119, 120
超音波　▶エコー
腸管　309, 311, 314
　── 蠕動　119
　── 内圧　120
　── 吸収（率）　33
徴候　130, 203
超高齢社会　111
聴取　129
聴診　159
　── 異常　160
調整｜微調整　20, 22, 49, 76, 118, 123,
　　124, 229, 238, 239, 241, 302
　── 間隔　**231**
　pH ──　318
　持続インスリン ──　239
　速度 ──　**2**, 4, **12**, 13, 21, 124
　薬剤 ──　**108**
　輸液（の, を）──　116, 229,
　　242-244
調節投与　87
超速効型インスリン　92
腸内細菌科細菌　83
直腸診　166
貯留　228
　胸水 ──　133
　心嚢水 ──　252
治療　95, 97
　── 介入　147
　── 期間　93
　──（の）目標　141, 287
　──（を）開始　31, 134, 163, 226,
　　296
　急性期（の）──　98-100, 108
　緊急 ──　283, 286
　抗菌薬 ──　24, 25
　根本 ──　158, 161
　集中 ──　xiii, 16, 37, 72, 134,
　　151, 189, 195, 229
　初期 ──　▶ EGDT　180, 198,
　　226
　診断的 ──　336, 337
　追加 ──　235
　代謝性アルカローシスの ──　121
　低カリウム血症の ──　268
　低ナトリウム血症の ──　279, 297
　糖尿病性ケトアシドーシス（DKA）（の）

—— 226, 229, 232, 235, 236, 240, 244, 245
特異的な —— **134**, **135**
メリハリのある —— 229, 232
治療戦略 120, 131, 133, **135**, 136
急性心不全の —— 135
治療必要数（NNT） 180
治療法 59, 60, 258, 274, 275
鎮静薬 13, 239, 240, 318
鎮痛薬 318
沈澱 19, 75, 137
使い分け 126
—— の目安（輸液セット） **21**
爪 182
手足 132, 155, **159-161**, 163, 166
低栄養 298
低下 180, 192, 198, 209, 301
1回拍出量（SV）—— 148
酸素運搬量（DO₂）の —— 332
カリウム（K）の —— 236, 241
凝固能 —— 176
筋力 —— 266, 268
駆出率（EF）の —— 183
血圧 —— 89, 225
血小板 —— 176
血清カリウム（K）濃度の —— 262, 269
甲状腺機能 —— 276
弛緩能 —— 149
糸球体濾過量（GFR）—— 102
循環血漿量 —— 70, 252
心機能が —— 102
心拍出量（CO）—— 170, 203, 333
腎機能の —— 102
静水圧の —— 36
乳酸（値）（Lac）（は，も）—— 198, 336, 337
尿クロール（Cl）（が）—— 123, 124
尿浸透圧が —— 299
尿の濃縮機能 —— 102
尿比重の —— 299
尿量 —— 306
判断能力 —— 56
皮膚ツルゴールの —— 280
有効循環血漿量の —— 253, 254, 256, 265
力価の —— 75
流量 —— 36
低下速度
カリウム（K）の —— 238, 240
低カリウム（K） 298
低カリウム血症 73, 114, 122-124,

126, 235, **258**-**260**, **261**, **263**, **264**, 266, 269, 271, 297, 298, **302**, **303**
—— （の）患者 259, 271
—— の原因検索｜原因診断 262, **264**, **265**
—— の治療 268
低灌流 ▶組織低灌流
定型肺炎 30
低血圧 123, 156
低血糖 88, 92, 242-244, 325, 326
テイコプラニン 318
定時打ち **87**, 88, 90
定常状態 195, 197
低心機能 **189-192**, 193
低張液 71, 100, 101
低ナトリウム血症 **68-70**, 71, 139, **143**, **144**, **274-279**, 280-283, 284, 288, 292, 293, 296-299, 301, 302, 340
—— のアプローチ **277**
—— のガイドライン 298
—— の原因 275
—— の診断 **276**, 282, 292, 294
—— （の）診療 274, 275, 296
—— の治療 279, 297
—— の補正 284, 287
—— の本質 278
—— のリスク 72, 340
profound な —— 282, 283, 286, 296
医原性 —— **68**, **69**, 71, 100, 101, 340
ディフィニティブセラピー 24, 25
低マグネシウム血症 114, 265, 268
低リン血症 298
データ 77, **91**, 169, 259, 333
—— チェック 234, 239
血液 —— 115, 116, 303
採血 —— 236, 264
チャンピオン —— 176
尿の —— 266
テオフィリン 335
適応 32, 33, 68, 168, 191
緊急上部内視鏡検査の —— 167
動脈ライン（Aライン）の —— **227**, **228**
皮下輸液の —— 316
輸液の —— **32-35**, 38, **42**, **43**, 64, **66**, **67**, 82, 95, 96, 150, 154, 178, 210, 258, 314
利尿薬の —— 142, 218
適応のない輸液（製剤） **33**, **34**
滴下 2, 5, 156, 157
—— 数 12, **21**, **22**

367

―― 落差　156, 157
滴下速度　**4**, 12, **20-22**
　輸液の ――　173
　輸血の ――　**325**
デキサメタゾン　318
適切な対応　179
適切な輸液量　187
デクスメデトミジン　13
デスモプレシン　298, 300, 302
デバイス　112, 184, 189
　医療 ――　95
デュラグルチド　318
転院　99
電解質　34, 35, 41, 43, 61, 67, 76-
　78, 96, 103, 114, 121, 122, 234,
　239, 321
　―― 含有量　45
　―― 管理　viii
　―― の悪化　303
　―― (の) 異常　42, 68, 78, 114,
　185, 228, 258, **260**, **261**, 262,
　264, 274-276, 281, 282, 306, 316
　―― 濃度　**122**, **261**, 276
　―― 補正　36, 258, 340
　―― 量　**276**
　尿 ――　118, 119, 124, 263,
　264, **266**, 270, **281**, 286
電子伝達系　329
点滴　4, 35, 51, 54, 65, 66, 87, 97,
　99, **138**, **139**, 261, 269, 297, 315
　―― キープ　74
　―― を終了　213
　―― 製剤　24, 95
　―― 速度　297
　―― 投与　49, 52
　―― の切り替え　50
　―― の速度調整　4
　―― (を) 開始　22, 73, 297
　24 時間 ――　74
　後押しの ――　212
　塩化カリウム (KCl) 入り ――　13,
　73
　大外ししない ――　46
　お仕置き ――　56
　抗菌薬 (の) ――　24, 26, 36, 76,
　89
　持続 ――　212, 297
　深夜の | 夜間の ――　49-51
　糖入り (の) ――　**89**, **90**
　ビタミン (の) ――　76, 89
　末梢 ――　266, 267, 271
　メインの ――　36
転倒　74
点鼻スプレー　300

添付文書　272, 317, 323
糖入り (の) 点滴　89, 90
頭蓋内出血　41
頭蓋内膿瘍　97
頭頸部　177
透析
　―― 患者　38, 259, 332
　緊急 ――　235
橈側皮静脈　**7**, **8**
等張液　72
当直　14-16, 28, 40, 41, 56, 57, 115,
　129, 144, 153, 167, 263, 280
疼痛　70, 293, 314, 316
導尿　266, 270, 281
糖尿病　82, 84, 280, 296, 301, 337
　―― のシックデイ　84, 297
　2 型　225
糖尿病患者　82, **84**, **85**, 88, 90
糖尿病性ケトアシドーシス (DKA)
　19, 20, 85, 88, 224-233, 235,
　236, 238, 240, 243-246
　―― の寛解基準　244, 245
　―― (の) 治療　226, 229, 232,
　235, 236, 240, 244, 245
　―― の輸液(戦略)　227, 229, **230**,
　232, 233, 246
糖尿病内服薬　87
糖尿病薬　89, 318
頭部 CT　41, 280
頭部外傷　18, 54, 56
動脈　**8**
動脈圧　169, 185
動脈ガス　35, 43, 67, 96
　―― 採血　**228**
動脈血　331, 332
動脈血液ガス　118, 124, 183, 185,
　193, 198, 199, 225, 237, 238,
　241, 242, 263, 272, 287, 290,
　301, 303, 328, 336
動脈血酸素分圧 (PaO$_2$)　118, 124,
　226, 237, 241, 242, 334
動脈血中の二酸化炭素含量 (ActCO$_2$)
　332
動脈血二酸化炭素分圧ギャップ (pCO$_2$
　gap)　330, 332-336
動脈ライン (A ライン)　167, 169,
　174, 178, 185, 226, 227, **228**, 286,
　328, 336
投与　20, 26, 28, 42, **67**, 73, **173**
　―― 開始　196, 268, 270
　―― 間隔　49
　―― 完了　48, 113, 227, 287, 290
　―― 時刻　42, **48**, **49**, 50
　―― 日数　54

—— 薬剤　321
24時間持続 ——　174
急速 ——　51, 52, 230, 234, 267, 283
固定 ——　87
酸素 ——　132, 155
持続 ——　169, 174, 196, 215, 275, 283, 284, 325
全開（で）——　42, 48, 66, 84, 153, 226, 227
側管 ——　104
大量 ——　169, 264, 269
単独 ——　**19**
調節 ——　87
点滴 ——　49, 52
ビタミン ——　**47**
標準量 ——　169
ボーラス ——　56, 174, 206, 230, 275, 283, 284, 289, 290, 240
予防 ——　51
輸液 ——　36, 49, 56, 170, 189
投与速度　49, **54**, **105-107**, **113**, 173, 188, 267, 271
—— 変更　196, 197
糖類喪失性腎症　277
糖を含有した輸液　84
▶糖入り点滴
ドキソルビシン　321
特異的な治療　**134**, **135**
特異度　176, 177, 254, 278
RUSH exam の ——　**163**
特殊な疾患　134
特殊な知識　112
特殊（な）病態　**134**, **135**, 139, 140, 176
毒性　112
毒素　335
特発性細菌性腹膜炎　176
毒物　335
怒張　132, 155, 159, 165, 280
—— の可能性　159
外頸静脈 ——　160, 280
頸静脈（の）——　**23**, 133, 136, 141
突然死　235, 258
ドパミン　52, 186
ドブタミン　132, 155, 203
吐物　115
ドプラ　205
—— 評価　203
カラー ——　204
パルス ——（PW）　148, 149, 202, 204
トラネキサム酸　318

トラブル　53, 64, 80, 85, 213, 313, 323
—— を避けるポイント　310, 312
アルコールでの ——　51
静脈の ——　320
皮膚の ——　321
ルート ——　36
トランサミン®　105
ドルミカム®　81
ドレッシング　10, 112
ドレナージ　97, 127
トレンド　147, 170, 180, 181, 213
トロポニンI（Trop-I）　140

な行

ナーシングホーム　109
内科　85
—— 緊急症　19
—— 疾患　37
内頸静脈　330
右 ——　272, 328, 336
内視鏡
緊急上部 ——　167, 168
緊急 ——　167-169
準緊急 ——　174
内視鏡的逆行性胆道膵管造影（ERCP）　185, 213
内服　14, 73, 78, 85, 89, 93, **97**, 218, 264, 268-270, 280, 301, 303
—— カリウム（K）製剤　73, 269
—— 抗菌薬　67
—— スイッチ（抗菌薬）　95
内服製剤　222, 269, 270
塩化カリウム（KCl）——　269, 270
内服薬　40, 82, 87, 115, 129, 153, 262, 301, 337
糖尿病 ——　87
ナトリウム（Na）　**44-46**, 65, 69, 70, 72, **73**, 74, 75, 77, 78, 83, 89, 99, 103, 118, 122, 124, 140, 222, 226, 242, 278, 280, 282, 283, 286-288, 290, 296-298, 300, 301, 303, 336
—— ・グルコース共輸送体2（SGLT2）阻害薬　85, 87
—— 異常　141, 306
—— 過剰補正　299
—— 再吸収　222
—— 摂取量　222
—— 絶対値　279
—— 増加量　287
—— 濃度　142, 143, 278, 279, 283, 287, 289
—— 濃度異常　276

—— 濃度　　284
—— （の）変化　　276, 288, 297
—— バランス　　139
—— 負荷　　126
—— 補正　　288, 297-299
—— 補正式　　275
—— 補正速度　　275
—— 予測　　290
—— 流量　　302
—— 量　　77, 101, 278
血 清 ——　　77, 208, 288, 289, 297, 299-301
尿 ——　　281, 298, 301
難水溶性　　19
難治性のショック　　225
何となく輸液　　33, **37**, **38**, 328
▶ fluid creep, fluid reflex
何となくルーティン　　57
軟部組織　　320
ニカルジピン　　81, 197, 215
二酸化炭素（CO_2）　　228, 332, 333, 336
二酸化炭素排泄量（vCO_2）　　332
日常生活動作（ADL）　　109
日本　　xiii, 105, 110, 169, 259, 293, 310, 312, 315
日本緩和医療学会　　310
日本静脈経腸栄養学会　　104
日本赤十字社　　172
入院　　30, 31, 41, 47, 85, 87, 95, 109, 110, 131, 198, 226, 233, **259**, 297, 326
—— 24 時間の時点　　188
—— 2 日前　　280
—— 3 日前　　280
—— 2 日目　　65
—— 3 日目　　89, 315
—— 5 日目　　78
—— 6 日目　　78
—— 7 日目　　93, 99
—— 患 者　　69, 70, 87, 94, 114, 117, 258
—— 管理　　23, 64, 82, 83, 144
—— 後の食事量 | —— してからの食事量　　66, **68**
—— して 3 週間後　　318
—— して半日以上　　**68**
—— 当日　　280
—— 翌日（以後）　　296, 303, 313
—— の可能性　　15
—— の最初数日　　74
—— 理由　　94
非重症 ——　　88
レスパイト ——　　309

ニューキノロン系抗菌薬　　321
乳酸 Ringer 液　　17, 80, 81, 335
乳酸アシドーシス　　182, 228, **330**, **331**, 333, **334**, **335**, 336, 337
乳酸クリアランス　　**330**
乳酸産生　　330
乳酸上昇　　35, 96, 209, 328, **335**
乳酸脱水素酵素（LDH）　　329
乳酸値（Lac）　　171, 182, 183, 185, 191, 194, 198, 226, 241, 242, 336
乳頭筋断裂　　135
尿　　38, 97, 152, **212**, 219, **260**, **261**, **266**, 270, 288, 302, 303, 306
—— カリウム（K）　　263, 267, 296, 301
—— カリウム（K）喪失　　268
—— カリウム（K）排泄　　303
—— カリウム（K）/ —— クレアチニン（Cre）比　　265, 266
—— クレアチニン（Cre）　　**266-268**
—— クロール（Cl）　　118, **122**, **123**, **265**, 297
—— ナトリウム（Na）　　281, 298, 301
—— 浸透圧　　277, 281, **282**, **294**, 297-299, 301, **306**, **307**
—— 検 査　　266, 282, 286, 294, 296, 301
—— 培養　　89
—— 比 重　　288, 297, **299**, 301, **306**, **307**
—— 糖　　87
—— のイメージ, half normal saline の　　143
—— の濃縮機能低下　　102
希釈 ——　　219, 298-300
随時 ——　　266, 267, 277
水利 ——　　299, 302
スポット ——　　122, 124
反応 ——　　**142**, **143**, 144
尿管　　308
—— 結石　　337
尿細管　　69, 302
尿細管性アシドーシス　　265
尿電解質　　118, 119, 124, 263, **264**, 270, **281**, 286
—— 検査　　281
—— の推算方法　　**266**
尿道カテーテル　　144, 223, 281, 286
尿ナトリウム（Na）　　281, 298, 301
尿崩症　　300
尿量　　182, 209, 214-216, 218, 219, 222, 223, 231, 238, 241, 256,

288, 297, **299**, 301, 303
—— 低下　　306
希釈 ——　　300
反応尿　　**142**, **143**, 144
妊娠　　252
認知症　　108, 110
—— 患者　　251
Alzheimer 型 ——　　98, 312
認定看護師（CN）　　viii
妊婦　　236
ネーザルハイフロー　　132, 155
寝たきり　　110, 308
熱　　14
熱傷　　37, 38
気道 ——　　36
ネフローゼ　　70, 277, 292
脳　　52, **279**
—— 疾患　　70
—— 出血　　280
—— 浮腫　　282-284
—— 由来の症状　　279, 281, 282,
283
脳炎　　97
膿胸　　97
濃厚血小板（PC）　　172
濃縮機能低下　　102
脳性ナトリウム利尿ペプチド（BNP）
130, 140
濃度　　73, 234, 236, **240**, **267**, 284,
306
アルドステロン ——　　303
塩化カリウム（KCl）——　　240,
271
カリウム（K）——　　235, 258-
260, 262, 302, 269, 302
クロール（Cl）——　　122, 233
血清ナトリウム（Na）——　　77,
278
血清カリウム（K）——　　262, 269
血清クロール（Cl）——　　233
血中アルコール　　56
血中 ——　　169, 197
重炭酸イオン（HCO₃⁻）——　　121
電解質 ——　　**122**, **261**, 276
ナトリウム（Na）——　　142, 143,
276, 278, 279, 283, 287, 289
囊胞性線維症　　97
膿瘍　　97
肝 ——　　97
頭蓋内 ——　　97
ノーリア - スティーヴンソン分類　　130,
134, 135, **136**, 140
ノボリン ®R　　92
ノルアドレナリン　　13, 81, 185, 186-

188, 193, 215, 239, 240, 252, 337
—— 終了　　199, 214, 216
—— (の, を) 漸減　　**194-197**, 198,
199, 213, 214
—— の漸増　　197

は行

バーター症候群　　123, 265
肺　　75, 130, **162**, **164**, **165**, 182,
217, **306**, 331
—— うっ血　　136, 137, 139, **141**,
142, 147, 192
—— エコー　　183, 192, 193
—— 高血圧　　147, 148, 256
—— 塞栓　　135, 161, 162, 165,
252
—— 転移　　314
—— (の) 疾患　　36, 70
バイアル製剤　　**26**, **27**, 47, 48, **52**, **53**
肺炎　　15, 23-25, **30**, 36, 65, 74, 94,
97, 110, **165**
—— 球菌　　26, 30
—— の原因　　30
—— の可能性　　23
市中 ——　　19, 23, 26, **30**, **31**
定型 ——　　30
肺炎球菌性 ——　　64, 75
非定型 ——　　30
バイオアベイラビリティ　　92
バイオフィル形成　　36
肺活量減少　　133
ハイカリック ®RF 輸液　　105
肺血管陰影　　141
敗血症　　151, 161, 180, 184, 186, 188,
211, 224, 229, 230, 232, 252, 332-
335
—— のガイドライン（SSCG）　　186
—— の循環管理　　187
敗血症診療　　179, 328
—— のエビデンス　　**180**
敗血症性ショック　　163, 171, 185, 186,
188, 191, 197, 198, 203, 210, 212,
213, 328
敗血症性心筋症　　163
肺高血圧　　147, 148, 256
配合変化　　19, 66, **75**, 100, 104, 105
pH 移動による ——　　80
化学的 ——　　75
物理的 ——　　75
▶希釈
排泄　　262, 302, 303
カリウム（K）（の）——　　260, 261,
303
重炭酸イオン（HCO₃⁻）（を）——

121, 126
腎アンモニア ── 122
排泄能　121
排泄量（カリウム）　266-268
バイタル安定　66, 74, 96, 167, 168
バイタルサイン　14, 17, 20, 23, 40, 56, 57, 65, 74, 83, 84, 89, 115-118, 124, 129, 153, 154, 159, 166, 174, 185, 209, 225, 237, 256, 263, 280, 326
　── (の) 悪化　65, 89
　── の崩れ　84, 117, 118, 236
　来院時の ──　225, 236, 263
肺動脈楔入圧（PAWP）　147
排便　129
培養　23-25
　── 検体　25
　血液 ──　83, 84, 89, 326
　尿 ──　89
肺リンパ管　192
ハイリスク
　── 群　298, 299
　── な薬　267
　── 部位, 神経損傷の　**8**
吐き気　51, 52
▶悪心
白濁　19
パクリタキセル　321
パターン　59, 70, 80, 123, 124, 219, 299
　血流 ──　202
　パルスドプラ（PW）の ──　202
抜去
　早期 ──　95, 112
　ルート ──　322, 326
白血球（WBC）　83, 99
　── 数　97
発熱患者　33
鼻カニューレ　23, 65, 140
鼻をすする　251
バランス　77, 78, 123, 141, 142, 219, 260, 284
　イン・アウト（の）──　214, 215, 219
　酸素需給 ──　180
　水分 ──　34, 35, 68, 77, 96
　体液 ──　211, 231
　ナトリウム（Na）──　139
　プラスの ──　216
　マイナスの ──　214, 215
　水 ──　306
針　**9**, 27, 316
　── 刺し事故　26
　── の選び方　6

　── の太さ　6
　▶ゲージ数
　金属 ──　316
　びん ──　4, 5
　留置 ──　3, **6-8**, 10, 11, 56, **316**, **317**, 325
パルスドプラ（PW）　148, 149, 202, 204
バルプロ酸　335
ハロペリドール　318
半減期　194, 196, 197, 214, 215
　血中 ──　87
　薬剤の ──　**197**
バンコマイシン　81, 113, 321
バンドル
　ABCDE ──　**108**
反応　115, 181, 216, 218, 283, 329
　── 尿　**142**, **143**, 144
　アレルギー ──　320, 321
　フレア ──　**320**, **321**, 322
　防御 ──　279
ビーフリード®　100, **103**, 105-108, **113**
皮下脂肪　316
皮下注（射）　**87**, 88, 92, 245, 300, 318
　インスリン ──　247
　持効型インスリン ──　245
　持続 ──　318
ビカネイト®　75
皮下輸液　**315-318**
光分解　48
非観血的血圧測定　228
引き継ぎ　28, 68, 124, 167, 199
膝周りの mottling　182, 189
肘　7, 187, 325
肘正中皮静脈　8, 166, 325
皮質集合管　122, 302, 303
非重症患者　74, 88
非重症入院　88
非循環器科医　184
微小循環　332-334
脾静脈　204
非水溶性溶剤　81
ビタミン　47
　── 混注　**48**
　── 剤　104
　── 製剤　47, 48
　── 投与　**47**
　──（の）点滴　76, 89
ビタミン B$_1$　42, **47**, 48, **335**, 336, 337
　── の予防投与　51
ビタミン B$_6$　47
ビタミン B$_{12}$　47, 48
ビタミン B 群　47, 48

ビタメジン® 42, 47-49, 51, 66, 78, 84, 105, 336, 337
ピットフォール xii, 25, 296, 299, 300, 306, 332
▶落とし穴
非定型肺炎 30
ピトレシン® 197, 215, 300, 302
ヒドロコルチゾン 318
皮膚 8, 102, 182, 316, 321
—— 障害 321
—— ツルゴール 280
非閉塞性腸管虚血 (NOMI) 334
ピペラシリン (PIPC) 185, 193, 213, 216
肥満 44
ヒューマリン®R 89-92, 105, 227, 234, 238, 298, 301
評価 131, 158, 216, 243, 247, 266, 306, **311**, 314, 338
うっ血の —— 191, **192**
過小 —— 112, 257, 258
下大静脈 (IVC) 径 (変動) —— **250**, 253, 254
過大 —— 257
肝静脈の —— 204
血行動態的うっ血 (の, を) —— 183, 193, **202**, 219
血行動態を —— 186
循環を —— 166, 244, 229, 244
循環血漿量減少を —— 253
循環動態を —— 171
腎静脈の —— 204, 219
水分量を —— 309
体液量減少を —— 278
ドプラ —— 203
パルスドプラ —— 204
門脈の —— 204
有効循環血漿量の —— 265
輸液耐性を —— **189**
リスク —— 190
臨床的うっ血の —— 190
レニン・アルドステロンの —— 265
評価項目
(POCUS の) —— 134, 146
表在静脈 **7**
病室 314, 318
標準化 250, 251, 257
標準量投与 169
病状 (の, を) 説明 108, 310, **312-314**
病態 xv, 15, 16, 18, 20, 59, 117, 130, 131, 133, 137, 228, 274-276, 282
—— に関する誤解 278
—— の本質 120, 279

重症な —— 17
ショックの四 —— **154-156**, 158, **163**
心不全の —— 128
特殊 (な) —— 134, 135, 139, 140, 176
病棟 16, 23, 129, 140, 187, 188, 299, 306
—— 管理 14, 29, 109
—— 急変 178
—— スタッフ 48
—— での輸液 40, 41, **49**
—— (当直の) 医師 95, 144
—— (の) 看護師 **50**, 51, 95, 193, 315, 320
一般 —— 40, 64, 65, 82, 99, 300, 309
緩和ケア —— 309
急性期 —— 223
専門 —— 88
表皮ブドウ球菌 112
病歴 20, 56, 116, 117, **122**, **123**, 124, 132, 133, 140, 141, 174, 264, 277, 333, 336, 337
比率 91, 92
体液 (区画) の —— 61, 137
ピリドキシン 47
▶ビタミン B6
昼 14, 49, 54, 297
ピルビン酸 328, 329
びん針 4, 5
ビンブラスチン 321
頻脈 133, 225
ファモチジン 105, 318
不安 58
不安定 48, 292, 336
—— (血行動態) 271
—— (呼吸) 166
—— (循環動態) 185, 215, 229
—— (状態) 74, 88
—— な薬剤 53
不安定化 74
フィードバック 147
フィジオ® 75
フィック原理 332
フィルター 6, 173
フェーズ 70, **151**, **152**, 169, 178, **179**, 199, **210-213**, 217, 218, 224, **229-232**, 238, 246, 339
4 つの —— **151**, **152**, 179, 210, 211, 224, 229, 230, 232, 339
フェニトイン 81, 321
フェンタニル 318
フォレスター分類 130

373

不快（感）　58, 311
　　心窩部――　152
不確実性　58
賦活化　117
不感蒸泄（量）　61, 288
腹腔
腹腔内　166
　　――出血　166
腹腔内圧　252, 253
複雑性腎盂腎炎　328
副腎皮質刺激ホルモン（ACTH）　69,
　265
ACTH 産生腫瘍　265
副腎不全　70, 277
腹水　136, 141, 177, 192, 217, 252,
　257, 277, 278, 311, 313, 314
　▶胸腹水
腹部
　　――エコー　120, 202, 257
　　――コンパートメント症候群　252
　　――術後　127
　　――腫瘤　252
　　――症状　214
　　――大動脈瘤　**165**
腹壁　316
腹膜炎　176
浮腫　23, 99, 102, 132, 141, 155, 277,
　311, 314, 316, 317
　　下腿（の）――　128, 129, 133
　　細胞内――　279
　　全身――　278
　　臓器――　182
　　脳――　282-284
不整脈　115, 116, 135, 235, 258, 266,
　271
　　――のリスク　114
　　――予防　235
　　致死性――　240, 259
ブチルスコポラミン　318
二日酔い　51, 54
物理的配合変化　**75**
不適切　186, 259, 260
ブドウ糖　80, 87, 298
　　――輸液　141, 142
ブドウ糖液　75, **137**, **138**, 142, 143
　　5%――　81, 105, 129, 137-139,
　　140, 142, 144, 286, 298, 300-303,
　　323
　　10%――　242-244, 323-326
　　50%――　105, 325, 326
プラスのバランス　216
フラッシュ　19, 173
フランク - スターリングの曲線　190,
　206-209

プリンペラン®　**51-54**, 81, 104, 105,
　119, 120
フレア反応　**320**, **321**, 322
フレイル（の進んだ）高齢者　**98**, 99,
　103, 104
　　――の診療　98
プレゼン　28, 76
ブロードスペクトラム　25
フロートラック　184, 334
プローブ　162, 202, 204
フロセミド　81, 318
プロトコル　169, 187, 215
プロトンポンプ阻害薬（PPI）　127,
　167-169, 174
プロポフォール　321, 335
分解　47, 215, 328
分画　137, 138
　　クレアチンキナーゼ MB ――　140
　　体液――　xii, 17, **137-139**
分泌亢進　69, **293**
分布
　　輸液――　**137-139**
　　▶血液分布異常性ショック
文脈　223, 250, 253
　　臨床的――　176
平均動脈圧（MAP）　162, 180, 185-
　187, 189, 193-195, 198, 216
閉塞性ショック　117, 158-161, 163,
　165
併用　103, 144, 168, 197, 268, 297
　　カテコールアミン――　231, 236
　　ステロイド――　188
　　スライディングスケールを――
　　92
　　マクロライド――　30, 31
壁運動異常　134, 146
ベタメタゾン　81, 318
ベッドサイド　146, 197, 202, 314,
　338, 340
ヘパリン　318
ヘモグロビン（Hb）　167-169, 172,
　334
ヘモグロビン A1c（HbA1c）　83
ペルジピン®　81
ヘルスエキスパート　309, 310, **312**,
　313
変化　75, 102, 110, 147, 182, 229,
　253, 276
　　血行動態の――　271
　　血中アルコール濃度の――　56
　　心電図（ECG）――　272
　　体液量（の）――　278
　　体型――　44
　　ナトリウム（Na）（の）――　276,

288, 289, 297
バイタルサインの ―― 23, 56
輸液速度の ―― 156
変換
―― (エネルギー) 47
―― (計算) 289
―― 変換 107, 195, **196**, 289
ペンタゾシン 318
変動 183, 250, 253, 255, 256, 264
―― 率 205, 250, 251
下大静脈 (IVC) 変動 183
呼吸性変動 183
ポイント 5, 6, 18, 33, 80, 90, 95,
142, 156, 159, 171, 176, 177,
179, 182, 192, 222, 254, 275,
278, 303, 306
エコーの ―― 147
シックデイルールの ―― 85
心不全の定義の ―― 130
低ナトリウム血症の治療の ――
279
トラブルを避ける ―― 310, 312
皮下輸液の ―― 316
プリンペラン®の ―― 52
防御反応 279
膀胱癌 308, 309
膨疹 320
乏尿 136, 170, 171
訪問診療 (医) 308, 309
ボーラス 283, 287
―― 投 与 56, 174, 206, 230,
275, 283, 284, 289, 290, 240
―― 輸 液 151, 152, 167, **170**,
171, 179, 181, 186, **189-192**, 229,
230, 232
保険適用 169
保険適用外 271, 272
補充
塩化カリウム (KCl) ―― 235
カリウム (K) (を) ―― 124,
126, 235, 259, 260, 262, 264
クロール (の) ―― 18, 119, 124,
126
糖 (の, を) ―― 244, 325
マグネシウム ―― 268
補助換気 135
ホスピス 110
ホスピタリスト viii
ボスミン® 81
補 正 ▶ Redistribution 34, 61,
114, 115, 124, 127, 196, 266-268,
272, 279, 280, 296, 297, 340
アルカローシス ―― 119, 120
過剰 ―― 298-300

緊急 ―― 263, 264, 266, 280, 290
クレアチニン (Cre) ―― 266-
268
代謝性アルカローシスの ―― 123
中心静脈からの ―― 266
低ナトリウム血症の ―― 284,
287
電解質 ―― 36, 258, 340
ナトリウム (Na) ―― 297-299
末梢静脈からの ―― 124
補正速度 275, 301, 302
補正予測式 287
発作 19, 334
発作性夜間呼吸困難 133, 136, 141
発赤 316, 320, 322, 326
ホリゾン® 19
ボルベン® 75
ホルモン 299
甲状腺刺激 ―― (TSH) 297
抗利尿 ―― (ADH) 69, 70, 71,
142, 143, 188, 282, **292-294**, 297,
299, 300
副腎皮質刺激 ―― (ACTH) 69,
265
本質 60, 229, 279
代謝性アルカローシスの ―― 120
低ナトリウム血症の ―― 278
ポンピング 173

ま行

マイコプラズマ 30
マイナスのバランス 214, 215
マグネシウム (Mg) 272
―― 補充 268
マクロライド 30
マジックナンバー **42**, **43**, 100, 101
末期 310, 311
▶終末期
末梢 103, 105, 153, 159, 186, 187
―― 側 37
―― 点滴 266, 267, 271
―― の組織 182
―― ルート 112, 113, 132, 155,
213, 236, 240
末梢血管再灌流時間 (CRT) 35, 43,
67, 96, 171, 182, 183, 189, 191,
267, 268, 331, 332
末梢血管抵抗 186
末梢静脈 104, 315, 322, 324
―― からの補正 124
―― ルート 173, 187, 188, 270,
315, **325**
末梢静脈栄養 (PPN) 104
末梢挿入型中心静脈カテーテル (PICC)

99, 103
慢性期　　70, 312
　── 管理　　131, 264
慢性疾患　　259, 312
ミオコール®　　197
右頭骨動脈　　328
右内頸静脈　　272, 328, 336
水　　**42-46**, 101, 139, 203, 217, 219,
　225, 278, 293
　── バランス　　306
水中毒　　277, 292
ミダゾラム　　81, 318
看取り　　109
ミネラル　　**42-46**, 101
　── の計算方法　　**45**
ミネラルウォーター　　280
ミノサイクリン　　81, 335
ミノマイシン®　　81
脈圧　　117, 136, 159
▶静脈圧，動脈圧
脈拍（HR）　　132, 155, 236
　── 上昇　　278
無駄な輸液　　210-212
胸　　**159-161**, 166
メイロン®静注　　81
メイン輸液　　15, 38, 42, 68, 72, 73,
　76, 78, 83, 92, 94, 105, 124, 144,
　185-187, 193, 211-216, 226, 231,
　245, 267, 325, 326
　── 混注（インスリン）　　87, **90**,
　91, 300, 301
　── 混注（液体製剤）　　284
　── 製剤　　**104**, **105**
メタアナリシス　　30, 177, 181, 233
メトグルコ®　　82
メトクロプラミド　　81, 104, 297
メトヘモグロビン血症　　334
メトホルミン　　82, 280, 297, 335
目安　　54, 77, 92, 102, 106, 110, 123,
　146, 148, 159, 188, 194, 223, 239,
　243, 244, 265, 269, 293, 299, 310,
　313
　改善速度の ──　　240
　感染対策上の投与速度の ──　　113
　血糖値の目標値の ──　　87
　抗菌薬内服スイッチの ──　　95
　循環の安定の ──　　186
　初期投与量の ──　　218
　水分量とミネラルの ──　　44
　水分量の ──　　46, 72
　使い分けの ──（輸液セット）　　21
　輸血速度の ──　　**172**
　滴下速度と滴下数の ──　　**21**, **22**
メリハリ　　168-170, 218

── のある治療　　229, 232
── のある輸液　　181
毛細血管拡張　　176, 177
目標　　58, 213, 218, 223, 239, 241,
　242, 244, 268, 302
　── 値　　84, 87, 180, 242, 244, 298
　── 量　　223
　治療（の）──　　141, 287
モニター
　── 管理　　132, 155
　── 心電図　　268
　心電図 ──　　73, 272
モニタリング
　血圧（を）──　　167, 228
モヤモヤ　　58-61, 64
モラキセラ　　26, 30
モリソン窩　　162
モルヒネ　　81, 318
門脈　　**202-205**, 219

や行

夜間　　49, 74, 82, 89, 128, 153, 169,
　174, 185
　── 咳嗽　　133
　── ロック　　66, 74
▶発作性夜間呼吸困難，夜
薬剤　　4, 52, 53, 71, 81, **105**, 113, 196,
　236, 300, 316, 317, **320-326**, 333,
　335
　── 調整　　**108**
　──（と）の相互作用　　173, 240,
　338
　── の希釈　　**81**
　── の半減期　　**197**
　原因 ──　　321
　不安定な ──　　53
▶薬
薬剤師　　81
痩せ　　44, 101
薬価　　300
薬効　　87
夕（方）　　14, 49, 65, 76, 83, 152,
　185, 199, 297
誘因　　124, 128, 235, 299
　── 検索　　226
▶原因
有害事象　　37, 51, 52, 54, 119, 170,
　172, 182, 186
有害性　　156, **192**
有効循環血漿量　　143, **207-209**, 251,
　253, 282, 292, 293
　── の減少｜低下　　253, 254,
　256, 265
　── の増加　　265

376

—— の評価　　265
輸液
　—— の知識　　xv, 16, 75, 150
　—— のガイドライン　　33
　—— の基礎知識　　32
　—— の効果　　310
　—— の古典的な理論　　69, 340
　—— の周辺知識　　52, 196, 338
　—— の適応　　**32-35**, 38, **42**, **43**, 64,
　　66, **67**, 82, 95, 96, 150, 154, 178, 210,
　　258, 314
　—— の歴史　　32
　無駄な ——　　210-212
輸液（の）オーダー　　xv, 41, 45, 46,
　　58, 61, 62, 65, 72, 74, 99, 338
　病棟での ——　　40
輸液開始　　2, 231
　—— 後　　282
　—— 前　　264, 281
輸液回路　　2, **5**, **10-12**
輸液過多　　77, 100, 103, 108, 170, 181,
　　191, 193, 203, 217, 240, 243, 256
　—— の原因　　211
輸液管理　　118, 128, 180, 300, 328
輸液指示　　50
輸液製剤　　3, 17, 33, 34, **45**, 61, 73,
　　80, **81**, 100, 113, 137, 318, 323
　カルシウム（Ca）が含まれる ——
　　75
　バランス ——　　123
　メイン ——　　**104**, **105**
輸液セット　　**2-5**, 13
　小児用（の）——　　3, 12, **21**, **22**,
　　129
　成人用 ——　　3, **12**, **21**, **22**
輸液戦略　　88, 121, 122, **139**, **143**, 152,
　　158, **180**, **181**, 185, 202, 214, 228,
　　231, 238, 339, 340
　糖尿病性ケトアシドーシス（DKA）の ——
　　229, **230**, **232**
輸液速度　　12, 13, 15, 20, 21, 36, 100,
　　105, 107, 118, **156-158**, **170**, 189,
　　238, 316
　—— の安全域　　156
　—— の考え方　　154
　—— の計算　　**105**
　——（の, を）調節（法）　　21, 123,
　　156
　—— の変化　　156
　—— をコントロール　　20
　—— を漸減　　193, 238
輸液耐性　　171, **181-183**, 186, 189-
　　191
　—— を評価　　189

輸液投与　　36, 49, 56, 170, 189
輸液バッグ　　156
輸液反応性　　**170**, **171**, **181-184**, 189-
　　191, 203, **206-209**, 228, 229, 251,
　　254-256
　—— の考え方　　206
輸液必要性　　167, **171**, **181-183**, 189,
　　191, 211, 231
輸液ポンプ　　**13**, 21, 264, 270-272
輸液漏れ　　187, 188, **320-322**
輸液ライン
　成人用の ——　　54
輸 液 量　　103, 187, 189, 190, 212,
　　229, 231, 238, 240, 242, 243,
　　316, 328
　総 ——　　212
　平均 ——　　188
輸液療法　　16, 33, 310
輸血　　6, 167, 168
　—— のコツ　　**173**
　—— の知識　　**172**
　—— 製剤　　172, 173
　—— 制限　　172
　—— 速度　　172, 173
　—— バッグ　　173
陽圧換気　　183, 184, 252, 254, 255
溶解　　**26**, 28, 48, 53, 81, 124, 267
　—— 性　　80
溶血　　173
溶質　　279, 306
陽性（血液培養）　　84
陽性（輸液必要性, 輸液反応性）　　183
陽性尤度比　　117
溶媒　　52, 54, 241
ヨーロッパ　　274, 283, 298
ヨーロッパ医薬品庁（EMA）　　54
ヨーロッパ臨床栄養代謝学会（ESPEN）
　　102, 103
翌朝　　82, 167-169, 174, 245
翌 日　　78, 92, 216, 219, 296, 303,
　　313
翌々日　　303
予 後　　**17**, 108-110, 117, 211, 218, 310,
　　314
　機能 ——　　94
　腎 ——　　18
　生命 ——　　18, 110, 314
予後予測　　**109**, **110**, 309, 310, **311-**
　　313
　—— マーカー　　194, 198
予備のルート　　240
予備容量　　284, **286**
予防　　53, 113, 316
　医原性低ナトリウム血症の ——　　71

機械性静脈炎の —— 325
血栓性静脈炎の —— 104
血流感染症 —— 113
浸透圧脱髄症候群（ODS）—— 298
低カリウム血症の再発 —— 260, 264
ビタミン B₁ 欠乏症の —— 47
予防投与 51
夜 14, 167, 184
▶深夜, 夜間

ら行

来院
　—— 前日 14, 64, 82, 115, 128, 152, 184, 225
　—— 当日 14, 82, 115, 128, 152, 185, 225
来院時 225, 235, 297
　—— のカリウム（K） 73, 236, 240
　—— の状態 65, 99, 115, 129
　—— のバイタルサイン 225, 236, 263
ラインキープ 211, 212
ラ音 23, 129, 133, 141, 160, 166
ラクテック® 15, 17-19, 23, 45, 65, 72, 75, 80, 81, 83, 105, 166, 226, 227, 237, 238, 241, 242
ラシックス® 81, 105, 139-141, **142, 143**, 144, 216, 218, 219, **222, 223**
ラッタ, トマス 33
ラボナール® 81
ランダム化比較試験（RCT） 17, 18, 56, 156, 188, 218, 271, 289
リアルワールド 32, 37, 61, 76, 77, 122, 163, 184, 275, 330
リスク 74, 112-114, 168, 170, 182, 183, 190, 192, 217, 262, 278, 302
　—— 因子 211
　—— スコア 168
　—— 評価 190
　ICU滞在延長の —— 114
　栄養不十分の —— 42, 46
　化学性静脈炎の —— **322-324**, 325
　合併症の —— 112, 227
　感染 —— 173
　感染症の —— 112
　急性腎障害（AKI）の —— 156
　菌血症の —— 113
　血流感染の —— 112
　死亡（の）—— 259
　事故の —— 271

静脈炎の —— 325
突然死の —— 258
低血糖（になる）—— 88, 244
低ナトリウム血症の —— 72, 340
転倒の —— 74
ビタミン B₁ 欠乏の —— 47
不整脈の —— 114
リドル症候群 265
利尿 126, 151, 152, **211-216**, 218, 223, 231
　浸透圧 —— 20, 225, 300
　水 —— 299, 302
　積極的 —— 215
　ナトリウム（Na）—— 222
利尿期 222
利尿効果 218
利尿タイミング 203
利尿薬 104, **123**, 126, 142, 143, 152, 181, 203, 212, **217, 218, 222, 223**, 258, 265, 277, 292, 318
　—— 戦略 202
　—— 抵抗性 223
　サイアザイド系 —— 143
　ループ —— 218
リネゾリド 335
リハビリ 100, 102, 108, 110
リハビリスタッフ 95, 100, 107, 108
流速 **4, 12**, 13, 300
留置針 3, **6-8**, 10, 11, 56, **316, 317**, 325
流量 195, 298, 302, 303
　—— 低下 36
定常流量 157
リンゲル液 17-20, 80, 81, 233, 234, 239, 243, 247, 318, 335
　酢酸 —— 17, 80, 81
　乳酸 —— 17, 80, 81, 335
臨床医 105, 128, 176, 311
臨床指標 31
臨床のうっ血 **183, 190-192, 202, 203, 217**
臨床的文脈 176
リンデロン® 81
類推｜類比 117, 232, 306
ルーティン 30, 38, 57, 68, 227, 340
ルート 32, **35-37**, 56, 57, 66, 73, 89, 153, 166, 185, 236, **239**, 326
　—— 2本目 73, 186, 193
　—— （の）開存性 **36, 37**, 74
　—— 確保 2, 6, **7, 11**, 15, 18, 19, 23, 56, 104, 132, 155, 166, 315, 316, 322, 326

—— 刺入部　320, 325
—— の固定　10, 325
—— （の）側管　19, 105
—— 抜去　322, 326
—— の太さ｜ゲージ数　36, 156, 157, 173
—— 閉塞　36, 37, 75
持続静注 ——　239, 240
単独 ——　73, 104, 105
単味 ——　239, 240
末梢 ——　112, 113, 132, 155, 213, 236, 240
末梢静脈 ——　173, 187, 188, 270, 315, **325**
輸液 ——　21, 95
ループ利尿薬　218
冷汗　153
歴史　32, 150, 179, 181, 338, 339
レスパイト入院　309

レニベース®　82
レニン　265
レニン・アルドステロン系　268
労作時呼吸困難　133
老年症候群　310, 316
ロック　36, 74, 89, 186, 193
　生食 ——　36, 66, 90, 100
　夜間 ——　66, 74

わ行

若手　136, 206, 224, 232
—— （の）医師　48, 58, 61, 80, 95, 112, 131, 142, 146, 150, 184, 222, 224, 250, 275, 276, 320
割合　70, 259, 276
ワンショット　52, 53, 119

著者略歴

―――――――――――――――― foreword ―

山中 克郎　Katsuo Yamanaka

現▶諏訪中央病院総合診療科

　1959 年，三重県生まれ．1985 年，名古屋大学医学部卒業，名古屋掖済会病院研修医，1989 年，Virginia Mason Institute 研究員，1995 年，名城病院内科，国立名古屋病院血液内科，1999 年，カリフォルニア大学サンフランシスコ校（UCSF）一般内科，2000 年，名古屋医療センター総合診療科，藤田保健衛生大学一般内科 / 救急総合診療部，2010 年，藤田保健衛生大学救急総合内科教授，2014 年，諏訪中央病院総合診療科院長補佐，2019 年，福島県立医科大学会津医療センター総合内科教授を経て，2024 年より現職．

　主な著作に『医学生からの診断推論―今日もホームランかっとばそうぜ』（羊土社，2016 年），『八ヶ岳診療日記』（日経 BP 社，2018 年）のほか，『こんなときオスラー―『平静の心』を求めて』（共著，医学書院，2019 年），『すぐ・よく・わかる急性腹症のトリセツ』（共著，2020 年，医学書院），『若手医師のあなたへ―診断力爆アゲ症例集』（監修，日本医事新報社，2022 年），『教えて！専門医の先生 疾患軌道図で学ぶ継続外来―悩みドコロを聞いておきました』（共編，2024 年，南江堂）など多数．

　Instagram：@yamanaka_katsuo

―――――――――――――――― author ―

柴﨑 俊一　Shunichi Shibazaki

現▶ひたちなか総合病院救急総合内科主任医長＋救急センター長

　1985 年，埼玉県生まれ．2010 年，筑波大学医学専門学群医学類卒業，諏訪中央病院にて初期研修，2012 年，諏訪中央病院内科研修医，名古屋第二赤十字病院腎臓内科（国内留学），諏訪中央病院腎臓・糖尿病内科 / 総合内科を経て，2017 年，ひたちなか総合病院，2023 年より現職．特に，「茨城 1 愛ある診療を」をビジョンに掲げ，若手がワイワイ集まる環境づくりを目指している．

　これまでに雑誌『総合診療』（医学書院）での特集「日本一マジメなおしっこドリル」（企画，2018 年 11 月），「Q & A で深める「むくみ」診療」（企画，2021 年 11 月）のほか，雑誌『レジデントノート』（羊土社）での特集「輸液ルネサンス～維持・補正・蘇生の 3R でシンプルに身につく輸液のキホン & 臨床実践」（編集，2022 年 5 月）などの企画・編集を務めている．

　X（旧 Twitter）：@sn1shibazaki

LIVE!! 輸液プラクシス　3つのRで現場に実装

輸液ど真ん中!!!

2024年11月29日　初版第1刷　発行

著　者　柴﨑　俊一

発行者　小室裕太郎

発行所　株式会社 シチズンシップ

〒 112-0013
東京都文京区音羽 1-10-4 瀬水水産ビル 4F
TEL：03-5981-8627　FAX：03-5981-8980
mail：info@ctznsp.co.jp
https://ctznsp.co.jp

協　力　株式会社 メディカル・プリンシプル社

印刷・製本　株式会社 日本ハイコム

組版・装釘　シチズンシップ編集室　　イラスト　L!NEN

©CitizenShip 2024, Printed in Japan

ISBN 978-4-911284-02-5

定価はカバーに表示してあります。

落丁本・乱丁本はお取り替え致します。